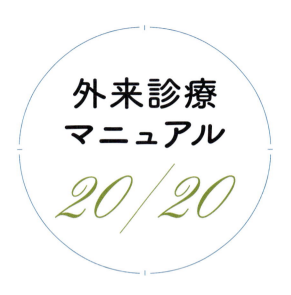

外来診療マニュアル 20/20

編集
山中克郎

南山堂

編　集

山中克郎　　諏訪中央病院　総合診療科

執筆者（執筆順）

山中克郎　　諏訪中央病院　総合診療科

鎌田一宏　　福島県立医科大学会津医療センター
　　　　　　総合内科学講座　教授

宗像源之　　福島県立医科大学会津医療センター
　　　　　　総合内科学講座　講師

林　聖也　　長野中央病院　総合診療科

小野正博　　福島県立宮下病院　副院長

鷹栖相崇　　自治医科大学附属病院　救急医学講座／
　　　　　　救命救急センター　助教

鵜山保典　　栃木医療センター　内科

押部郁朗　　福島県立宮下病院　内科科長

樫村大樹　　福島県立医科大学会津医療センター　薬剤部

まえがき

医学の進歩は日進月歩であり，新たな知見が絶え間なく生み出されています．内科医の外来診療の場は病院の救急外来や初診外来，診療所での外来，訪問診療と多岐にわたります．初期研修においても外来診療が必須となりました．外来診療の質の向上は，今後ますます重要になっていくでしょう．高齢化社会が急速に進み，幅広い疾患に対応する総合的な臨床能力が求められるようになりました．患者の訴えと基本的身体所見から迅速かつ的確に診断を下し，適切な治療方針を立てるためには，広範な知識と柔軟な思考が不可欠です．

本書では日常診療の場でよく遭遇する症候や疾患に対するアプローチと治療について，重要ポイントをできる限りシンプルにまとめました．「巨人の肩の上に立つ (Standing on the shoulders of giants.)」という言葉があるように，医学の発展は先人たちの知識の積み重ねによって築かれています．信頼性の高い医学書や著名なジャーナルの総説を参考にし，100点満点中80点以上取れるような診療の質を目指して執筆しました．

しかしながら，最新の医学知識は日々更新されており，本書の内容も完全ではありません．より深く疾患を理解し確実な診療を行うためには，最新の論文を検索し専門医の意見を求める姿勢が大切だと考えます．

私は2019年から5年間，福島県会津地方で診療に従事しました．医療資源が限られたこの豪雪地帯に全国から総合診療に興味を持つ優秀な若手医師たちが集まりました．専門医が少ない環境だからこそ，診断や治療の選択に際して，皆で文献を渉猟し知識を共有しながら診療を行いました．その経験が本書の執筆に大いに活かされています．

また，インターネットの発展により，世界最先端の医学情報はどこにいても手に入る時代となりました．仲田和正先生 (西伊豆健育会病院) が言われるように，たとえ地方にいようとも世界水準の医学を学ぶことができます．本書の執筆にあたっては，仲田先生が毎月発信される一流医学雑誌の総説要約を大いに参考にさせていただきました．

近年の生成 AI の発展により，瞬時に膨大な医学情報を要約し翻訳することが可能になっています．私自身も，インターネット検索よりも AI を活用する機会が増えています．しかし，AI には hallucination (幻覚) の問題があり，誤った情報を提示するリスクがあります．批判的思考を持ちながら情報を取捨選択する力が，これからの医師には求められます．

AIに犬の写真を見せれば，瞬時に犬であることを認識します．しかし，犬を触ったこともないAIは本当に犬を理解しているといえるのでしょうか．記号接地（symbol grounding）問題と呼ばれる課題です．疾患に対する豊富な知識を持っていても，実際の患者をたくさん診察しなければ，真に疾患を理解したとはいえません．

　医学教育においても，知識の詰め込みから，論理的思考や問題解決能力の向上へとシフトしています．数学における微分積分の知識が日常生活で直接役立つことは少ないかもしれませんが，その概念を理解することには大きな意義があります．それと同様に，膨大な医学知識を体系的に理解し，疾患の本質を見極め，丁寧に患者を診察する努力は良医となるために不可欠です．

　本書は，そうした診療の基本的な考え方を整理し，医学生や若手医師が効率よく学べるよう構成されています．また，すでに臨床経験を積んだ医師にとっても，日常診療の振り返りや新たな発見の一助となることを願っています．

　　「大事なことは，疑問を持ち続けることである．
　　　神聖な好奇心を決して失ってはならない」

　　　　　　　　　　　　　　　　アルベルト・アインシュタイン

謝辞
　本書の作成にあたり，福島県立医科大学会津医療センター，大同病院，諏訪中央病院の医療スタッフの皆様には，多大なご支援を賜りました．心より感謝申し上げます．また，本書の編集にあたり，南山堂編集部の皆様には多くの励ましと貴重なアドバイスをいただきました．深く感謝いたします．

　本書をより良いものとするために，読者の皆様のご意見やご要望をお待ちしております．ご連絡はyamanakk@gmail.comまでお寄せください．

2025年4月

　　　　　　　　　　　　　　　　　　　　　　山中　克郎

Contents

I 基本のき

1. 問　診 ……………………………………（山中克郎）　2
2. バイタルサインの解釈 ………………………（鎌田一宏）　6
3. 12誘導心電図の読み方 ……………………（宗像源之）　14
4. エコーの活用法 ………………………………（林　聖也）　19
5. グラム染色/抗菌薬の使い方 ………………（小野正博）　23
6. 救命処置 ………………………………………（鷹栖相崇）　31

II 症　候

1. 原因不明の発熱 ………………………………（山中克郎）　42
2. 失神/意識障害 ………………………………（山中克郎）　44
3. 頭　痛 ……………………………………………（鎌田一宏）　47
4. めまい …………………………………………（小野正博）　57
5. 胸　痛 ……………………………………………（鵜山保典）　64
6. 呼吸困難 ………………………………………（山中克郎）　72
7. 腹　痛 ……………………………………………（小野正博）　75
8. 下痢/便秘 ……………………………………（山中克郎）　88
9. 異常出血 ………………………………………（山中克郎）　98
10. 貧　血 ……………………………………………（鵜山保典）　102
11. 腰　痛 ……………………………………………（林　聖也）　113
12. 関節痛 …………………………………………（林　聖也）　118
13. 下肢の浮腫 ……………………………………（山中克郎）　128
14. 皮　疹 ……………………………………………（山中克郎）　132
15. がん性疼痛 ……………………………………（押部郁朗）　148

Contents

Ⅲ 疾　患

1 脳血管障害 ……………………………………（山中克郎）158

2 高血圧 ………………………………………（鵜山保典）165

3 脂質異常症 …………………………………（鵜山保典）170

4 心不全 ………………………………………（宗像源之）176

5 冠動脈疾患 …………………………………（宗像源之）182

6 深部静脈血栓症 / 肺血栓塞栓症 …………（山中克郎）188

7 市中肺炎 ……………………………………（小野正博）192

8 気管支喘息 …………………………………（山中克郎）199

9 慢性閉塞性肺疾患 (COPD) ………………（山中克郎）202

10 糖尿病 ………………………………………（山中克郎）207

11 急性腎障害 (AKI) …………………………（山中克郎）216

12 酸 - 塩基異常 ………………………………（山中克郎）222

13 尿路感染症 …………………………………（林　聖也）227

14 カリウム異常 ………………………………（山中克郎）232

15 ナトリウム異常 ……………………………（山中克郎）237

16 カルシウム異常 ……………………………（山中克郎）241

17 中　毒 ………………………………………（鷹栖相崇）246

Ⅳ 分野別問題　　　　　　　　　　　　　（山中克郎）

1 呼吸器 ………………………………………………254

2 循環器 ………………………………………………264

3 消化器 ………………………………………………271

4 血液 / 腫瘍 …………………………………………280

5 腎　臓 ………………………………………………285

6 内分泌 ………………………………………………292

7 神　経 ………………………………………………305

8 リウマチ・膠原病 …………………………………324

9 その他 ………………………………………………333

vii

V ｜ 頻用薬剤一覧 （樫村大樹）

1. 睡眠薬 …………………………………………………………… 350
2. 抗不安薬 ………………………………………………………… 352
3. 抗うつ薬 ………………………………………………………… 356
4. 利尿薬 …………………………………………………………… 358
5. ACE阻害薬 ……………………………………………………… 360
6. アンジオテンシン受容体拮抗薬（ARB）・アンジオ
   テンシン受容体ネプリライシン阻害薬（ARNI） ………… 361
7. β遮断薬 ………………………………………………………… 362
8. Ca拮抗薬 ………………………………………………………… 364
9. α遮断薬 ………………………………………………………… 366
10. 硝酸薬 …………………………………………………………… 367
11. 脂質異常症治療薬 ……………………………………………… 368
12. 抗血小板薬 ……………………………………………………… 371
13. 解熱鎮痛薬 ……………………………………………………… 373
14. H_2受容体拮抗薬 ……………………………………………… 375
15. プロトンポンプ阻害薬（PPI），P-CAB ……………………… 376
16. インスリン製剤 ………………………………………………… 378
17. 糖尿病治療薬 …………………………………………………… 381
18. 骨粗鬆症治療薬 ………………………………………………… 386

主要な略語 ………………………………………………………… 413
索 引 ……………………………………………………………… 422

Column （鵜山保典）

腹痛のみかた ……………………………………………………… 84
皮疹のみかた ……………………………………………………… 144

基本のき

1 問　診

　診断能力を向上させるためには，たくさんの患者を診察し経験を積み重ねることが大切である．しかし，ただ漫然と診察を重ねても臨床能力は向上しない．豊富な医学知識と注意深い観察が必要である．

問診だけで8割の診断が可能

　診断の80％は問診でつけることができる[1]．残りの10％は身体所見，10％は検査が診断に寄与する．患者も医師も検査なしでは診断ができないような錯覚にとらわれることがある．心筋梗塞を疑ったときの心電図やクモ膜下出血が考慮されるときの頭部CT検査など，検査が診断に直結する場合もある．このようなケースでは問診に時間をかけるべきではない．

　しかしながら，問診を十分に行えば，検査をしなくても診断をかなり絞り込むことができることが多い．症状から鑑別診断を絞り込む問診技術の習得が必要である．診断の事前確率を推定せずに検査を行うと，偽陽性や偽陰性の検査結果に迷わされることになる．

　身体診察は10％しか診断に寄与しないが，身体に直接触れることにより信頼を得ることができる．患者との最初の出会いでは笑顔，誠実，知性が大切である．不安が強そうな患者に対しては，視線を低くし手を握りながら「それはつらかったですね」と共感をもって接することで心をつかむ．心が通わなければ大切な情報は聞き出せない．

攻める問診

　患者の話を漫然と聞いているだけでは診断はできない．訴えを3分程度聞きながら，鑑別診断を2〜3個思い浮かべる．その後は想起した疾患に特徴的な症状がなかったかどうかを積極的に質問していく．筆者はこれを「攻める問診」と呼んでいる．

突然発症か？

　突然発症の病歴聴取は非常に大切である．1分以内に症状が最大となる突然発症ならば，血管が破れたか詰まった，もしくは腸管が破れたか詰

まった，ねじれた病態が想定される．

頭痛患者に「何をしているときに頭痛が起こったのか」を聞けば，突然発症かどうかがわかる．例えば友人と電話で話しているときに頭痛が発症したのならば，突然発症である．クモ膜下出血，内頸／椎骨動脈解離，下垂体卒中，静脈洞血栓症などの危険な疾患が鑑別診断にあがる．

📝 時系列に沿った症状の確認

いつまで元気だったのかを聞くことは急性，亜急性，慢性疾患の鑑別に役立つ．咳と発熱が1週間前から出現しても，患者の体調不良が1ヵ月前から続くならば，急性の市中肺炎ではなく慢性で経過する肺結核などを考慮しなければならない．時系列に沿って，いつからどのような症状が加わってきたのかを詳細に図示できるとよい．

📝 患者背景

既往歴はしっかりと聴取したい．鑑別診断は患者背景によって大きく異なってくる．心血管系疾患を疑えば，そのリスク（喫煙，糖尿病，脂質代謝異常症，家族歴）は必ず確認する．薬剤歴を確認すると，たくさんの薬（5種類以上の内服をポリファーマシーと呼ぶことが多い）を飲んでいる患者がいる．薬の副作用には十分注意が必要である．

社会歴では喫煙，飲酒，職業について聞く．渡航歴も重要だ．重大な病気とは無縁そうな23歳の女性が発熱と頭痛を主訴に来院しても，「1ヵ月前まで青年海外協力隊としてアフリカで働いていました」と聞けば，マラリアが重要な鑑別診断に浮上する．パートナーの性別やsexual activityを確認することも大切である．

📝 痛みがあればOPQRSTの確認

痛みに対しては，OPQRSTの順に質問をしていく（**表Ⅰ-1-1**）．

📝 red flag sign

こんな症状／所見があれば重症の可能性が高まるという徴候をred flag

表Ⅰ-1-1　痛みのOPQRST

- Onset（発症様式）
- Palliative／Provocative factor（寛解／増悪因子）
- Quality（症状の性質）
- Region（部位）
- Severity（強さ）
- Time course（時間的経過）

signと呼ぶ．頭痛のred flag signには表I-1-2にあげたものがあり，クモ膜下出血，髄膜炎，脳出血などを疑う．

致命的な疾患の想起

痛みの部位別に致死的な疾患を思い浮かべることも重大疾患の見逃し予防には有効である．咽頭痛を起こす致死的な疾患はkiller sore throatと呼ばれ，表I-1-3にあげたものがある．

キーワードからの展開

問診，身体所見，または検査結果から「キーワード」を見つけ，鑑別診断を展開するのも有効である．キーワードから連想される疾患が10個程度だと効率がよい．

▶症　状

キーワード：朝の頭痛[2]

- 二日酔い
- カフェイン依存症
- 薬物乱用性頭痛
- 睡眠時無呼吸症候群
- 片頭痛
- うつ病
- 脳腫瘍

表I-1-2　頭痛のred flag sign

- 初めて or 最悪の頭痛
- 突然発症した雷鳴様頭痛
- 増悪 or まったく異なるパターン
- 脳神経学的異常所見＞1時間以上
- ＞50歳の新規発症頭痛
- 担がん患者，免疫抑制患者，妊婦に起こった新規の頭痛
- 意識変容や意識障害を伴う頭痛
- 労作，性行為，バルサルバ法により誘発された頭痛

表I-1-3　killer sore throat

- 急性喉頭蓋炎
- 扁桃周囲膿瘍
- 咽後膿瘍
- Ludwig's angina（口底蜂窩織炎）
- Lemierre症候群（内頸静脈の化膿性血栓性静脈炎＋敗血症性肺塞栓）
- アナフィラキシー
- 穿通性頸部外傷

- 一酸化炭素中毒
- 夜間低血糖
- 夜間高血圧

疾患の想定ができれば，どのような問診や診察，検査を追加すべきかがわかる．

▶ 身体所見

キーワード：比較的徐脈

体温が39℃に上昇すると心拍数は110回／分となる（「39℃で110番！」と覚える）．心拍数がこの予想値から大きく下まわるとき，比較的徐脈と呼ぶ．細胞内感染症（レジオネラ，サルモネラ，ブルセラ，腸チフス，Q熱），β遮断薬，薬剤熱，腎がんが原因となる[3]．

▶ 検査所見

キーワード：血沈＞100mm／時

結核，悪性腫瘍，亜急性甲状腺炎，巨細胞性動脈炎，リウマチ性多発筋痛症（PMR），心内膜炎，多発性骨髄腫，骨髄炎．

筆者はノートアプリEvernoteを用いて，このようなキーワードから連想される疾患を整理している．

パッケージで繰り出す質問

よくある疾患に対しては典型的症状をパッケージにして，それらが存在するか質問する．片頭痛では日常生活の妨げ，光過敏，頭痛時の嘔気が最も重要な症状である．さらに痛みは片側性で拍動性か，月経時や天気が悪くなると痛くなるか，頭痛の家族歴や持続時間（4〜72時間）を質問し，片頭痛診断の確信を得る．検査で片頭痛の診断はできない．

疾患の誘因を推定

心不全と診断したら，その誘因を確認したい．感染症（肺炎，尿路感染症が多い），虚血性心疾患，弁膜症，尿毒症，塩分過剰摂取，甲状腺疾患，貧血，不整脈，肺塞栓，薬の飲み忘れにより心不全が増悪する．これらの誘因がないかどうかを問診や検査データで確認したい．

医療で最も大切なことは患者や家族に対する「温かい思いやり」だ．切迫した状況で行われる診療では常に優しい気持ちをもち，共感しながら患者や家族の言葉に真摯に耳を傾けなければならない．言葉にならない心の声を微笑みをもって受け止める優しさは，どのような治療薬にもまさるのである．

2 バイタルサインの解釈

ポイント

● バイタルサインの正常値は個々人によって異なる.
● バイタルサインは数字の集まりではない. 各バイタルサインを組み合わせて解釈する.
● バイタルサインは静的指標ではなく, 動的指標である.

概 要

● バイタルサインは「生命徴候」と訳されるが, 生体の生理機能を示し, 生体の恒常性（homeostasis）が揺らいだ場合に変化をきたす. つまり患者の緊急度, 予後予測に必要不可欠な客観的指標となる.
● 一般に血圧, 脈拍, 呼吸, 体温の4つを古典的バイタルサインと呼ぶ. これに加えて, 意識, 全体的な見た目（general appearance）, SpO_2, 頸静脈圧, 尿量, 体重, 疼痛などは, 第5, 第6のバイタルサインとも提唱されており, 古典的バイタルサインと同様に患者の状態把握に有用なサインである.

バイタルサインの異常と有害転帰

● 救急を受診した高齢患者に1つでも異常なバイタルサインを認めると, その患者は正常なバイタルサインを示す患者と比べ, 有害な転帰をとる可能性が約50%増加する[1]. 患者が救急を受診し, 医師の診察のもと帰宅可能の判断となったものの, その患者に異常なバイタルサインを認めると, 患者の再受診や入院の可能性が高くなる[2,3]. 入院している患者に異常なバイタルサインを1つ認めると, その患者が死亡するリスクは約1%増加し, 異常なバイタルサインを3つ同時に認めると, 死亡するリスクは約25%近くにも至る[4,5].
● バイタルサインの異常に気づくことは, 患者の近い未来を予測する鍵となる. "Vital signs are still vital"である.

バイタルサインの正常値：
自分の常識（値）にとらわれてはいけない

- 表I-2-1に代表的なバイタルサインの正常値を示すが，これは万人に当てはまるものではない．実際に各医学書（洋書・和書）[6~9, 12, 15]によっても正常値には若干の差があり，一致した見解は得られていない．バイタルサインにおける「正常」とは，絶対値による評価ではなく，個々に相対的に捉えるべきである．つまり，バイタルサインは患者背景（年齢・性別，測定時間・場所，季節，基礎疾患や内服薬など）や患者の症状に照らして解釈する必要がある．例えば，37℃の体温は健康な若年女性であれば問題ない可能性は高いが，平熱が35℃の高齢者が37℃の体温であった場合，それは「異常な正常値（abnormal normality）」であり，立派な発熱と評価しなければいけない．

- また，バイタルサインは身体診察の1つとして，臨床推論に用いるべきである．臨床推論から敗血症を疑い，本来上昇しているはずの体温や脈拍が上昇していなければ，推論の見直しや原因検索をすべきである．

古典的バイタルサインの測定ポイント

🖊 血 圧

- 初診時には，左右の血圧を測定する．外来では，基本的に高いほうを測定しフォローする．血圧左右差が10～15mmHg以上あれば，鎖骨下動脈盗血症候群や大動脈解離を考える．

- 適切なサイズのカフで測定する．ゴム嚢の長さは上腕周囲の80％以上，

表I-2-1　バイタルサインの正常値

古典的バイタルサイン
● 血　圧：90 mmHg＜収縮期血圧＜120 mmHg 　　　　　60 mmHg＜拡張期血圧＜80 mmHg
● 脈拍数：60～100回／分（高齢者60～90回／分）
● 呼吸数：12～20回／分
● 体　温：36.5℃＋／－0.5℃

その他のバイタルサイン
● 意識レベル：JCS I-0，GCS E4V5M6
● 頸静脈圧（JVP）：＜3～4 cmH$_2$O（＝胸骨角から垂直3～4 cm以下） 　※推定中心静脈圧（CVP）＝JVP＋5 cmH$_2$O
● SpO$_2$：92％以上
● 尿　量：3,000 mL（多尿）＞正常＞400 mL／24時間（乏尿）， 　　　　　正常＞0.5 mL／kg／1時間

幅は40％のマンシェットを用いる．小さいマンシェットでは血圧は高く，大きいマンシェットでは血圧は低く測定される．肥満患者やサルコペニアの進んだ高齢者には注意する[11]．

- 適切な位置，体位で測定する．測定位置が心臓よりも高ければ血圧値は低く，心臓より低ければ血圧値は高く測定される．したがって測定部位（多くは上腕）は心臓と同じ高さであるよう努める．また，体位変換による血圧変動を認めた場合は起立性低血圧を疑う[15]（p.44参照）．

- 奇脈を見つける．従来の柱型の血圧計であれば，奇脈の測定（吸気，呼気の血圧差の測定）が可能である．正常でも吸気時は呼気時と比べ収縮期血圧はわずかに低下するが，下記疾患を認めるときには吸気時の収縮期血圧が呼気時に比べて有意に低下（10mmHg以上）している．

  例：心タンポナーデ，収縮性心膜炎，喘息重積発作，COPD増悪時．

- 脈圧に注目する．脈圧は「収縮期血圧（sBP）－拡張期血圧（dBP）」によって求められ，正常では40〜60mmHgの範囲である．脈圧の増減に注目することで，以下のような鑑別をあげることができる[17, 18]．

  ・脈圧減少（脈圧＜sBPの25％）：低心拍出量の状態．
    例：循環血液量減少（出血や脱水），心不全，大動脈弁狭窄症，心膜疾患（心タンポナーデや収縮性心膜炎）．

  ・脈圧増加（脈圧＞sBPの50％）：高心拍出量の状態．
    例：大動脈弁閉鎖不全，甲状腺機能亢進症，妊娠，動静脈瘻，ビタミンB$_1$欠乏，血液分布異常性ショック（敗血症，アナフィラキシー）．

脈拍数

- 脈のリズムや速さ，緊張度，左右差を評価する．
  ・速脈大脈：大動脈弁閉鎖不全，動脈管開存症，甲状腺機能亢進症など．
  ・遅脈小脈：大動脈弁狭窄症，循環血液量減少，左心不全など．

- 脈拍欠損に注意する．
  ・橈骨動脈で絶対的不整脈を確認したら，心音を直接聴取して心拍数を測定する．心房細動や多源性心房性頻拍症（MAT）では脈拍欠損が生じる．

- 高齢者では，薬剤（β遮断薬，抗不整脈薬，Ca拮抗薬，抗うつ薬，ジギタリス製剤など）の内服歴により徐脈が生じやすい．

- 洞性頻脈の脈拍数は最大（220－年齢）回／分である．この脈拍数以上の頻脈を認めた場合は，不整脈，薬剤性を疑う．

- 特殊な脈拍：
  ・交互脈：リズムは規則正しいが1心拍ごとに脈拍の大きさが変化するもの．左室機能不全を示唆する．

例：左心不全，虚血性心疾患，拡張型心筋症，弁膜症．

・二峰性脈：収縮期の脈波にピークが2つあるもの．大動脈弁口を通過する血液が急速であると出現する．

例：大動脈弁閉鎖不全症，閉塞性肥大型心筋症（HOCM）．

呼吸数

- すべてのバイタルサインで1番早く変化する．
- 呼吸数は少なくとも30秒間，できれば1分間評価する．脈拍数に比べ呼吸数は数値としては小さい．15秒間などの短い測定時間では実測値との誤差が大きくなる．
- 患者に意識させずに測定する．橈骨動脈を触れているときや，腹部診察中に胸郭の動きを確認する．
- 呼吸時の体位や，呼吸様式（型，リズム，速さ，深さ，喘鳴の有無）を評価する．

呼吸の型の例：浅速呼吸，口すぼめ呼吸，鼻翼呼吸，下顎呼吸，Kussmaul呼吸，Cheyne-Stokes呼吸，Biot呼吸．

体温

- 人によって，時間によって，場所によって体温は異なる．
- 多くの人は午後に体温が高くなる．午前に体温が正常値内であっても，発熱する可能性のある患者は要注意である．
- 高齢者は成人と比べ体温は低い．小児は成人と比べ体温は高い．
- 女性は月経周期による変動がある．黄体期や経口避妊薬内服中はプロゲステロン値の上昇により0.5℃程度上昇する．
- 糖尿病や腎不全，透析などの既往があると発熱しにくい．
- 運動や，食後，精神的興奮時には体温上昇を認める．これは運動時の骨格筋収縮や，食後の消化吸収，精神的興奮時のアドレナリン分泌による．対して，飢餓や低栄養時には，代謝が低下し，体温も低下する．
- 腋窩体温より直腸温のほうが信頼度が高いとされる．
- 41℃以上の体温を認めた場合，熱中症や甲状腺クリーゼ，薬剤熱（悪性症候群，セロトニン症候群など）を想起する．

バイタルサインを組み合わせて解釈する

- バイタルサインは個々に評価するだけでなく組み合わせて評価することで，患者の病態理解や緊急性の判断に役立つ．以下に代表例を示す．

比較的徐脈

- 通常では，1°F（＝5/9℃＝0.55℃）当たり，約10回/分の脈拍の上昇を伴う．発熱しているにもかかわらず，脈拍増加をみない場合を比較的徐脈と呼び，下記疾患を疑う．小児や，不整脈やペースメーカー植込みの既往，またはβ遮断薬やCa拮抗薬，ジゴキシンなどの内服歴を有する場合は適応できない．
  - ・39℃：脈拍数＜110回/分（「39℃で110番！」と覚える）
  - ・40℃：脈拍数＜130回/分
- 感染症：レジオネラ症，オウム病，Q熱，腸チフス，パラチフス，リケッチア感染症，バベシア症，マラリア，レプトスピラ，黄熱病，デング熱，ウイルス性出血熱など（細菌は細胞内寄生菌が多い）[10]．
- 非感染症：薬剤熱，腫瘍熱，悪性リンパ腫，副腎不全，甲状腺機能低下症，高齢者，迷走神経反射，機能性高体温症，詐病など．

ショック指数（SI）（「バイタルの逆転」）

- 1967年にAllgöwerとBurriが提唱したショックの評価指標[14]で，以下のとおりに表される．出血性ショックの評価としての見方が強いが，敗血症性ショックや虚血性心疾患，肺塞栓症などでも有用である．

  SI＝脈拍/収縮期血圧（PR/sBP）
- SI：0.5～0.7は正常，0.7以上であればショックを考慮する．
  - ・1.0を超えるとショックや緊急を要する事態を示唆する．SI≧1は，脈拍≧収縮期血圧と置き換えることができる（＝バイタルの逆転）．
  - ・出血性ショック時の推定出血量としても用いる[21]：

    SI＝1.0：750～1,500 mL（全血液量の15～30％）

    　　 1.5：約1,500～2,000 mL（全血液量の30～40％）

    　　 2.0：約2,000 mL以上（全血液量の＞40％）

    ＊妊婦SI＝1.0：1,500 mL，1.5：約2,500 mL．
- 修正ショック指数（modified shock index）というものもある．これは，脈拍/平均動脈圧（PR/MAP）によって求められる．SIよりも予後予測が優れているとされる[20]．

NEWS2スコア（The National Early Warning Score 2）

- 患者の予期しない状態悪化を早期探知するためにつくられた，臨床評価スケールである．呼吸数，酸素飽和度，酸素使用の有無，収縮期血圧，脈拍数，意識レベル，体温の7項目それぞれでスコアリングを行い，合計点が高いほど急変のリスクが高くなる（表Ⅰ-2-2）．
- 予測し得る死亡（preventable death）を減らすために，5点以上では主治

2 バイタルサインの解釈

表Ⅰ-2-2　NEWS2スコア

パラメーター	3	2	1	0	1	2	3
呼吸数(回/分)	≦8		9～11	12～20		21～24	≧25
SpO$_2$ Scale1(%)	≦91	92～93	94～95	≧96			
SpO$_2$ Scale2[*1](%)	≦83	84～85	86～87	88～92 ≧93 (酸素なしで)	93～94 (酸素ありで)	95～96 (酸素ありで)	≧97 (酸素ありで)
酸素使用		あり		なし			
収縮期圧(mmHg)	≦90	91～100	101～110	111～219			≧220
脈拍数(回/分)	≦40		41～50	51～90	91～110	111～130	≧131
意識レベル				クリア			CVPU[*2]
体温(℃)	≦35.0		35.1～36.0	36.1～38.0	38.1～39.0	≧39.1	

＊1：SpO$_2$ Scale 2は，COPDなどの高二酸化炭素血症性呼吸不全時に使用．

＊2：C：new Confusion（新しく出現した混迷），V：Voice（呼びかけに反応），
　　P：Pain（痛み刺激に反応），U：Unresponsive（反応なし）．

(Royal College of Physicians：National Early Warning Score (NEWS) 2より作成)

表Ⅰ-2-3　NEWS2スコア合計点とリスク

合計スコア	臨床的リスク
合計0～4	低い
単独で3点の項目がある	低い～中等度
合計5～6	中等度
合計7以上	高度

※もともとは2012年にNEWSスコアがつくられたが，高二酸化炭素血症性呼吸不全患者などでの精度の低さを指摘され，NEWS2スコアとして改訂された．

※バイタルサインを含む複合的な指標から急変予測をするスコアとして，本NEWS2スコア以外にもMEWS（Modified Early Warning Score）やeCART（the electronic Cardiac Arrest Risk Triage）スコアなどがある．

(Resuscitation, 123：86-91, 2018より作成)

医などの診察を要請，7点以上であれば院内救急対応チームなどに要請することが推奨される（表Ⅰ-2-3）．

🖋 qSOFA (quick Sepsis-related Organ Failure Assessment)

- 感染症あるいは感染症を疑う病態で，以下3項目中2項目以上が存在する場合に敗血症を疑う．
  - ①意識変容（GCS＜15）．
  - ②呼吸数≧22回／分．
  - ③収縮期血圧≦100mmHg．
- qSOFAは敗血症の診断ではなく，あくまでスクリーニングのために利用する．qSOFAにより敗血症が疑われた場合はSOFAスコアで評価し，2点以上の上昇を認めた場合に敗血症と診断する．敗血症に加えて，適切な輸液投与（平均動脈圧≧65mmHgを保つ）にもかかわらず昇圧薬を必要とし，かつ血清乳酸値≧2mmol／Lの場合には，敗血症性ショックと診断する．

🖋 起立性低血圧

- 起立性低血圧についてはp.44を参照．

🖋 クッシング反射（Cushing reflex）

- 脳出血や脳腫瘍，頭部外傷，脳浮腫などにより急激な頭蓋内圧亢進をきたすと，脳灌流圧低下，脳血流量減少によって脳虚血が引き起こされる．これに反応して生体では脈圧増大（収縮期血圧上昇，拡張期血圧低下）と徐脈が起こり，これらをクッシング反射という．2徴候に不規則な呼吸様式を入れてクッシングの三徴（Cushing triad）とも呼ばれる[19]．

バイタルサインは静的指標ではなく，動的指標である

- バイタルサインの変化を追うことは，バイタルサインを組み合わせることと同様に患者の病態理解や緊急性の判断に役立つ．診察時のバイタルサインだけでなく，平時のバイタルサインや，（救急車での搬入症例であれば）現着時のバイタルサインなどにも注目すべきである．
- 日本外傷データバンクを用いた後ろ向き研究では，75歳以上の高齢外傷患者において，以下のバイタルサインの変化があった場合に有意な院内死亡率の上昇を認めることがわかっている[24]．
  - ・30mmHg以上の収縮期血圧低下：院内死亡率7.5%上昇（9.0→16.5%）
  - ・20回／分以上の脈拍数上昇：院内死亡率13.0%上昇（9.2→22.2%）
  - ・10回／分以上の呼吸数上昇：院内死亡率6.2%上昇（9.7→15.9%）

*そして当然のことながら，変化しているバイタルサインの数が多いほど院内死亡率は上昇した（バイタルサインの変化なし：8.2%，1つ：14.9%，2つ：30.1%，3つ：50.0%）．

バイタルサインの価値

● バイタルサインだけで特定の疾患を診断することはできないが，バイタルサインの評価には診断以上の価値がある[13]．

場所を選ばない，患者を選ばない

● バイタルサインを正しく解釈することで，医療費を抑え，かつ僻地や途上国，それに災害現場といったリソースの限られた場所においても適切な医療が可能となる．安全で，安価，迅速に行える身体診察は医療者の最大の武器である．

病歴聴取ができなくても，バイタルサイン測定はできる

● 意識障害をきたす患者や，高齢者では，病歴聴取が困難であることも多い．また，不適切な病歴聴取により精神疾患と評価されている患者の器質的疾患を見抜くきっかけともなる．

繰り返し実施できる

● 経時的に採血結果を追う医療者は多いが，これと同じく，あるいはより鋭敏に，バイタルサインは病勢の変化を反映する．治療が奏効しているのか，病勢が悪化しているのか，常に評価することができる．

3　12誘導心電図の読み方

　心電図の勉強会を開催して20年以上になる．心電図に関する成書はほとんど読み漁ったが，最も影響を受けているのが山下武志先生の著書『ナース・研修医のための心電図が好きになる！』[1]と森 博愛 先生のメーリングリスト[2]である．

　まず大切なことは，心電図も画像検査のため「絵にこだわる！」ことである．患者にも協力してもらい，できるだけきれいな心電図波形をとろう．

　そして最初はsystematicに読影しよう．この読影の順番は，山下武志先生が提唱する心電図の重要な順番である．

Step 0.　症状・バイタルサインを確認する

　狭心症の30%は心電図変化がないとされている．心電図変化がなくても典型的な狭心痛があれば，冠動脈疾患として対応する．また新規発症や増悪傾向のある動悸・胸痛・呼吸困難なども不安定：unstableと考え，心電図所見に優先して対応が必要である．

　不整脈を治療しても患者が不幸な転帰をたどれば何にもならない．バイタルサインの安定化が最優先である．

Step 1.　心拍数は？

　心拍数 50〜99回／分．簡便にⅠ誘導・Ⅱ誘導で陽性P波を認めるものを正常洞調律とする．

　心拍数＜50回／分の徐脈性不整脈は以下の2つである．

① 洞不全症候群．
② 房室ブロック．

　心拍数≧100回／分の頻脈性不整脈の興奮様式は以下の4つである．

① 期外収縮：時期を外れて早めに収縮．
② 頻拍：100〜250回／分で興奮．
③ 粗動：250〜350回／分で興奮．
④ 細動：350回／分以上〜数えきれない回数で興奮．

洞性頻脈には必ず原因があり，その原因に対応しなければ不幸な転帰を

たどることにも注意が必要である.

Step 2. QRSを見る

以下の4つのポイントでQRSをチェックする.
① Ⅰ誘導とⅡ誘導で幅1mm以上のQ波がない.
② QRS幅は3mm未満.
③ 胸部誘導でQRSの連続性が保たれている.
④ V_5誘導のR波が26mm以下.

Ⅰ誘導とⅡ誘導で幅1mm以上のQ波がないか?

心臓を1つの電気ベクトルで表すと,多くの場合Ⅰ誘導とⅡ誘導の方向を向いている.その誘導で反対向きのQ波があるということは異常を意味している.心筋壊死を示唆する異常Q波は,Q波の深さより幅と相関することがわかっている.

心電図上の有意な所見は,解剖学的に隣り合う2つ以上の誘導で同様の変化を呈した場合になる.Ⅰ誘導で異常Q波を認めた場合は隣のaV_L誘導を見る.また,Ⅱ誘導で異常Q波を認めた場合は隣のaV_F誘導を見る.肢誘導は心電図に表示される順番ではなく,解剖学的な配列に直して考えるとわかりやすい(図Ⅰ-3-1).

QRS幅は3mm未満か?

心電図の横軸は時間軸のため,正常では房室結節から刺激伝導系に興奮が伝導するとQRS幅<3mm(=0.12秒)になる.

QRS幅≧3mmの場合,右脚ブロック・左脚ブロック・その他の心室内伝導障害になる.右脚ブロックの場合QRSはV_1誘導でM型,左脚ブロッ

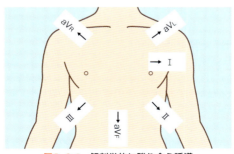

図Ⅰ-3-1 解剖学的に隣り合う誘導

クの場合V_6誘導でM型になる.

🖋 胸部誘導でQRSの連続性が保たれているか?

　胸部誘導は心臓を取り囲むように配置されている. また心臓を1つの電気ベクトルで表すとR波は多くの場合, V_5誘導の方向を向いている. したがって電極の貼り間違いがなければ, R波は徐々に大きくなりV_5誘導で最大となりQRSの連続性が保たれる.

　V_1誘導でR波が最初から高い場合はすべて異常である. その場合は右脚ブロック, 右室肥大, 後壁梗塞などが考えられる.

🖋 V_5誘導のR波が26mm未満か?

　胸部誘導のR波は, 電気ベクトルの方向からその多くはV_5誘導で最大になるが, V_4やV_6誘導で最大になる人もいる.

　その最大のR波が26mm以上の場合, 高電位差という. 高電位差＝左室肥大ではないが, 左室肥大や左室拡大, 肥大型心筋症の診断の手掛かりになる.

　なお低電位差とは, 肢誘導のすべてのQRSの振幅が5mm未満＋胸部誘導のすべてのQRSの振幅が10mm未満の場合をいう. 両方を満たす場合は少ないが, 肢誘導だけでも低電位差を認めた場合, ① 心臓の起電力が低下していないか?　② 心臓の周りに水・血液・空気・脂肪などが貯まっていないか?　を考えることは重要である.

| Step 3. ST部分を見る

　ST部分は, 原則基線の上にある. 急性冠症候群の診断のため, ST部分は重要である. 以下の順番で行う.
　① まずST上昇を探す!
　② 次にST低下を探す!

🖋 まずST上昇を探す

　ST上昇はST低下より重要である. 一般的にはST上昇が冠動脈の完全閉塞を示唆する. またST上昇は梗塞部位がどこなのか場所を示す.

　心電図上有意な所見は, 解剖学的に隣り合う2つ以上の誘導で同様の変化を呈した場合になる. 「Ⅱ・Ⅲ・aV_F」などと呪文のように覚えるのではなく, 解剖学的に考えよう(図Ⅰ-3-1参照).

　健常人でも特にV_2・V_3誘導では, ST上昇を認めることがある. 40歳未満の若年男性に多くmale patternという. V_2・V_3誘導における急性心筋虚

3 12誘導心電図の読み方

血のST上昇の基準は，40歳以上の男性で2.0mm以上，40歳未満の男性で2.5mm以上，女性で1.5mm以上と報告されている．

次にST低下を探す

一般的には虚血を示唆するが，非特異的ST低下や脱分極の異常に伴う二次性ST低下が多い．ST上昇型急性心筋梗塞の対側性変化として出現するST低下には，特に注意が必要である．

ST低下は必ずしも場所を示さないことも重要である．Ⅱ・Ⅲ・aVF誘導でSTが低下しているからといって下壁の虚血と診断してはいけない．

Step 4．T波を見る

T波は，原則としてQRSと同じ向きにある．T波の異常は以下の3つで評価する．
　① 高い．
　② 低い．
　③ 陰性．

高いT波

高いT波には定義がない．その直前のR波との高さの比較で疑う．ただ高いT波を呈する疾患には，高K血症，心筋梗塞の超急性期があるので注意が必要である．

低いT波

低いT波には定義がある．その直前のR波が10mm以上あり，その1/10以下というものである．低いT波をきたす疾患には，低K血症がある．

陰性T波

急性心筋梗塞のST上昇の名残りとしての冠性T波，左室肥大に伴うストレイン型陰性T波，脳血管障害に伴う陰性T波，たこつぼ型心筋症による二相性陰性T波，脱分極の異常に伴う二次性陰性T波など，原因はさまざまである．

Step 5．P波を見る

P波は，肢誘導ではP波の伝導方向のⅡ誘導，胸部誘導ではP波を生成している洞結節に近いV₁誘導で評価する．

P波は，Ⅱ誘導では幅2.5mm未満，高さ2.5mm未満，V₁誘導で高さ2mm未満で陰性成分が大きく感じないものを正常とする．

左心性P波（左房負荷）は，Ⅱ誘導で幅2.5mm以上，V₁誘導で深さ1mm以上と陰性成分が大きくなる．

右心性P波（右房負荷）は，Ⅱ誘導で高さ2.5mm以上で先鋭化し，V₁誘導で高さ2mm以上で先鋭化する．

ここまで述べてきたような方法で，所見の強いところに飛びつかないで，まずはsystematicに心電図を読影してみよう．そして異常所見に戻って詳しく読影しよう．

4 エコーの活用法

　近年は画像検査全般で機器，技術ともに目覚ましい発展がみられ，診断に非常に有用なツールとして用いられている．エコーも例外ではなく，検査者の技量による部分はあるが，以前より多くの疾患を短時間で被曝なしに評価することが可能になった．

　現在，エコーでどの程度のものまで評価可能なのか，エコー技術を養うにはどういった研修を行えばよいのかについて，述べていく．

エコーが有用な場面

　エコーの利点は場所，時を選ばず短時間で画像評価ができる点である．救急外来での救急搬送時，病棟急変時のベッドサイドでの評価，外来でいつもと違う症状を訴えているとき，在宅医療など多くの場面で活用できる．

　さらに一般的には心臓，腹部臓器のエコーを行うことが多いが，技術を学べば肺エコー，関節エコー，腰椎エコー，筋膜エコーも可能になり，気胸や肺炎，関節リウマチ，肋骨骨折，腰椎穿刺時のランドマーク，筋膜リリースなど診療の幅を格段に広げることができる．時間が許す限り多種のエコー技術を習得することを推奨する．

エコーの研修法

　エコーに限らないが，医療技術の習得には第一により多くの症例を経験することに尽きる．特にエコーは侵襲性も低く，安全に施行できる検査であるため，積極的に取り組んでいきたい．

　初期研修医〜専攻医の段階であれば，自身の診療の合間をみて，週1回半日などと決め，エコー室で検査技師につきっきりで指導していただくことをお勧めする（筆者の経験より）．

　まずは基本となる心エコー，腹部エコーの描出法を学び，プローブの当て方や動かし方（スライド，ティルト，ローテーションなど）に慣れると，その後に他領域のエコーを習得する際にも，コツを掴むのが早くなる．

　基本を習得できれば，あとは病棟で担当患者の評価をこまめに行ったり，外来で気になる症状があれば必ずエコーでも確認するように心掛けること

を実践すれば,自ずとエコー技術は向上していく.

まずは,ぜひ検査室を訪れることから始めていただきたい.

各種エコーのポイント

心エコー（図Ⅰ-4-1）

傍胸骨長軸像を鮮明に描出できることがすべての基本となる.教科書的には第3,4肋骨胸骨左縁にプローブを置くと示されるが,救急外来などで側臥位になれないような患者では描出しにくいことがある.そのような場合はあえて鎖骨下や第2肋間といった高位の間隙にプローブを当て,そこから肋骨を乗り越えるように尾側方向にスライドさせながら観察したり,十分に呼気を促すと描出できることがある.

なお,プローブが胸骨長軸に対して60°程度反時計回りにローテーショ

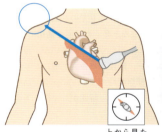
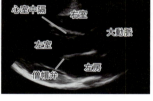

上から見た
プローブの向き
（マーカー：9〜10時）

図Ⅰ-4-1 心エコー

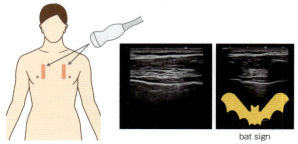

bat sign

図Ⅰ-4-2 肺エコー

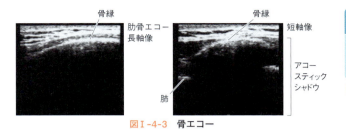

図Ⅰ-4-3　骨エコー

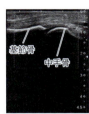

図Ⅰ-4-4　関節血流評価の例

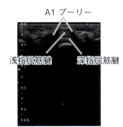

図Ⅰ-4-5　弾発指評価時の軟部組織エコーの例

ンした状態（オリエンテーションマークが右肩を指すように）で当てることが基本だが，慣れないうちは無意識に直角に当ててしまいやすいので注意する．

腹部エコー [1]

基本は体表面に対してプローブを垂直に当てることである．また，消化管内に空気が残存していると消化管自体やその背面の臓器の描出が困難になりうるため，可能な限り空腹時に評価するのがよい．さらに肝臓や胆嚢の評価時には，最大吸気位とすると横隔膜が下降することで臓器も肋骨より下部に下降し，観察しやすくなる．また，患者の体位を左側臥位にすると肝・胆が，右側臥位にすると膵尾部が観察しやすくなることもある．

腹部実質臓器に加え，消化管エコーも習熟することで虫垂炎や胃アニサキス症，消化管穿孔などの診断も可能になる．

肺エコー （図Ⅰ-4-2）[2,3]

前胸部第3-4肋間での縦走像で肋骨と肺実質からなるbat signを描出し，臓側胸膜を確認しながらプローブを90°ローテーションすることで基本的な肺実質の横断像を得られやすい．

BモードでのA line, B line, lung slidingや, Mモードでのseashore signを確認することで気胸や肺水腫, 肺炎などの存在評価を行うことができる.

骨エコー（図I-4-3）

骨折（特に肋骨）の評価に有用なことがあるが, 骨軸に対して平行に当てることが重要なため, 骨の走行を意識するように努める.

関節エコー（図I-4-4）[4]

痛風, 偽痛風の鑑別に関節内hyaline軟骨の表面や軟骨内に出現する石灰化所見や, 関節リウマチでの増殖滑膜や血流増加を評価する. 正常像を十分に見慣れていないと異常所見に気づきにくいため, 自身などの関節で正常像をよく把握しておくことが重要である.

軟部組織エコー（図I-4-5）[5]

腱板断裂や筋内血腫, 蜂窩織炎や皮下膿瘍の判別に有用である. 炎症所見としては皮下組織の敷石状変化, 膿瘍周囲の血流増加・後方の音響陰影増強などがあげられる.

5 グラム染色 / 抗菌薬の使い方

グラム染色

概　要
- 感染症診療の原則は，① 患者背景，② 感染臓器，③ 起炎菌，④ 抗菌薬，⑤ 適切なパラメータによる経過観察の5つのステップからなる[1~3]．グラム染色は③ 起炎菌の同定ないし推定に欠かせない検査である．

ポイント
- 15分くらいで結果が得られる．
- 適切な検体かチェックできる．
- 培養検査の欠点を補うことができる．
- 初心者は自分で染色した後，経験者にチェックしてもらうことが望ましい．
- 『感染症レジデントマニュアル』[1]と培養結果の照合により独学も可能だが，マスターするまでに時間がかかる（筆者の経験では1年）．

染め方
- 喀痰は感染対策上，安全キャビネット内で塗抹，乾燥，固定を行う．
- 塗抹：スライドグラスに検体をとり，喀痰はつまようじなどで薄く樹枝状あるいは魚の骨状に伸ばす．尿や髄液はスポイトで1滴とる．
- 乾燥：そのまま自然に乾燥させる．
- 固定：ガスバーナーで火炎固定を行う．鑷子を使い，2～3回火をくぐらせる．
- 染色：以下，例としてバーミー法を説明する．
  - ① バーミー M1（クリスタルバイオレット水溶液）をスライドグラスに満載し，30秒待つ．
  - ② 水洗：検体が流されないよう，スライドグラスの裏側を洗う．
  - ③ バーミー M2（ヨウ素・水酸化ナトリウム溶液）を満載し，30秒待つ．
  - ④ 同様に水洗．
  - ⑤ バーミー M3（アセトン・エチルアルコール等量混合液）で，5～10秒間脱色．

⑥ 同様に水洗.

⑦ バーミー M4（パイフェル液）を満載し，30秒待つ.

⑧ 同様に水洗.

⑨ ドライヤーで一気に乾燥させ，鏡検.

🖋 見 方

● 赤く染まっているところと青く染まっているところの境界を，最初に肉眼で，次に100倍（10×10倍），そして1,000倍（10×100倍）で見る.100倍で見るときには，白血球が多いところを探す.扁平上皮しか見えない場合，痰ではなく唾液であり，本来検査に適さない検体である.1,000倍で見た際に白血球の核がピンク色に染まっていれば適切である.

● 青く染まっている細菌がグラム陽性，赤く染まっている細菌がグラム陰性，丸いものが球菌，長いものが桿菌である.これをさらに以下のように分類する（『感染症レジデントマニュアル』[1]を参照のこと）.

① グラム陽性球菌／塊状形成（GPC-cluster）：黄色ブドウ球菌，表皮ブドウ球菌.

② グラム陽性双球菌（GPDC）：肺炎球菌.

③ グラム陽性球菌／連鎖形成（GPC-chain）：連鎖球菌，腸球菌.

④ グラム陽性桿菌（GPR）：コリネバクテリウム，クロストリジウム，リステリア.

⑤ グラム陰性双球菌（GNDC）：モラキセラ，淋菌，髄膜炎菌，アシネトバクター.

⑥ グラム陰性球桿菌（GNCB）：インフルエンザ桿菌.

⑦ グラム陰性桿菌 中（大）型（GNR-M〔L〕）：大腸菌，クレブシエラ，プロテウス，エンテロバクター，シトロバクター.

⑧ グラム陰性桿菌 小型（GNR-S）：緑膿菌，セラチア，バクテロイデス.

⑨ グラム陽性 大型（GP-huge）：真菌（カンジダ，アスペルギルス，クリプトコッカスなど）.

● 通常，起炎菌は1種類のことが多いが，誤嚥性肺炎などでは口腔内の常在菌を誤嚥するため，グラム陽性の球菌，桿菌，グラム陰性の球菌，桿菌といった複数の菌が起炎菌となり，polymicrobial pattern と呼ばれる.

抗菌薬の使い方

● 経口抗菌薬と，外来で使いやすい静注抗菌薬であるセフトリアキソンについて解説する.

● 腎機能障害があっても初回投与量は変わらないため，追加投与量のみを

記載している.

クレアチニンクリアランス（CCr）の予測式（Cockcroft & Gault の式）

$CCr = (140 - 年齢) \times 体重 (kg) / (72 \times 血清クレアチニン)$（女性の場合 $\times 0.85$）

- 腎機能障害時の追加投与量は，主に『感染症プラチナマニュアル』[2]，一部 John's Hopkins ABX Guide, Sanford Guide を参考にした.

■ ペニシリン系

アモキシシリン（AMPC）：経口

▶ スペクトラム，特徴

- アンピシリン（ABPC）と同じ. 肺炎球菌，溶連菌，好気性グラム陽性球菌，梅毒など.
- 消化管からの吸収は良好.
- 多くの外来感染症（上気道，下気道，中耳炎，丹毒など）で第1選択.

▶ 用 量

- 通常投与量：細菌性副鼻腔炎の場合，AMPC（250 mg）1回2カプセル，1日3〜4回.
- 腎機能障害患者への追加投与量：
  - ・$30 \leq Ccr$（mL／分）：調節不要.
  - ・$10 \leq Ccr$（mL／分）< 30：1回2カプセル，1日2回.
  - ・Ccr（mL／分）< 10　1回2カプセル，1日1回.
  - ・血液透析患者：1回2カプセル，1日1回（透析日は透析後に内服）.

アモキシシリン／クラブラン酸（AMPC／CVA）：経口

▶ スペクトラム，特徴

- ABPC／スルバクタム（SBT）と同じ. β ラクタマーゼ阻害薬であるクラブラン酸が入っており，AMPC のスペクトラムに加え，メチシリン感受性黄色ブドウ球菌，大腸菌，インフルエンザ桿菌，クレブシエラにも効果がある.
- 日本で販売されている AMPC／CVA の合剤は AMPC の含量が少ないため，AMPC と併用することが多い.

▶ 用 量

- 通常投与量：AMPC／CVA（375 mg）1回1錠＋AMPC（250 mg）1回1カプセル，1日3回.
- 腎機能障害患者への追加投与量：
  - ・$30 \leq Ccr$（mL／分）：調節不要.

- $10 \leq Ccr（mL／分）< 30$：AMPC／CVA（375mg）1回1錠 + AMPC（250mg）1回1カプセル，1日2日．
- $Ccr（mL／分）< 10$：AMPC／CVA（375mg）1回1錠 + AMPC（250mg）1回1カプセル，1日1回．
- 血液透析患者：AMPC／CVA（375mg）1回1錠 + AMPC（250mg）1回1カプセル，1日1回（透析日は透析後に内服）．

🟨 セフェム系

🪶 セファレキシン（CEX）：経口

▶ スペクトラム，特徴
- セファメジン（CEZ）と同様．溶連菌，黄色ブドウ球菌，大腸菌などに有効．蜂窩織炎，膀胱炎などに用いる．

▶ 用 量
- 通常投与量：蜂窩織炎の場合，CEX（250mg）1回2カプセル，1日3回．
- 腎機能障害患者への追加投与量：
  - $30 \leq Ccr（mL／分）$：調節不要．
  - $10 \leq Ccr（mL／分）< 30$：1回2カプセル，1日2回．
  - $CCr（mL／分 < 10$：1回2カプセル，1日1回．
  - 血液透析患者：1回2カプセル，1日1回（透析日は透析後に内服）．

🪶 セフトリアキソン（CTRX）：点滴

▶ スペクトラム，特徴
- 抗緑膿菌作用のない第3世代セフェム系薬で，市中感染のグラム陰性桿菌のほとんどとペニシリン耐性肺炎球菌（PRSP）にも有効．
- 半減期が6〜8時間あり，1日1回投与が可能．
- 胆泥，胆石が形成されることがある．

▶ 用 量
- 通常投与量：市中肺炎の場合，2gを24時間ごと点滴．
- 腎機能障害患者への追加投与量：調節不要．

🟨 マクロライド系

🪶 アジスロマイシン（AZM）：経口

▶ スペクトラム，特徴
- グラム陽性桿菌，モラキセラ，マイコプラズマ，クラミドフィラ，レジオネラ，リケッチア，カンピロバクターに有効．肺炎，中耳炎，副鼻腔

5 グラム染色／抗菌薬の使い方

炎，クラミジア感染症などに用いる．
- 半減期が長く，1日1回投与．
- 肝代謝である．
- 点滴もある．

▶ **用　量**
- 通常投与量：アジスロマイシン（250mg）1回2錠，1日2回，クラミジア尿道炎の場合はアジスロマイシン（250mg）1回4錠，単回．
- 腎機能障害患者への追加投与量：調節不要．

■ リンコマイシン系

🔖 クリンダマイシン（CLDM）：経口

▶ **スペクトラム，特徴**
- グラム陽性球菌，嫌気性菌（*Bacteroides fragilis* を含む）．
- 黄色ブドウ球菌や連鎖球菌への感受性がみられたとしても，マクロライド系耐性の場合は使用できない場合がある．
- 嫌気性菌による感染症の第1選択薬の1つだが，*B. fragilis* の耐性化が進んでいる．
- グラム陰性菌には無効．
- β ラクタム系（ペニシリン系，セフェム系）にアレルギーがある場合の代替薬の1つ．
- 誤嚥性肺炎，肺膿瘍，骨髄炎などに用いる．
- 肝代謝である．

▶ **用　量**
- 通常投与量：クリンダマイシン（150mg）1回2カプセル，1日3〜4回．
- 腎機能障害患者への追加投与量：調節不要．

■ テトラサイクリン系

🔖 ミノサイクリン（MINO）：経口，ドキシサイクリン（DOXY）：経口

▶ **スペクトラム，特徴**
- マイコプラズマ，クラミドフィラ，リケッチアなどに有効．
- 肝代謝である．
- 腸管からの吸収がよい．
- 乳製品，Ca，Mg，Al，Fe などの含有薬との併用で吸収が低下する．
- 禁忌：妊婦，8歳以下の小児．

27

- 副作用：骨の発育障害，歯の色素沈着，可逆性の前庭神経症状（ミノサイクリン），光線過敏症，食道潰瘍，好酸球性肺炎.

▶ **用　量**

- 通常投与量：MINO（100 mg）を1回1錠，1日2回またはDOXY（100 mg）1回1錠，1日2回（食道潰瘍を防ぐため十分量の水とともに内服）.
- 腎機能障害患者への追加投与量：調節不要.

■ スルホンアミド系

✎ スルファメトキサゾール・トリメトプリム（ST）合剤：経口

▶ **スペクトラム，特徴**

- 多くのグラム陽性菌，陰性菌に有効．リステリア，レジオネラ，トキソプラズマにも有効.
- *Stenotrophomonas maltophilia*，セパシア菌，ニューモシスチス，ノカルジアの第1選択薬.
- 緑膿菌，嫌気性菌には無効（ST合剤内服中の肺炎では緑膿菌，嫌気性菌を考える）.
- リウマチ／膠原病疾患におけるステロイド長期使用時のニューモシスチス肺炎の予防の適応：絶対的な基準はないが，プレドニン換算で20 mg／日以上を2ヵ月以上内服しているとき，多発血管炎性肉芽腫症，65歳以上，呼吸器疾患の併存，リンパ球減少時などに考慮する.
- HIV陽性患者のニューモシスチス肺炎の予防の適応：CD4 < 200／μL.
- 禁忌：妊婦，授乳中.
- 副作用：皮疹，発熱，高K血症，重篤な皮膚症状（中毒性表皮壊死症〔TEN〕，Stevens-Johnson症候群），ワルファリンの効果増強.

▶ **用　量**

- 通常投与量：
  - 国内で販売されている剤型は米国のSS（single strength）錠に相当する.
  - 1錠中にスルファメトキサゾール400 mg，トリメトプリム80 mgを含む.
  - 尿路感染や感染性腸炎：1回2錠，1日2回.
- 腎機能障害患者への追加投与量：
  - 30 ≤ Ccr（mL／分）：調節不要.
  - 10 ≤ Ccr（mL／分）< 30：通常投与量の1／2.
  - Ccr（mL／分）< 10：基本的には使用しない.
- ニューモシスチス肺炎の予防：1日1回1錠を連日または1日1回2錠を

5 グラム染色 / 抗菌薬の使い方

表Ⅰ-5-1　ST合剤漸増療法9日間プロトコール

日	用量(mg，T/S)	処　方
1	0.4/2	バクタ®配合顆粒5mg
2	0.8/4	バクタ®配合顆粒10mg
3	1.6/8	バクタ®配合顆粒20mg
4	3.2/16	バクタ®配合顆粒40mg
5	8/40	バクタ®配合顆粒100mg
6	16/80	バクタ®配合顆粒200mg
7	32/160	バクタ®配合顆粒400mg
8	64/320	バクタ®配合顆粒800mg
9	80/400	バクタ®配合錠1錠

バクタ®配合顆粒5mgから1日1回の内服を開始し，9日目よりバクタ®配合錠内服とする．バクタ配合顆粒1g中トリメトプリム(T)80mg，スルファメトキサゾール(S)400mg.

Absar N, et al.：Desensitization to trimethoprim/sulfamethoxazole in HIV-infected patients. J Allergy Clin immunol, 93：1001-1005, 1994を参考に作成.

(陶山恭博：背景リスクのある患者-1 感染症．本音で語る！リウマチ・膠原病治療薬の使い方，p.237．羊土社，2020より転載)

週3回隔日．ヒト免疫不全ウイルス(HIV)，全身性エリテマトーデス(SLE)では過敏症が起きやすく，表Ⅰ-5-1の漸増療法を考慮する．

■ ニトロイミダゾール系

メトロニダゾール(MNZ)：経口

▶ スペクトラム，特徴

- 嫌気性菌(バクテロイデス，クロストリジウムなど)，原虫(トリコモナス，赤痢アメーバ，ランブル鞭毛虫など)，*Helicobacter pylori*.
- 横隔膜より下の嫌気性菌には最適.
- 脳を含む膿瘍，腹膜炎，骨盤内感染症，細菌性腟炎，CD腸炎などに適応.
- 消化管からの吸収がよい.
- 腎排泄である.
- アンタビュース様作用があるため，投与中～終了後2日までは飲酒を避ける.
- 副作用：消化器症状，可逆性末梢神経障害，脳症(小脳失調，嘔気，意識障害など).
- 禁忌：脳・脊髄の脳膿瘍を除く器質的疾患，妊娠3ヵ月まで．服薬中お

29

および服薬中止後2日間は授乳を避ける.

▶用　量

- 通常投与量：メトロニダゾール (250mg) 1回2錠, 1日3回.
- 腎機能障害患者への追加投与量：
  ・Ccr (mL/分) ＜10：通常の半量に減量または1回7.5mg/kgを12時間ごと.
  ・血液透析患者：調節不要または1回7.5mg/kgを12時間ごと (透析後に投与).

■ ニューキノロン系

▶スペクトラム, 特徴

- グラム陽性菌, グラム陰性菌, マイコプラズマ, クラミドフィラ, レジオネラ, 非結核性抗酸菌, 結核菌.
- 緑膿菌に有効な唯一の内服薬である.
- 嫌気性菌には弱い.
- 結核菌にも有効であるため, 結核ではないか検討した上で使用.
- 副作用：痙攣, 神経症状, QT延長, 光線過敏症, アキレス腱断裂, 網膜剥離, 大動脈解離.
- テオフィリン, ワルファリン, シクロスポリンとの相互作用あり.
- 制酸薬, Ca, Fe, Mg製剤との同時服用で効力低下.
- 単純性尿路感染症や尿道炎などに安易に使用しない.

🖊 レボフロキサシン (LVFX)：経口

- 肺炎球菌をカバーできるが, 軽症肺炎球菌肺炎に対してはアモキシシリン内服かセフトリアキソン点滴後アモキシシリン内服で対応.
- 結核にも有効なため, 安易に用いると結核の診断が遅れる可能性がある.
- 禁忌：妊婦, 小児, 授乳中.

▶用　量

- 通常投与量：市中肺炎の場合, レボフロキサシン (500mg) を1回1錠, 1日1回.
- 腎機能障害患者への追加投与量：
  ・50≦Ccr (mL/分) ＜80：調節不要.
  ・20≦Ccr (mL/分) ＜50：250mgを24時間ごと.
  ・Ccr (mL/分) ＜20：250mgを48時間ごと.
  ・血液透析患者：250mgを48時間ごとに投与, 透析日は透析後に投与.

6 救命処置

　超高齢社会においては，患者の容態が突然悪くなることは外来診療でよく経験される．救命処置はすべての医師とメディカルスタッフに必須な知識や技術である．

心肺停止

　自動体外式除細動器（AED）の普及により，一般人も一次救命処置（BLS）を学ぶ機会が増えている．その結果，院外心肺停止でも心拍再開（ROSC）して搬送され社会復帰する事例も経験される．本項ではプライマリ・ケアを担う医師向けに簡略化した二次救命処置（ACLS）を解説する．

心肺停止の覚知

- 心肺停止患者を発見，または収容を依頼されたときに確認すべきことは，① 目撃者がいるか，② 有効なバイスタンダー CPR（心肺停止患者に立ち会った人の心肺蘇生行為）があるか，③ ショック可能なリズム（VFや脈なしVT）か，である．
- 心肺停止患者の重要なアウトカムは生存と社会復帰である．上記① ～ ③の項目が多いほど社会復帰率は高い[1]．

チームビルディング

- 蘇生の成功にはチームビルディングが最重要である．リーダーは迅速にチームメンバーに役割を割り振る．
- 役割には記録，タイムキーパー，胸骨圧迫，気道管理，薬剤投与（ルート確保）がある．
- 人数が確保できない場合はできるだけ多重課題になりすぎないように仕事を割り振る．
- リーダーは手技を行うことを避け全体を俯瞰する．
- 手技や処置はできるだけ言語化させ，何が成功し何が失敗したかを明確にする．

ACLS蘇生のポイント

- ACLSプロトコールはやや複雑だが，ポイントは胸骨圧迫中断時間を可能な限り短くし，ショックが必要な波形の場合は迅速なショックを施行することである（図I-6-1）．
- アドレナリンは3～5分ごとに1mg静注とすると煩雑なため，筆者は4分おき（リズムチェック2回おきに1mg）として簡略化している（表I-6-1）．
- 2～3回のショックに反応しない場合はアミオダロンやリドカインの投与を検討するが，細かいタイミングは指定されていない．
- 緊急性が高いため簡略化して記載しているが，薬剤は規格に注意すること．

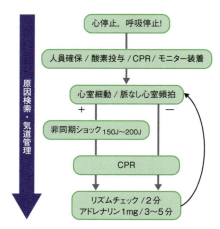

図I-6-1 簡略化したACLS 2020

＊小児は除く．
＊ショックのジュール（J）数は二相性の場合（単相性では360J）

表I-6-1 蘇生中に使用する薬剤と投与法

使用薬剤	投与量	使用例
アミオダロン	300 mg	アミオダロン150 mg 2本静注
リドカイン	1～1.5 mg/kg	リドカインシリンジ100 mg/5 mL 半分～1本静注
アドレナリン	1 mg/dose	アドレナリンシリンジ1 mg/2 mL 1本静注

6 救命処置

原因検索

- 原因検索は，蘇生成功の重要な鍵である．
- 高齢独居または話せないなど，病歴聴取に限界があり検査や網羅的アプローチに頼らざるをえないこともある．
- 鑑別の基本は"5H5T"（表Ⅰ-6-2）をもれなく検索することである．
- 蘇生に関して，エコーの有効性が注目されている．

蘇生中断

- 蘇生中断については各国の指針により対応が異なる．AHA（米国心臓協会）のガイドラインでは，① 目撃者がいない，かつバイスタンダーCPRがない，② 搬送前にROSCしていない，③ AEDのショックの実施がない，のすべてに当てはまる場合は蘇生を中止してもよいとしている．
- 生存率は＜0.13％とされており，病院前の段階で蘇生中断を考慮してもよいとされる[2]．ただし病院搬送後の蘇生中断基準についてはエビデンスが乏しいのが現実であり，各地域や病院により対応は異なる．
- 呼気CO_2濃度（$EtCO_2$）＜10mmHgが20分以上持続する場合の生命予後は極めて悪い[3]．しかし食道挿管でCO_2が検出できていないことなどがあり，単一の指標ではないことに注意が必要である．
- 大規模研究の結果から，① 救急隊など医療スタッフの目撃者がいない，

表Ⅰ-6-2　心停止の原因"5H5T"

原 因	所見／注意点
Hypovolemia（循環血液量減少）	頸静脈虚脱，粘膜乾燥，外出血，消化管出血
Hypoxia（低酸素血症）	口腔内異物，気道異物，肺病変など
Hydrogen ion（アシドーシス）	血液ガス（※死後変化と区別つかないことも）
Hypo／hyperkalemia（低K／高K血症）	透析中，血液検査（※高Kは死後変化と区別つかないことも）
Hypothermia（低体温症）	環境（※低体温で心停止したか死後変化の低体温かは悩ましいこともある）
Tension pneumothorax（緊張性気胸）	頸静脈怒張，換気時呼吸音左右差
Tanponade, cardiac（心タンポナーデ）	頸静脈怒張，エコーでの心嚢液貯留
Toxins（中毒）	病歴，尿検査，過去の搬送歴など
Thrombosis, pulmonary（肺塞栓症）	頸静脈怒張，心エコーでの右心負荷所見
Thrombosis, coronary（冠動脈塞栓）	ショック適応リズムの出現，ROSC後のST上昇

② ショック適応波形でない，③ 3回目のアドレナリン投与前にROSCしていない，の3つすべてが該当した場合，蘇生中断でもよいと考えられる．この条件での蘇生成功率は0%であった[4]．

- ただし，いずれも院外心肺停止の症例のみであり，蘇生成功率が比較的高い院内心肺停止症例に当てはまるわけではないため注意が必要である．

ショック

- 血圧低下と頻脈があれば，ショックを想起する．
- しかし，ショックとは単に血圧の低下を指すわけではなく，「組織の酸素需要量と供給量のミスマッチ」で生じる病態という認識が重要である．そのため血圧は正常でも高値でもショックは生じうる．
- 一般的には血圧低値や乳酸値が上昇する症例が多く，まずはそれらの所見でショックと判断してもよい．

診 断

- 患者の具合が悪い，何となく様子がおかしいと思った際に，まず重要なことはバイタルサインの確認である．
- 施設によってはモニター準備や血圧の測定に時間がかかる．身体所見からショックの認知ができるとよい．
- ショックの患者は血圧を維持するために交感神経が優位となりさまざまな症状を呈する．特に洞性頻脈の患者では交感神経亢進があるのではないかと考えて対応することが重要である（上室性頻脈など不整脈と洞性頻脈の鑑別がときに問題となるが，生理的頻脈はHR＜220－年齢であり，より促迫している場合は不整脈を考慮する）．
- 橈骨動脈はよく触れているか（触れが弱いと収縮期血圧＜80mmHg），触れていても頻脈傾向ではないかを確認する．
- 冷汗はショックだけでなく緊急の動脈系異常を示唆する（末梢血管収縮に伴い四肢の体温低下があるにもかかわらず発汗しているため，じっとりと冷たい汗をかいている）．
- 交感神経の作用で不穏状態になる患者もしばしば認める．せん妄と安易に診断しないことが大切である．
- 高齢者の場合，β遮断薬などの服用や加齢による交感神経の脆弱化により頻脈など交感神経症状が出にくいことに注意が必要である．

分 類

- ショックは病態により，① 循環血液量減少性ショック（出血，脱水），②

血液分布異常性ショック（敗血症，神経原性ショック，アナフィラキシー），③閉塞性ショック（肺塞栓症，心タンポナーデ），④心原性ショック（心筋梗塞，不整脈）に分類される．

● アナフィラキシーショックは本来，血液分布異常性ショックに含まれるが，抜本的に治療法が異なるため，アナフィラキシーショックを別に加えることもある．

● ショックのためICUに入室した患者では，敗血症性ショックが62％，心原性ショックが16％，循環血液量減少性ショックが16％の頻度であった．閉塞性ショックは2％とまれであった[5]．

治　療

▶治療の基本

● ショック治療の基本は組織酸素供給の是正である．

● 細胞外液輸液（出血なら輸血）と原因の解除，昇圧薬の使用が重要である．

● 輸液は18G（少なくとも20G）の太い留置針を用いて，最低2ヵ所確保する．末梢血管が虚脱して確保が難しい場合は，肘の正中静脈を第1選択としてもよい．

● 出血による循環血液量減少性ショックなどで末梢静脈路の確保が困難な場合は中心静脈路の確保や骨髄針の使用を考慮する．骨髄針は脛骨粗面や上腕骨大結節に留置する．注意点は，穿刺前に生理食塩水などで必ず水通しを行い留置後にフラッシュを行うこと，急速輸液を行うときは輸液ポンプや加圧バッグなどを用いて圧力を必要とすることである．

● アルブミンなど膠質浸透液は，晶質浸透液に対して死亡率などハードアウトカムの改善を示していないことから，まずはリンゲル液を中心として輸液を組み立てる．

▶ショックの原因から考える治療

● 輸液量については，ショックの原因にもよるため一概に定義することは難しい．米国集中治療医学会の提供している敗血症ガイドラインである"Surviving sepsis campaign"では，septic shockを疑ったときはまず30mL/kg/3時間での初期蘇生が推奨されている[6]．

● ある程度の量の輸液をしてみないと輸液の反応性がわからないことがある．出血による循環血液量減少性ショックの場合，過剰な輸液は凝固障害を増長させ死亡率を上昇させるので，できるだけ最低限の細胞外液投与と低血圧を許容（sBP 90前後で管理）し，輸血ができる病院へ早期に搬送することが重要である．

● 心原性ショックは緊急体外式膜型人工肺（ECMO）や手術の適応となることがあるため，速やかな搬送を考慮する．

- 不整脈が原因なら薬剤や電気的除細動治療の適応となる．上室性頻拍の場合はほとんどがアデノシンなどで停止できるが，心室頻拍（VT）や心房細動（Af）で循環が不安定となっている場合は除細動治療を考慮する必要がある．
- Afへの除細動治療は，塞栓症予防の観点からできうる限り4週間ほど抗凝固が入った状態が望ましいが，頻脈により血行動態が不安定となっている場合は施行することがある．
- 血圧が下がり過ぎない程度に鎮静を行った上で同期下除細動治療を行う（脈が触れる場合は基本的に同期下で），頻脈が改善したにもかかわらずショックが持続する場合には，その他の原因を考慮する必要がある．
- 閉塞性ショックは解除しないと救命ができない．ECMOなどの適応を考慮しながら診療にあたる．診断のコツは，拡張した頸静脈の確認である．仰臥位では循環血液量が正常なら内・外頸静脈は視認できるはずだが，閉塞性ショックの場合，頸静脈がかなり緊満することが特徴である．
- ショック状態にもかかわらず異常に怒張した頸静脈を認めた場合は，心原性ショックか閉塞性ショックを考慮するが，エコーを当てれば判断には迷わない（後述）．

▶ 特に注意すべき状態

- アナフィラキシーを疑ったら，迷わず速やかにアドレナリン0.3〜0.5mg（小児は0.01mg/kg，最大0.5mg）を大腿外側に筋注する．投与時間が遅れると気道浮腫による窒息や難治性低血圧となり，救命が困難になる可能性が高まる．アナフィラキシーを疑った場合，抗ヒスタミン薬やステロイドよりも優先した投与が推奨され，改善しない場合は数分でさらに投与を繰り返しつつ高度医療機関への搬送を手配する．
- 輸液に反応しない場合は昇圧薬の適応を考慮する．表I-6-3によく使う昇圧薬の使用方法と投与例を記載する．できるなら中心静脈ラインからの投与が望ましいが，緊急の場合は末梢ルートから投与することもある．昇圧薬の第1選択は基本的にはノルアドレナリンで記憶しておいて間違いない．組成と投与方法は暗記しておくことをすすめる．

🖋 鑑 別

- 身体所見と病歴からある程度のあたりをつける．古典的には表I-6-4のように末梢と脈拍，頸静脈所見などを複合して判断する．
- 近年，ショックの分類や鑑別についてもエコーの有用性が注目されている[7]．どのショックの分類についてもベッドサイドエコーにより分類ができ，感度と特異度ともにほぼ100%であったと報告される[7]．
- ベッドサイドでのショックのエコーはRapid Ultrasound in Shock（RUSH）examと呼ばれる．

6 救命処置

表 I -6-3 　昇圧薬と投与方法

昇圧薬	投与量	適応	投与例	特徴
ノルアドレナリン	0.05～1γ	ほぼすべてのショック	ノルアドレナリン3 mg（3 mL）＋生食47 mL流速/kgでγ算出できるため容易例：50 kgに5 mL/時→0.1γ	・用量依存性にα受容体を刺激し末梢血管抵抗を上げる・高用量使用で臓器虚血リスクが増大することから0.2γ程度を上限にすることが多い
ドパミン	1～20γ	徐脈ショック	ドパミンキット600体重50 kgなら1 mL/時で1γ	・用量によってさまざまな効果が発現することが知られているが，不整脈作用が多いことから利用は限定的
ドブタミン	1～20γ	・低還流のある心収縮力低下・心収縮力低下した敗血症※いずれも弱い推奨	ドブトレックス®キット600 mg/200 mL体重50 kgなら1 mL/時で1γ	・β刺激により用量依存性に心収縮力を上げるが，末梢血管拡張作用が強く昇圧作用はほぼ認めない・あくまで他の薬剤使用が前提であることを理解する
フェニレフリン	0.1～0.2 mg	一過性低血圧	フェニレフリン1 mg（1 mL）＋生食9 mL1～2 mLずつフラッシュ	・純粋なα刺激作用があり，後負荷の増大のみで心拍出量が低下する可能性があり一過性の使用が多い・麻酔薬などによる血圧低下にフラッシュで用いる
バソプレシン	0.01～0.03 U/分	ノルアドレナリンに反応しない敗血症性ショック	ピトレシン®（20 U/mL/1 A）3 mL＋生食47 mL0.5～1.5 mL/時	・α刺激作用が強く，ノルアドレナリンを十分に投与しても反応しない敗血症性ショックに次手で使用する・高用量で多臓器虚血が報告されていることに注意

表Ⅰ-6-4　ショックの分類と鑑別方法

ショックの分類	末　梢	脈　拍	頸静脈/IVC	病歴／その他の所見
循環血液量減少性	冷	↑↑	↓↓	激しい下痢・嘔吐，消化管出血，外出血，利尿薬の濫用など
血液分布異常性	温→冷	↑	→～↓	発熱や薬剤曝露歴など
神経原性	温	→	→～↓	頭部や高位脊髄外傷後，迷走神経反射
心原性	冷	↑	↑	胸痛の先行，心筋症や不整脈の既往，心筋梗塞後の新規雑音など
閉塞性	冷	↑	↑↑	胸痛や胸膜刺激痛，長期臥床病歴，ⅡP音の亢進，胸骨拍動，心音減弱など
アナフィラキシー	温→冷	↑	→～↓	粘膜皮疹，腹部症状，呼吸器症状，アレルギーの既往など

- 林　寛之先生(福井大学医学部附属病院救急科・総合診療部)は，急変患者の対応は「採血，ルート，モニター，超音波，心電図，胸部X線」の頭文字をとって「サルも聴診器」と覚えることを提唱している[8]．

🖋 RUSH exam

- ショック患者の原因鑑別のため，システマティックなエコーの当て方が考案されている．
- RUSHは，① pump(心臓)，② tank(胸腔や腹腔，IVC〔下大静脈〕)，③ pipe(大動脈や深部静脈)を観察し，ショックの原因を探すプロトコールである．①～③について，下記を確認する．
  ① では，心室内腔が虚脱していないか，心臓がよく動いているか，心嚢液はないか，右室により左室が圧迫されていないか(D-shape)．
  ② では，腹腔内や胸腔内に液体貯留がないか(外傷のFAST)，IVCの虚脱や緊満がないか，ラングスライディングの消失(気胸の所見)がないか．
  ③ では，腹部大動脈に拡張はないか，両側鼠径と膝窩の静脈に血栓がないか．
  これだけで診断に迫れるため，ショックの診療において非常に有用である(図Ⅰ-6-2)[9]．

6 救命処置

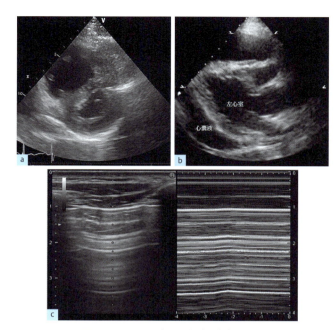

図Ⅰ-6-2 エコーを用いた重要疾患の診断

a:心臓短軸像．D-shapeを呈しており右室負荷所見．収縮期に右室が左室を圧迫するのが特徴．
b:心窩部．心嚢液貯留により右室が虚脱していることがよくわかる．
c:肺エコー．Bモードでのlung slidingの消失，Mモードでseashore signの消失（バーコードのように均一な白黒線になるため，バーコードサイン陽性とも呼ばれる）があると気胸と診断できる．

(松原知康,吉野俊平:動きながら考える！内科救急診療のロジック．p.37, 44, 113．南山堂，2016より転載)

キーポイント

- 心肺停止とショックでは，対処だけでなく原因究明を行うことが救命のために必須である．
- 2つ以上の原因でショックを起こしている症例がしばしば経験される（脱水による循環血液量減少性ショック＋敗血症性ショックなど）．
- 蘇生が難しいときや1つのショックで説明がつかないような所見があるときは，その都度，診断を再考する必要がある．

II

症　候

fever of unknown origin

1 原因不明の発熱

定 義

3週間以上にわたり数回の38.3℃以上の発熱があり，3回の外来受診または3日間の入院精査で原因が不明のもの．

- めずらしい疾患が原因であるよりは，よくある疾患の非典型的な症状であることが多い．
- FUOは表Ⅱ-1-1にあげた4つのカテゴリーに分類される．

原 因

- 感染症（30％）：（肺外または粟粒）結核，感染性心内膜炎（しばしば培養陰性），膿瘍，骨髄炎，副鼻腔炎，サイトメガロウイルス（CMV）／エプスタイン・バーウイルス（EBV）感染，人獣共通感染症（Q熱，バルトネラ，ブルセラ）．
- 膠原病／全身性炎症（30％）：巨細胞性動脈炎，その他の血管炎（高安病，多発血管炎性肉芽腫症〔GPA〕），成人Still病，全身性エリテマトーデス（SLE），関節リウマチ（RA），脊椎関節炎，サルコイドーシス，炎症性腸疾患，甲状腺炎．
- 悪性腫瘍（20％）：悪性リンパ腫，白血病，腎細胞がん，肝がん，膵がん，大腸がん，肉腫，Castleman病，マスト細胞症，左房粘液腫．
- その他（20％）：薬剤熱，深部静脈血栓症（DVT）／肺塞栓症（PE），血管腫，副腎不全，褐色細胞腫，肉芽腫性肝炎，サルコイドーシス，菊池病，ベーチェット病，家族性地中海熱．

問診／身体所見

- 詳細な病歴聴取と身体診察を繰り返す．
- 手術や処置，異物やインプラントの有無，薬剤歴（市販薬を含む），免疫抑制，渡航歴，趣味，動物やその他の被曝，食習慣を確認する．
- 薬剤性発熱はいつでも起こる可能性があるが，通常は新薬の投与開始後数日〜数週間で出現する．

1 原因不明の発熱

表Ⅱ-1-1 FUOのカテゴリーと一般的な原因

カテゴリー	一般的な原因
古典的	感染症（CMV感染，心内膜炎，結核，膿瘍，複雑性尿路感染症），悪性腫瘍，膠原病，内分泌疾患
医療関連	薬剤熱，敗血症性血栓性静脈炎，肺塞栓症（PE），副鼻腔炎，術後合併症（膿瘍），Clostridioides difficile関連疾患，デバイスまたは手技に関連する心内膜炎
好中球減少症	アスペルギルス症，カンジダ症，薬剤熱，悪性腫瘍 40～60％の症例で原因はわからない
HIV関連	CMV，クリプトコッカス症，結核および非結核性抗酸菌症，トキソプラズマ症，悪性リンパ腫，免疫再構築症候群（IRIS）

🖊 検 査

● 薬剤熱を考慮し，可能な限り薬剤の中止または変更を行う．

● CBC＋血液像，生化学，血沈，CRP，血液培養（3日間は抗菌薬なしで3セット，各セットは少なくとも数時間間隔で採取），尿（一般，沈渣），尿培養，胸部X線写真．

● 症状や所見に合わせて，抗核抗体，リウマトイド因子，クリオグロブリン，免疫電気泳動，TSH，ツベルクリン反応またはIGRA，HIV抗体，RPR，EBV抗体，CMV PCR，B型肝炎／C型肝炎抗体，可能性があればQ熱の抗体／PCR検査．

● 心エコー，下肢静脈エコー，胸部／腹部／骨盤／および症状や所見がある部位の造影CT検査，FDG-PET．

● 病歴，疫学，曝露，身体所見，画像診断，上記臨床検査の結果に基づいて，追加検査を行う（例えば，人獣共通感染症，ダニ媒介感染症，真菌症に対する血清学的検査またはPCR検査，肝炎ウイルスの評価）．

● 必要に応じて生検（発疹，側頭動脈，リンパ節，肝臓，骨髄，腎臓）．

● 精査を行っても，半数以上の患者で確定診断に至らない．1年以上持続するFUOは，感染症や悪性腫瘍が原因である可能性は低い．未診断のFUOは，特に発熱が体重減少や他の重篤な基礎疾患の徴候と関連していない場合，一般に良性の長期経過を示す．

● 消耗感がなくCRPが陰性で解熱剤が効きにくい場合には，機能性高体温症の可能性を想起する[6]．

syncope/disturbance of consciousness

2 失神 / 意識障害

失 神

- 一過性の意識消失で転倒することが多い．3〜5分で完全に意識が元に戻る．
- 大人の30%は失神のエピソードが1回はある．
- 病歴聴取が原因の特定に最も重要である．
- 50%の症例で失神の原因が明らかになる．

🍃 分 類

▶ **起立性低血圧（出血，薬剤，糖尿病）**
- 立位では下肢に500〜1,000 mLの血液が貯留する．
- 定義：立位3分以内に収縮期血圧が>20 mmHg，または拡張期血圧が>10 mmHg低下する．心拍出量を維持するため，血圧低下時に脈拍が増加するのが正常．脈拍の増加がなければ，自律神経障害を伴っている可能性がある．
- 高齢者では立位後3分以上たって血圧が下がることがある．
- 頻度：>65歳では20%（症状があるのは2%）．高齢者に多い．
- 症状：めまい，ふらつき，失神，倦怠感，嘔気，頭痛，認知力低下．
- 循環血液量の20%を失う出血でも起こる．
- 原因：食後低血圧，薬剤性（利尿薬，降圧薬，抗うつ薬），アルコール．
- 糖尿病，パーキンソン症候群，アミロイドーシス，シェーグレン症候群では自律神経障害を起こす．

▶ **心血管性失神（心疾患，不整脈）**
- 予後が最も悪い．
- 前駆症状はない．突然の転倒により怪我をする．
- 大動脈弁狭窄症，肺動脈弁狭窄症，閉塞性肥大型心筋症，大動脈解離，心室頻拍，完全房室ブロック．

▶ **神経調節性失神（迷走神経反射，状況失神，頸動脈洞症候群）**
- 迷走神経の過剰な反応や末梢循環の反射が正常に機能しない場合．
- 迷走神経反射が最多．長時間の立位，ストレス，痛みが誘因となる．若い女性に多い．

2 失神／意識障害

- 顔面蒼白，嘔気，眼前暗黒感，動悸，発汗などの前駆症状がある．疲労や脱力感が失神回復後にみられる．
- 徐脈となる．
- 状況失神は嚥下，咳，排尿，排便により誘発される．
- 頸動脈洞症候群は頭の回転，髭剃り，首のしめつけ（ネクタイ）などにより誘発される．

診　断

- すべての患者に12誘導心電図検査を実施する．
- 不整脈による失神が強く疑われる場合，心電図モニタリングを行う．失神の頻度が少ない場合は植込み型心電図モニター装着を検討する．
- 起立検査（臥位と立位3分後と5分後の血圧測定）を行う．
- 脳神経学的異常所見がなければ，頭部CT検査は不要である．
- 頻度は少ないが，見逃すと危険な失神：**肺塞栓症，クモ膜下出血，大動脈解離**．

意識障害

- 意識障害なのか，失神なのかの鑑別は重要である．5分程度で意識が完全に以前の状態に戻っていない場合は，会話が可能であっても，意識障害として鑑別を進めるべきである．

鑑別診断

- AIUEOTIPSという覚え方が有名である（**表Ⅱ-2-1**）．

NCSE（非痙攣性てんかん重積）

- 明らかな痙攣発作を伴わないてんかん発作．原因不明の意識障害患者では，これを疑う必要がある．
- 65歳以上のてんかんを高齢者てんかんと呼び，有病率は高い（2 〜 7%）．高齢になると発症率が高くなる．
- 原因：脳血管障害（最多），認知症，脳腫瘍，外傷．
- 側頭葉てんかんが多い．ボーっとした状態や健忘，無反応，奇異な行動が数時間〜数日続くため認知症と間違われる．
- 前頭葉てんかんでは，睡眠中にフェンシングのポーズをしたり，自転車をこぐような複雑な運動を行うことがある．数十秒で発作はおさまり，発作後はケロッとしている．心因性非てんかん発作と間違われやすい．
- 全般化発作（全身性の痙攣発作）に移行することもある．

表Ⅱ-2-1　AIUEOTIPS

A	Alcohol	急性アルコール中毒，離脱，Wernicke脳症，アルコール性ケトアシドーシス（AKA）
I	Insulin	低血糖，高血糖（糖尿病性ケトアシドーシス〔DKA〕/ 高浸透圧高血糖症候群〔HHS〕）
U	Uremia	尿毒症
E	Encephalopathy	肝性，高血圧性，浸透圧性
	Electrolytes	高 / 低Na，高Ca，高Mg
	Endocrine-metabolic	甲状腺，副腎不全，下垂体，副甲状腺，ポルフィリア
O	Oxygen	低酸素，高二酸化炭素，一酸化炭素，シアン
	Overdose	麻薬，鎮痛薬，抗精神病薬
T	Trauma	頭部外傷
	Tumor	頭蓋内腫瘍，傍腫瘍症候群
	Temperature	低体温 / 高体温（熱射病，悪性症候群〔NMS〕）
I	Infection	感染症（中枢性，全身性）
P	Psychiatric	ヒステリー，過換気，カタトニー，重症うつ
	Poison	毒物
S	Shock	ショック
	Stroke	脳卒中
	Seizure	痙攣，痙攣後，非痙攣性てんかん重積（NCSE）

● 家族または施設職員に発作中の動画を撮影してもらうと診断に役立つ.

● 高齢者てんかんは再発率が高い（66 ～ 90％）ため，初回発作から治療を開始する. 少量のレベチラセタム（イーケプラ®）またはラモトリギン（ラミクタール®）が著効する.

● 治療が可能な重要疾患である.

● **重篤な不整脈後に失神に伴う痙攣（convulsive syncope）との鑑別が重要**である.

headache

3 頭 痛

ポイント

- 二次性頭痛の除外が最も大切である.
- 二次性頭痛が否定的ならば, 片頭痛の特徴的症状がないかを問診で確認する.
- 三叉神経・自律神経性頭痛は片頭痛と治療が異なるので鑑別は重要である.

分 類

- 国際頭痛分類 第3版(ICHD-3)がある[1].

Step 1：二次性頭痛を除外する

- 二次性頭痛には緊急を要する, あるいは重篤な経過をたどる疾患が含まれる.
- 頻度は医療機関によって異なるが, 約18％が二次性頭痛である.
- 二次性頭痛を疑うred flag sign (表Ⅱ-3-1)[2]と雷鳴頭痛(表Ⅱ-3-2)に注意する.

Step 2：片頭痛なのかを診断する

- 二次性頭痛が否定されれば, 医療機関を訪れる患者の90％は片頭痛である.
- 片頭痛は軽症〜重症までさまざまである. 緊張型頭痛と誤って診断される片頭痛は非常に多い.

表Ⅱ-3-1　二次性頭痛を疑うred flag sign

- 初めて経験する, または最悪の頭痛
- 突然発症した雷鳴頭痛
- 増悪する, または今までとはまったく異なるパターンの頭痛
- 脳神経学的異常所見あり
- 50歳以上の新規発症頭痛
- 担がん, 凝固異常, 免疫抑制患者, 妊婦に起こった新規の頭痛
- 意識変容や意識障害を伴う頭痛
- 体位, 労作, 性行為, バルサルバ法により誘発された頭痛

上記があれば, CTやMRIでの精査が必要となる.

表Ⅱ-3-2　雷鳴頭痛（thunderclap headache）

Ⅰ：一次性頭痛	Ⅱ：二次性頭痛
● 一次性雷鳴頭痛 ● 一次性穿刺様頭痛	● クモ膜下出血または脳実質出血 ● 脳静脈洞血栓症 ● 内頚／椎骨脳底動脈解離 ● 可逆性脳血管攣縮症候群（RCVS） ● 可逆性後頭葉白質脳症（PRES） ● 虚血性脳卒中または一過性脳虚血発作 ● 特発性低髄液圧性頭痛 ● 硬膜下血腫 ● 下垂体卒中 ● 褐色細胞腫 ● 第三脳室コロイド嚢胞 ● 急性水頭症 ● 急性閉塞隅角緑内障

- 雷鳴頭痛とは，1分以内に最大強度に達する突然発症の頭痛である．
- クモ膜下出血は最もよく遭遇する．
- 2番目に多い原因はRCVSであり，再発性の雷鳴頭痛を特徴とする．
- 雷鳴頭痛はただちに診断的評価が必要とされ，頭部単純CT（MRI）検査を実施すべきである．

（Chick D, et al.：Headache and Facial Pain. MKSAP 19. Neurology, p. 1. American College of Physicians, 2021 より作成）

一次性頭痛

片頭痛

- わが国における片頭痛の年間有病率は8.4％（前兆のない片頭痛5.8％，前兆のある片頭痛2.6％）．20 ～ 40歳代の女性に多くみられる．
- 前兆（aura）：片頭痛発作をきたす60分以内に生じ，通常5 ～ 60分持続する再発性の可逆性中枢神経症状（閃輝暗点，構音障害，めまい，脱力など）．
- 50歳以上の片頭痛は一般的でなく，二次性頭痛を想起すべきである．未成年者でも片頭痛をきたす（有病率：高校生9.8％，中学生4.8 ～ 5.0％，小学生3.5％）．
- 片頭痛の誘発因子・増悪因子：ストレスやストレスからの解放，睡眠不足や過眠，月経，天候の変化，空腹，アルコール，チラミンを含む食品（チョコレート，チーズ，ナッツ）．

3 頭　痛

🖋 診　断

- 片頭痛のスクリーニング法と問診について**表Ⅱ-3-3, 4**に示す.
- 薬剤乱用頭痛, 睡眠時無呼吸症候群, カフェイン過剰摂取を否定することが大切である.
- 頭痛ダイアリーは診断に大いに役立つ[3].
- 加齢に伴い改善傾向を示すが, 年間3%の患者は慢性片頭痛に移行する. 慢性片頭痛は, 月に15日以上の頻度で3ヵ月を超えて頭痛を認める.
- 片頭痛のコントロールがうまくいかず, 過剰な鎮痛薬を投与することは慢性化に寄与する.

🖋 治　療

- 軽度〜中等度：NSAIDs.
- 中等度〜重症：トリプタン製剤（＋NSAIDs）.
- できるだけ早期に介入したほうが, より良好な治療成績が得られる.
- 嘔気・嘔吐などにより経口薬の使用が困難な場合は, 経静脈薬や点鼻薬, 坐薬を考慮する.
- 薬物乱用頭痛を防ぐため, 治療は1ヵ月間に最大10日間とする.
- エストロゲンを含む経口避妊薬は, 前兆のある片頭痛では原則禁忌である（頭痛の悪化や新規発症の頭痛をきたし, 脳梗塞発症のリスクを増加させる）.
- トリプタン製剤は片頭痛発作前（前兆時など）に使用するより, 片頭痛発

表Ⅱ-3-3　片頭痛のスクリーニング法（ID Migraine）

- 光過敏：光がまぶしい
- 日常生活の妨げ：頭痛のために, 仕事や勉強が制限された
- 嘔気：頭痛のときに吐き気があるか

3項目のうち2つ満たすと, 片頭痛である可能性が高い（感度84%, 特異度76%）[12].

表Ⅱ-3-4　片頭痛の問診（POUND）

- P：Pulsatile quality（拍動性）
- O：4-72 hOurs（4〜72時間続く）
- U：Unilateral location（片側性）
- N：Nausea / vomiting（嘔気）
- D：Disabling intensity（日常生活に支障）

5項目のうち, 4つを満たせば片頭痛の可能性が極めて高い（＋LR 24）. 3つなら＋LR 3.5.

（Ann Intern Med, 147（9）：ITC11-1-ITC11-16, 2007. Erratum in：Ann Intern Med, 148（5）：408, 2008 より作成）

作早期(発症より1時間以内)に使用することで最大限の効果を得られる. 特にスマトリプタン皮下注は最も早く薬効を得られ, 高い奏効率を達成できる.

- トリプタン製剤には血管収縮作用があり, 片麻痺性片頭痛, 脳幹性前兆を伴う片頭痛, また虚血性心疾患や脳血管障害, 末梢動脈疾患などの既往がある場合には禁忌である.
- メトクロプラミド(プリンペラン®)は制吐作用だけでなく, 片頭痛そのものにも効果がある.

予 防

- 片頭痛発作が月に10日以上の頻度になれば薬物療法を開始する.
- バルプロ酸, トピラマート, アミトリプチリン, プロプラノロール, CGRP関連抗体薬が用いられる.

緊張型頭痛

- わが国における年間有病率は21〜22%程度とされ, 一次性頭痛の中でも最も有病率が高いが, 医療機関を受診することはまれである.
- 頭痛の性状は, 非拍動性の圧迫感, 締め付けられる感じと表現されることが多く, 強度は軽度〜中等度で, 嘔気・嘔吐などはなく日常生活に支障をきたすことは少ない.
- 発作は30分〜7日間持続し, 両側性のことが多い.
- 筋緊張が高まる平日夕方に多く, 入浴やマッサージなどで筋緊張が緩むと頭痛の改善をみる.

三叉神経・自律神経性頭痛(TACs)

- 三叉神経・自律神経性頭痛(TACs)の分類は, 以下のとおりである. その特徴については表Ⅱ-3-5に示す.
  ・群発頭痛
  ・発作性片側頭痛
  ・持続性片側頭痛
  ・短時間持続性片側神経痛様頭痛発作(SUNCT, SUNA)
- 発作性片側頭痛と持続性片側頭痛はインドメタシンが著効するので, 鑑別は重要である.

3 頭痛

表Ⅱ-3-5　TACsの分類と特徴

	群発頭痛	発作性片側頭痛	持続性片側頭痛	SUNCT
男性：女性	3〜7：1	1：2	1：2	2：1
部　位	片側	片側	片側	片側
発作頻度	1〜8／日	1〜40／日	3〜200／日	3〜200／日
発作持続時間	15〜80分	2〜30分	時に増悪し持続	5〜240秒
自律神経症状	＋	＋	＋	＋
インドメタシンの効果	なし	著効	著効	なし
急性期治療	酸素，スマトリプタン皮下注	なし	なし	なし
予　防	ベラパミル，ステロイド，抗痙攣薬	インドメタシン	インドメタシン	ガバペンチン，ラモトリギン

(Goldman L, et al. eds：Headaches and other head pain. Goldman-Cecil Medicine. 27th ed. p.2381, Elsevier, 2023 より作成)

群発頭痛

- 有病率は10万人当たり56〜401人と報告によりさまざまであるが，20〜40歳代での発症が多く，男性に多い（女性と比べて3〜7倍の頻度）.
- 発作は15〜80分続き，頭痛のために興奮し落ち着きがない（片頭痛はじっとして動けないことが多い）.
- 患者の多く（80〜90％）は，発作と寛解を繰り返す.
- 頭痛発作の多くは夜間に起こり，誘発・増悪因子としては，アルコール，ニトログリセリン，ヒスタミンがあげられる．背景に大酒家，ヘビースモーカーが多い.

治　療

▶急性期
- スマトリプタン 3mg 皮下注（1日6mgまで）：エビデンスの確実性A.
  高濃度酸素投与 7L／分 15分間吸入（フェイスマスク）：エビデンスの確実性A.

▶予　防
- ベラパミル 240mg／日：エビデンスの確実性B（海外ではベラパミル360mg／日の予防効果が立証されているが，心伝導遅延による徐脈，心不全などが問題となっている）.
- ベラパミルにステロイドの短期間併用：エビデンスの確実性C.

- 就寝前のエルゴタミン（1〜2mg）：エビデンスの確実性B.
- 後頭部へのステロイド皮下注射：エビデンスの確実性C.
  - ＊エビデンスの確実性：A（高），B（中），C（低）：『頭痛の診療ガイドライン2021』[6]におけるエビデンスレベルの表記.

二次性頭痛

脳梗塞，一過性脳虚血発作（TIA）

- 神経学的徴候や意識変容などを伴い，両側性の軽度〜中等度の頭痛を認める.
- 嘔気・嘔吐，光・音過敏は伴わない.
- 急激な頭蓋内圧亢進によりクッシング反射（頭蓋内圧亢進による血圧の上昇，徐脈）をきたすことがある.
- 頭痛は脳梗塞の7.4〜34％，TIAの26〜36％に認め，若年者，片頭痛の既往，脳梗塞巣が大きいもの，後方循環での脳梗塞，皮質梗塞で頻度が高い.

クモ膜下出血（SAH）

- 雷鳴頭痛，今まで経験したことのない突然の激しい頭痛（worst headache of life）を認める.
- 患者の約20％前後で，発症前に少量出血（minor leak）による警告症状（突然発症の頭痛，嘔気・嘔吐，意識消失，せん妄，めまい，動眼神経麻痺，視力障害，頸部痛）を呈する．診察時に神経学的局在徴候を認めなくてもSAHを除外してはいけない.
- 病歴（突然発症，高齢者，妊婦，HIV陽性など）や身体診察からSAHを強く疑う場合は，再破裂を避けるために診察は最低限にとどめ，なるべく愛護的に検査へ移行する.
- 発症6時間以内のCT検査の感度は100％に近いが，発症から時間が経っている場合や（発症1週間後にはCT検査の感度は50％程度），高度貧血がある場合には感度は下がる.
- CT検査で出血が明らかでないケースでも，MRI（FLAIR）検査で高信号領域を認めることがある.
- CT検査で異常所見がなくともSAHを強く疑う場合は，MRI検査またはうっ血乳頭のないことを確認して腰椎穿刺を施行し，初圧，髄液中の赤

血球数，キサントクロミアを評価する．
- SAHを検査前に除外できる条件としてオタワSAHルールが知られている（感度100％，特異度15％）．以下のうち1つでも当てはまる場合，SAHは否定できない．
  ① 40歳以上
  ② 頸部痛または項部硬直
  ③ 確認された意識消失
  ④ 労作時発症
  ⑤ 雷鳴頭痛
  ⑥ 頸部屈曲制限

椎骨動脈解離 / 内頸動脈解離

- 突然発症の片側性（解離動脈と同側）の重症の頭痛（雷鳴頭痛），頸部痛を認める．
- 若年患者にみられることが多く，50歳未満の脳梗塞患者の代表的な原因である．
- 神経症状が頭痛・頸部痛に遅れて出ることもある．
- 欧米では内頸動脈解離が多いが，日本を含めた東アジアでは椎骨動脈解離が多い．

脳静脈血栓症

- 突然もしくは急性発症の持続性頭痛を認める．
- 閉塞部位によりさまざまな症状をきたす（図Ⅱ-3-1）．
- 凝固異常や妊娠，経口避妊薬，脱水などを背景に起こすことが多い．
- 海綿静脈洞血栓症は，鼻，副鼻腔，および口腔内からの感染拡大が関与していることが多く（約70％で黄色ブドウ球菌が起炎菌），抗菌薬投与，外科的ドレナージを必要とする．

可逆性脳血管攣縮症候群（RCVS）

- 交感神経の過活動により脳血管の緊張調節不全が生じ，以下の特徴がある．
  ① 1分以内にピークに達する雷鳴頭痛，または重篤な再発性頭痛をきたす．
  ② 画像上，少なくとも2つの異なる脳動脈（多巣性）に分節性の脳血管攣縮（血管の収縮と拡張を交互に繰り返す数珠状病変）を認める．
  ③ 攣縮が発症後3ヵ月以内に改善し（可逆性），約3割に脳卒中など[22, 23]

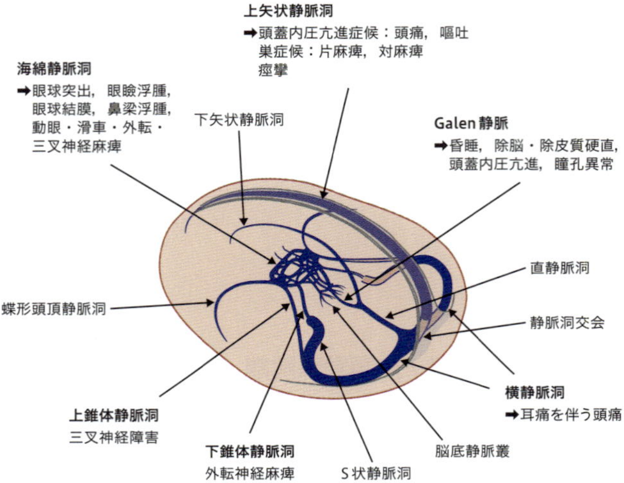

上矢状静脈洞
➡頭蓋内圧亢進症候：頭痛，嘔吐
巣症候：片麻痺，対麻痺
痙攣

海綿静脈洞
➡眼球突出，眼瞼浮腫，
眼球結膜，鼻梁浮腫，
動眼・滑車・外転・
三叉神経麻痺

下矢状静脈洞

Galen 静脈
➡昏睡，除脳・除皮質硬直，
頭蓋内圧亢進，瞳孔異常

蝶形頭頂静脈洞

直静脈洞

静脈洞交会

横静脈洞
➡耳痛を伴う頭痛

上錐体静脈洞
三叉神経障害

下錐体静脈洞
外転神経麻痺

S状静脈洞

脳底静脈叢

図Ⅱ-3-1　脳静脈血栓症の閉塞部位別症状・症候

　何らかの疾患を合併する．
● 頭痛以外の症状としては，嘔気・嘔吐，複視，光過敏などをきたすことが多い．
● 正確な診断がなされていないことが多く有病率は不明であるが，好発年齢は20〜50歳で，片頭痛をもつ女性に多いとされる．

🖊 RCVS素因
① 血管作動性物質：交感神経刺激薬（偽エフェドリン，フェニルプロパノールなど），抗うつ薬（SSRI，SNRI，モノアミン酸化酵素阻害薬），トリプタン，エルゴタミン，嗜好品（ニコチン，アルコール），違法薬物（アンフェタミン，大麻，コカイン，エクスタシー，メタンフェタミンなど）
② 妊娠・分娩（子癇，HELLP症候群）
③ 脳血管障害：頸動脈解離，脳静脈血栓症，脳血管造影，脳血管内治療
④ 頭頸部外傷，頭頸部手術
⑤ その他（血液製剤，免疫抑制薬，髄膜炎など）

🖊 RCVSの誘因
① 運動，② 性行為，③ 入浴，④ 感情的状況，ストレス，⑤ バルサルバ法．

動脈炎（巨細胞性動脈炎，中枢神経原発性血管炎，中枢神経続発性血管炎）

- 動脈炎のなかで最も頭痛に関連する疾患が，巨細胞性動脈炎（側頭動脈炎）である．
- 巨細胞性動脈炎は50歳以上の欧米人，高齢者に多く発症する，大動脈とその分枝の中〜大型動脈に起こる肉芽腫性血管炎とされる．
- 浅側頭動脈に一致し自発痛，および浅側頭動脈の発赤，圧痛，怒張，索状肥厚を認める．
- 頭痛以外に，眼症状（視力障害，一過性黒内障，複視など），顎跛行，リウマチ性多発筋痛症（30〜50%に合併），全身症状（発熱，倦怠感など）などを認める．
- 眼症状により失明の可能性（10〜20%が失明）もあるため，早期診断・治療が重要である．

下垂体卒中

- まれな疾患であるが，典型例では雷鳴頭痛，下垂体機能低下症による急性副腎不全や進行性視力・視野障害を認める．
- 視症状以外に，月経不順や乳汁分泌の有無，不妊治療歴（プロラクチン産生腫瘍）を確認する．

特発性頭蓋内圧亢進（IIH）

- 頭蓋内占拠性病変や脳血管異常を認めない頭蓋内圧の亢進状態である．
- 約90%は妊娠可能年齢の肥満女性であり，その多くが片頭痛の既往をもつため，診断が遅れやすい．
- 頭痛，不可逆的な視力障害，拍動性耳鳴，回転性めまいなどを認める．代謝，中毒，内分泌異常を背景に認めることがある．
- 治療は頭蓋内圧の正常化を目的とし，アセタゾラミドや脳室腹腔シャント，腰椎穿刺の他，患者が肥満の場合はダイエットも指導する．

脳脊髄液減少症

- 座位や立位後に悪化し，仰臥位で改善する姿勢時頭痛が特徴である．
- 頭痛の他に嘔気や頸部痛，耳鳴，複視，光過敏などを認めることもある．
- 原因としては，腰椎穿刺後の髄液漏出が最も多い．

- 腰椎穿刺そのものが髄液漏出の原因となるため，病歴，症状および頭部MRI所見から明らかに本症を疑う場合，腰椎穿刺は不要である．
- 安静臥床や末梢輸液などの保存的療法で50％以上は処置後4日目までに，75％以上は7日目までに症状改善がみられる．
- 症状改善に乏しい場合は，硬膜外腔自家血注入療法（blood patch）を検討する．

薬物乱用頭痛（MOH）

- 中年女性に多く，年間有病率は1～2％であり，慢性連日性頭痛の25～50％が本症とされる．
- 鎮痛薬やアスピリン，トリプタンを1ヵ月に10日以上かつ3ヵ月以上服用を続けると発症リスクとなる．
- 治療は，①原因薬剤の中止，②原因薬剤を使用するに至った疾患と症状のコントロールである．一次性頭痛への鎮痛薬によりMOHをきたす場合は予防薬の投与が必要である．
- 1年以内に約3割が再発する．改善後も原因薬剤の使用頻度を確認することが重要である．

dizziness

4 めまい

概要
- 新しいエビデンスが多く，パラダイムの変換とも言うべき，変化の著しい分野である．
- 同じ疾患でも患者によって訴え方が異なり，同じ患者でも複数の訴え方をしていることが判明した．

分類
- presyncope（前失神），vertigo（回転性めまい），dysequilibrium（平衡障害），その他，という患者の訴え方に基づく伝統的分類は誤診につながるおそれがあり，用いないほうがよい[2]．
- 伝統的分類に代わって，まず一般的な内科疾患（中毒，代謝性，感染症など）を除外し，timing（持続時間）とtrigger（誘因の有無）により，以下の3つの前庭症候群に分類する（表Ⅱ-4-1）．
  - acute vestibular syndrome（AVS）：めまいが持続し，受診時にめまい

表Ⅱ-4-1 急性めまいのtimingとtriggerに基づく"前庭症候群"と鑑別診断

症候群	解説	よくある良性な原因	よくある深刻な原因	重要だがまれな原因
AVS	急性の持続性のめまい．数日持続し，嘔気・嘔吐，眼振，頭を動かすと悪化，歩行不安定を伴う	前庭神経炎迷路炎	後方循環の脳梗塞	多発性硬化症Wernicke脳症薬の副作用，中毒
t-EVS	一時的なめまいで，誘因がある（典型的には頭位の変換や起立）．通常，1分未満の持続	BPPV良性の原因による起立性低血圧	CPPV深刻な内科疾患による起立性低血圧	上半規管裂隙症候群体位性頻脈症候群パニック発作vertebral artery compression syndrome
s-EVS	一時的なめまいで，誘因がない．通常，数分～数時間持続	前庭片頭痛メニエール病	後方循環のTIA	不整脈肺塞栓パニック発作

がある．通常眼振を伴っている．主に前庭神経炎と脳卒中を鑑別する．HINTS（p.59を参照）などの身体所見が重要．

・triggered episodic vestibular syndrome（t-EVS）：短いめまいを反復しており，誘因がある．主に良性発作性頭位めまい症（BPPV）と中枢性発作性頭位めまい症（CPPV），起立性低血圧を鑑別する．BPPVを診断し，治療できればCPPVを除外できる．

・spontaneous episodic vestibular syndrome（s-EVS）：持続時間はさまざまで，誘因がない．主に前庭片頭痛と一過性脳虚血発作（TIA）を鑑別する．診察時に症状がなく，誘発もできないため，病歴が重要．

● 最も重要なことは，脳卒中などの重大な疾患を見逃さないこと．

● 脳卒中の場合，通常めまい以外の神経の症候を伴っているので，神経診察をきちんと行う．

● めまい以外の神経の症候がない場合，HINTS（p.59を参照）などの眼の診察が重要である．

● HINTSの習得には時間が必要であり，はっきりと診断を下せない曖昧な所見に出会った場合は，患者の安全なほうに（末梢性めまいよりも中枢性めまいのほうに）間違えるべきである．

● 症例が多く，ベッドサイドで治療できるBPPVの診断と治療に習熟する．

● 発症48時間以内のAVSの10〜20％はMRIでも偽陰性となりうる．ベッドサイドでの身体診察のほうが感度がよい．

🖋 病態生理

● 正常では，頭を動かさなければ，左右の三半規管，前庭神経，前庭神経核の活動性は等しく，バランスがとれている．

● 右の前庭が急に障害された場合，右の前庭神経，前庭神経核からの刺激がなくなるので，脳は左の前庭神経核からの刺激のみを受け取ることになる．その結果，静止していても，脳は急に頭を左側に向けたと解釈し，回転性めまいと眼球の右への偏倚，その偏倚を補正する働きである左向き眼振を生じる．

● 右前庭が慢性的に障害されると，右前庭神経からの刺激がなくても，右前庭神経核の活動性が部分的に回復し，左右のアンバランスを補正しようとする．

🖋 問 診

▶ timing

● 持続時間

4 めまい

▶ trigger
- 何をしていたときか（寝返り，起き上がり，横になったとき，立ち上がったときなど）

▶ 随伴症状
- 頭痛，嘔気・嘔吐，蝸牛症状（耳鳴，難聴），手足の動かしにくさ，脳幹障害の4D（diplopia複視，dysarthria構音障害，dysphagia嚥下障害，dysesthesia感覚障害），歩行障害．

▶ 脳卒中の危険因子
- 加齢，高血圧，糖尿病，脂質異常症，心房細動，喫煙，飲酒，全身の激しい炎症状態．

▶ 薬 歴
- フェニトイン，ミノサイクリン，アミノグリコシド系抗菌薬，シスプラチンなどが知られているが，ほとんどの薬はめまいを生じうるといわれる．最近処方された薬や過量服薬した薬はないかを尋ねる．

🔎 診 察

- バイタルサイン：特に脈と血圧に注意．t-EVSならSchellong試験を行う．
- 一般的な身体診察：手の冷感，冷汗（あればショックを示唆する），結膜，頸部（血管雑音），胸部（心音の不整の有無，心雑音）皮膚（耳の皮疹）など．
- 神経診察：めまいが主訴となる脳卒中は脳幹，小脳の脳卒中なので，脳神経，麻痺，感覚障害（Wallenberg症候群の診断のため，顔面，四肢の痛覚は必ず行う），手の回内・回外，指鼻試験，膝踵試験を行う．
- 一般的な身体診察 → 一般的な神経診察 → 前庭症候群の診察 → 起立・歩行の順に行ったほうがシンプルかつ見落としは少ないと考える．

■ 前庭症候群の診察と治療

▶ AVS
- HINTS（Head Impulse test，Nystagmus，Test of Skew）を行う．眼振の観察（Nystagmus）→ Test of Skew → Head Impulse Test（HIT）の順に行う．そのほうが患者に侵襲的でなく，眼振のない患者にHITは行わないからである．
  - Nystagmus：自発眼振（まっすぐ前を見ているときの眼振），注視眼振（左右，上下を注視したときの眼振）を観察する．垂直性または回旋性の自発眼振，方向交代性の水平性眼振（右方視で右向き眼振，左方視で左向き眼振）があれば中枢性である．健側向きの一方向性の水平性眼振は末梢性を示唆するが，前下小脳動脈（AICA）の梗塞でもありうる．
  - Test of Skew：患者の前に立ち，検者の鼻を見つめるように指示する．左右の目を交互に手で覆い，覆った手を外した際に目が垂直に移動し

59

た場合は中枢性である．1秒ごとに何回か繰り返す．

- Head Impulse Test（HIT）：眼振がある場合のみ行う．患者の正面に立ち，検者の鼻を見つめるように指示する．頭の両側を持ち，10〜15°頭部を左右どちらかに回旋し，急速に正面に戻す．前庭障害があると，患側に急速に動かした際，眼はいったん行き過ぎた後，戻って検者の鼻を見る（補正サッケード）．前庭障害は通常，前庭神経炎などの末梢性めまいによる．補正サッケードがなく，検者の鼻を見つめ続けられる場合は前庭障害ではないので，中枢性である．補正サッケードありと判定したうちの約10%は偽陽性で，AICA領域の脳卒中であった．AICA領域の脳卒中では，迷路や前庭神経が障害されるため，HITでは末梢性のパターンになり，難聴，歩行障害を伴うことが多い．

▶ t-EVS：BPPV を疑う場合の診察と治療法

- 外側半規管BPPVの診察法と治療法として，Supine roll test と Gufoni法がある．

Supine roll test

- 患者を水平臥位にする．
- 患者の頭のみ右または左に向かせ，眼振を観察する．向地性（地面向き）か背地性（天井向き）の眼振になる．
- 逆方向を向かせ，眼振を観察する．方向が交代するため，両側ともに向地性か背地性になる．向地性は半規管結石，背地性はクプラ結石．眼振が強いほうと弱いほうがあり，半規管結石では眼振の強い側が患側，クプラ結石では眼振が弱い側が患側である．

Gufoni法

- 座位から眼振が弱いほうを下にして側臥位になり，1分間保持する．
- その後向地性の場合は地面側に，背地性の場合は天井側に45〜60°頭位を回旋させ，2分間保持する．
- 頭位をそのまま維持し，座位へ戻る．

- 後半規管BPPVの診察法と治療法として，Dix-Hallpike test と Epley法がある．

Dix-Hallpike test

- 座位で頭位を右に45°回旋し，仰臥位（懸垂位）へ体位変換を行う．
- 数秒の潜時の後，右向きの水平回旋混合性眼振が認められれば，右後半規管に耳石がある．
- めまいの誘発と眼振があれば，治療法であるEpley法を続けて行う．

Epley法

- 20〜30秒そのままの姿勢を維持し，眼振がなくなったら，頭だけ90°左側に回旋させる．20〜30秒維持する．

4 めまい

- ・次いで体全体を90°左側に回転する．顔はベッドを向く．20 ～ 30秒維持する．
- ・座位に戻る．
- ・右のDix-Hallpike testで異常がなければ左も同様に行う．

▶ s-EVS[3~5]

- 主に前庭性片頭痛と後方循環のTIAの鑑別になるため，問診が重要である．
- 片頭痛の既往があり，めまいの経過が数ヵ月～数年と長く，血管リスクのない患者では前庭性片頭痛を疑う．高齢者，血管リスクの高い患者ではTIAを疑う．めまい以外の神経症候があればTIAを疑いやすいが，めまい以外の神経症候を伴わないTIAもある．耳鳴，難聴を伴えばメニエール病を疑うが，AICA領域のTIAでも同様の症状をきたすことがある．
- 前庭性片頭痛，後方循環のTIAとほぼ同じ意味であるprobable transient vascular vertigo / dizzinessの診断基準を表Ⅱ-4-2，表Ⅱ-4-3に示す．

■ **立位，歩行**

- 最終的に立って歩けるかを必ず確認する．歩けないめまいは脳卒中と考える．特に小脳下部の脳卒中では，歩けないことが唯一の身体所見であることがありうる．

🖊 疾患解説[6]

■ **末梢性**

- 末梢の前庭系，すなわち三半規管，球形嚢，卵形嚢，前庭神経の障害である．

▶ BPPV

- 卵形嚢にある耳石が三半規管に入り込むことでめまいが起こる．
- あらゆる年齢で起こりうるが，50 ～ 70歳が多い．
- 原因がわからないことが多いが，若年者では頭部外傷が原因となることがある．
- Epley法の成功率は1回目で70％，2回目で100％近くになる．
- 治療に反応しない場合，非典型的な場合は中枢性を考える．抗めまい薬は処方しない．

▶ 前庭神経炎

- ウイルスが原因と考えられている．
- 30 ～ 50歳に多い．男女差はない．
- 嘔気を伴う強いめまい，動揺視（外界が動揺しているように見える），健側向きの水平性回旋性眼振，患側に倒れやすい歩行の異常を伴う．聴力は障害されない．前庭の代償が起こり，めまいは数日でゆっくり改善する．
- 50％の患者では神経障害の回復に2ヵ月を要する．よく説明して，元気

表Ⅱ-4-2 前庭性片頭痛の診断基準(国際頭痛分類第3版)

A. CとDを満たす発作が5回以上ある
B. 現在または過去に「前兆のない片頭痛」または「前兆のある片頭痛」の確かな病歴がある
C. 5分〜72時間の間で持続する中等度または重度の前庭症状がある
D. 発作の少なくとも50%は以下の3つの片頭痛の特徴のうち少なくとも1つを伴う
　① 頭痛は以下の4つの特徴のうち少なくとも2項目を満たす
　　a)片側性
　　b)拍動性
　　c)中等度または重度
　　d)日常的な動作により頭痛が増悪する
　② 光過敏と音過敏
　③ 視覚性前兆
E. ほかに適切なICHD(国際頭痛分類)-3の診断がない,または他の前庭疾患によらない

(日本頭痛学会・国際頭痛分類委員会:国際頭痛分類第3版. p.195. 医学書院, 2018より転載)

表Ⅱ-4-3 Bárány SocietyによるProbable transient vascular vertigo/dizzinessの診断基準(2022)

Probable transient vascular vertigo/dizzinessと診断するには以下のA〜Cの基準を満たすべきである.
A. 急性の自発性のめまいで,持続時間は24時間以内
B. 少なくとも以下の1つがある
　1. 発作中の中枢神経の巣症状または重度の姿勢の不安定さ
　2. 発作中に新しく発症した頭頸部痛
　3. 血管イベントのリスクが高い,例えばABCD²スコアが4以上あるいは心房細動
　4. 椎骨脳底動脈系の著明な狭窄(>50%)
C. 他の疾患では説明が困難

B. 2. の頭頸部痛は動脈解離や出血を含めた脳卒中を想定している.
ABCD²スコア:年齢60歳以上(1点),血圧140/90mmHg以上(1点),臨床症状:片側の運動麻痺(2点),麻痺を伴わない言語障害(1点),持続時間:60分以上(2点),10〜59分(1点),糖尿病(1点).

(J Vestib Res, 32(3):205-222, 2022より作成)

づける.
● 抗めまい薬は脳の代償を妨害するため,3日以内の処方にとどめるべきである.
● 予後は良好だが,15%の患者でその後BPPVを発症することがある.

▶ メニエール病
● めまいと片側の難聴を生じる.
● どの年齢でも起こりうるが,20〜60歳が多い.やや女性に多い.
● 嘔気・嘔吐,転倒を伴うこともある.

- 内リンパ水腫が原因とされるが，よくわかっていない．
- 治療は生活指導が重要で，塩分，カフェインを減らし，アルコールは1ドリンク（ビール250mL）までにする．

● 中枢性

- 致死的な脳卒中が，良性の末梢性疾患に擬態することがある．脳卒中でも巣症状がないことがある．

▶ 前庭性片頭痛[3]

- 片頭痛のある患者がめまいを繰り返す場合，前庭性片頭痛を示唆する．小児の繰り返すめまいでは最も多いものの1つ．
- 女性は男性の3倍多い．どの年齢でもありうるが，20～50歳に多い．
- 10％は持続時間が数秒程度で，体位変換や視覚刺激時に繰り返し起こる傾向がある．
- 前庭性片頭痛の家族歴は危険因子となる．
- 治療は片頭痛の誘因を特定し，避けるように指導する．ストレスを減らし，適度な睡眠と運動を勧める．
- 抗痙攣薬，β遮断薬，Ca拮抗薬などによる予防を考慮する．
- 片頭痛を止める治療がめまいに効くかどうかは判明していない．

▶ isolated vascular vertigo[9]

- 後方循環系の脳卒中は，めまいや眼振以外に，通常他の神経所見を伴うことが多いが，小脳下部や小さな脳幹梗塞ではその他の神経所見がないことがある．
- 小脳だけの脳梗塞のうち10.4％（25/240）はめまいだけの症状であり，そのほとんど（24/25，96％）は後下小脳動脈（PICA）の内側枝であった．
- 通常，体幹失調が著明で，歩くことができない．
- 一方，めまいのみを症状とする脳幹梗塞はまれである．
- AICAの枝の1つである内耳動脈は蝸牛と迷路を栄養するため，その虚血によりメニエール病に似た症状を起こしうる．血管リスクのある高齢者が難聴とめまいをきたした場合，MRIが陰性でもAICA梗塞を考えるべきである．

chest pain

5 胸　痛

- 胸痛を主訴に一般開業医を受診した患者は，筋骨格系を原因とするものが最も多く33.1%といわれている[1]．
- 致死的な胸痛疾患の患者が8.4%もいたため[1]，まずは致死的な胸痛疾患の除外，除外しきれない場合は早急な搬送や専門医への相談を考慮するほうがよいだろう．

致死的な胸痛疾患

- まずは致死的な胸痛疾患「5 killer chest pain」を意識して，鑑別を進める．
- すなわち，**急性冠症候群（ACS），大動脈解離，肺血栓塞栓症，緊張性気胸，特発性食道破裂**の可能性を考慮する．
  * 心タンポナーデ，急性胆嚢炎，急性膵炎を含めて8 killer chest painとすることもある．これはたとえ主訴が「胸痛」でも病歴を詳しくとると実は痛むのは心窩部であったということもあり，腹腔内疾患の見落としを減らそうという思いから提案されたものである．
- バイタルサイン異常，全身状態不良，突然から急性発症，冷汗，嘔気・嘔吐，強い痛みがある場合は，致死的疾患の事前確率が高い．

診察の流れ

- 前述のような致死的な胸痛疾患を除外しながら，その他の疾患の鑑別ができるような病歴，身体診察を行っていく．
- ACSは非心臓性を疑う病歴で受診することもあり（p.67参照），緊急の対応を要する疾患であるため，すべての急性胸痛患者は受診後10分以内に心電図をとることが望ましい[2]．参考までに，AHAの胸痛ガイドラインのアルゴリズムを図II-5-1[2]に示す．
- 心疾患以外の原因は解剖学的に考えると鑑別疾患をあげやすい（表II-5-1）．
- AHAの胸痛ガイドラインでは，「急性胸痛」の時間的な定義はしていない．「安定した胸痛」も身体的，精神的ストレスで誘発される心筋虚血が原因とし，「安定型虚血性心疾患」とみなして血管リスクに応じた冠動脈の狭窄の評価を勧めている[2]．

5 胸痛

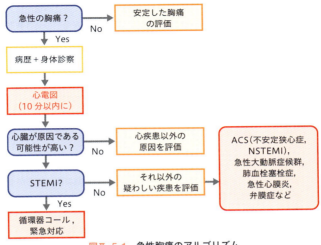

図Ⅱ-5-1 急性胸痛のアルゴリズム

(J Am Coll Cardiol, 78 (22): 2218-2261, 2021より作成)

表Ⅱ-5-1 心疾患以外の鑑別疾患

呼吸器系	肺血栓塞栓症，気胸/血胸，縦隔気腫，肺炎，気管支炎，胸膜炎，悪性腫瘍など
消化器系	胆嚢炎，膵炎，食道裂孔ヘルニア，胃食道逆流症/胃炎/食道炎，消化性潰瘍，食道痙攣，ディスペプシアなど
胸壁	肋軟骨炎，胸壁の外傷や炎症，帯状疱疹，頸椎症性狭心症，乳房疾患，肋骨骨折，肋間神経痛など
心因性	パニック障害，不安障害，うつ病，身体症状症，心気症など
その他	過換気症候群，CO中毒，サルコイドーシス，鉛中毒，椎間板ヘルニア，胸郭出口症候群，薬剤性(5-フルオロウラシルなど)，鎌状赤血球症など

(J Am Coll Cardiol, 78 (22): 2218-2261, 2021より作成)

★memo 「突然発症」と「冷汗」に注意

突然発症は「裂ける，捻れる，詰まる」病態で起こることが多く，致死的な疾患にみられやすい．いつ発症したか言える，発症したときに何をしていたかが明確，数分以内にピークに達した痛み，であれば，突然発症の可能性が高い．
冷汗は体が危機的状態に陥り，カテコラミンリリースが起きたときにもみられるため，注意が必要である．

- 慢性的な胸痛は必ずしも心疾患由来とはいえないため，そこの箇所においては記載がやや不適切と考える．いずれにしても新規発症の急性胸痛でなければ待てる病態である可能性が高いため，労作で増悪するなど心疾患らしければ負荷心電図を行えばよいし，胸壁由来や心因性らしさが高ければ，それらの検索を勧めるとよいだろう．
- 私見ではあるが，図II-5-1の「急性の胸痛」は「反復性ではない，持続時間が24時間以内の胸痛」として考えることが，わが国には合うと考える．
- 持続時間を聞くことが有用である可能性がある．
  ・24時間以上持続する胸痛の場合，急性心筋梗塞は除外できるといわれている[3]．
  ・Zitekら[3]は，1分以下の場合は除外できないとしているが，胸痛の持続が5分未満であった場合，受診後30日間の心筋梗塞発症，死亡がなかったとの報告[4]もある．
- 心電図を評価しST変化がなくても検査前確率が高い場合や，直感（システム1）的に何となく嫌な感じがする場合などは30分あけて再検する，心エコー評価や高感度トロポニンIを含めた採血をする，などを行うことが必要である．
  ＊心電図は過去との比較，経時的な比較が有効とされる．受診後，胸痛が消失した後に再検することで判明することもある．

問 診

- 痛みであるため，痛みの「OPQRST」は必ず聴取する．
- 痛みの性状（表II-5-2）：突然発症であれば致死的疾患を想起する．
- 肩への放散痛は横隔膜周囲の疾患を考える．
  ・右肩：右下葉に及ぶ大葉性肺炎を含む肺疾患，横隔膜下膿瘍，胆嚢炎（肝臓は横隔膜に接しているため炎症が波及しやすい），心筋梗塞．
  ・左肩：左下葉に及ぶ大葉性肺炎を含む肺疾患，横隔膜下膿瘍，心筋梗塞．

表II-5-2　心疾患と非心疾患における症状の違い

	心疾患	非心疾患		
		呼吸器系	胸壁由来	消化管
痛みの性状	絞扼感，押されるような痛み労作で増悪	胸膜性	ピンポイント刺すような圧痛あり再現性あり他動時痛あり	さまざま
随伴症状	嘔気・嘔吐，冷汗	咳嗽		胸焼け，嘔気・嘔吐

・両肩：心筋梗塞.
- 既往歴と喫煙歴：血管リスクとして高血圧, 脂質異常症, 糖尿病, ヒト免疫不全ウイルス(HIV)感染症の確認.
- 若年性の心疾患の家族歴：心血管リスク.

身体所見

- 右外頸静脈怒張：心タンポナーデや緊張性気胸.
  ・右外頸静脈を座位にて鎖骨上窩より高い位置で視認：右房圧が上がる病態.
- 心音, 心雑音：心疾患の想起.
- 呼吸音左右差やラ音：肺炎や気胸など, 呼吸器疾患.
- 自発痛部位に一致した圧痛での増悪：胸壁由来.
- 疼痛部位に一致した皮疹：帯状疱疹.
- 肋骨の上に圧痛：肋骨骨折や骨軟骨炎.
- 肋骨に沿った圧痛：肋骨すべり症候群.
- hooking maneuver (臥位で肋弓下に手をかけ, 肋骨を持ち上げるように頭側外側に負荷をかける) 陽性：肋骨すべり症候群.
- 肋骨の介達痛：肋骨骨折.
- 心窩部圧痛：胆嚢炎など腹部疾患.
  ＊大動脈解離の身体所見については p.68 を参照.

疾患解説

ACS

- 疾患概要, 治療介入については「III-5 冠動脈疾患」の項 (p.182) を参照.
- ACS は診断も除外も難しい. 特徴的な病歴がなく, 心電図も 11％ は正常である. 疑わしければ, 時間をおいて再検する.

■ 痛みの性状

- 刺すような痛み, 胸膜性胸痛, 体位性胸痛, 再現性のある圧痛, ピンポイントで指させる部位の痛みであれば, 可能性が下がる.
- 片側か両側の肩や腕への放散痛や労作で増悪する痛みで可能性が上がる[5].
- 胸膜性胸痛は胸膜や胸壁に及ぶ病態を想起するが, ACS に対する尤度比は 0.35 〜 0.61 ともいわれており, 完全に否定はできない[6].
- 再現性のあるピンポイントの圧痛は, 陰性的中率 90％ 以上で ACS を除外できたとの報告[7] があるが, 胸壁の圧痛は ACS の 3 〜 15％ にみられたとの報告もあり, 上記のような痛みの性状により事前確率は上下する

が完全な除外にならないことに注意[8]．

- 随伴症状では，冷汗が関連するといわれている[9]．

- 70歳以下では典型的な症状があればあるほどACSと相関があるが，70歳以上では相関せず非典型的な症状で受診しやすい[9]．

- ACSで入院した患者の8.4％は胸痛がなかったとの報告もあり，疑わしければ心電図をとる．なお，その患者群の主な症状は，呼吸困難が49.3％，冷汗が26.2％，嘔気・嘔吐が24.3％，前失神と失神が19.1％だった．また無痛性心筋梗塞の1/3に糖尿病があった[10]．

🖊 大動脈解離[12]

- 致死的な急性大動脈症候群の1つで最もコモンな疾患である．大動脈の内膜の一部が裂け，血液が中膜に流れ込むことで内膜が縦に裂けていく病態である．

- 発生率は年間100万人当たり5〜30例と推定されており，50〜70歳の男性に好発する．

- Marfan症候群やEhlers-Danlos症候群，大動脈二尖弁など基礎疾患があると若年発症もありうる．

- 上行大動脈の大動脈解離があると致死的で，発症後早期の死亡率は1〜2％/時といわれている．心タンポナーデ，心筋梗塞，脳卒中，臓器障害などの合併症もあると死亡率は上がる．

- 教科書的には鋭い，刺すような，裂けるような痛みで，胸痛の他，背部痛，腹痛もありうる．発症直後が最大で，ときに放散痛も起こりうる．

- 大動脈解離を疑ったら，四肢血圧の測定，心雑音の聴取（リスクとしての二尖弁評価のための収縮期雑音，解離による大動脈弁閉鎖不全症〔AR〕による拡張期雑音）を確認しよう．

- 巻き込まれる分枝血管により多彩な症状をきたすため，胸痛＋**表Ⅱ-5-3**にあげた症状がみられた場合や，表内の症状で原因が説明不能な場合は疑うとよい．

 ＊発症時，裂けているときには痛みがあるが，受診時には痛みがないことがある

⭐ memo 心筋梗塞の性差

心筋梗塞の性差については議論が分かれるところである．典型的症状は男性よりも女性に多くみられ，3つ以上の典型的な症状の存在は男性よりも陽性尤度比が高かった（典型的な症状とは痛みの性状，放散痛，随伴症状を含む）．なお，女性のほうが，動悸や嘔気を伴うことが多かった．放散痛も左腕，背中，首や顎への放散が多かった[11]．

ため,「今は痛くないです」という患者の発言には注意が必要である.「裂ける,捻れる,詰まる」病態のときは突然発症のことが多いため,突然発症の痛みか否かが鑑別の鍵となる.

- 診断のゴールドスタンダードは造影CT検査であるが,すべての施設,患者において施行可能なわけではないため,それ以外のモダリティ,ツールで検査前確率を評価していく必要性が高い.胸部単純X線写真によって,検査前確率を上げることができる(表Ⅱ-5-4).また,近年,point of care ultrasound(POCUS)として注目されている経胸壁心エコーも有効といわれている.二尖弁の評価や合併症としてのAR,心嚢液の評価や胸部〜腹部大動脈の描出が可能である.頸切痕(胸骨柄の頭側縁)からのアプローチで大動脈弓の描出もできる.大動脈解離検出リスクスコア(ADD-RS,表Ⅱ-5-5)とDダイマーが除外に有用な可能性がある.
- あるシステマティックレビューではADD-RS 0点かADD-RS 1点以下かつDダイマー500 ng/mL未満であれば,大動脈解離を除外できると報

表Ⅱ-5-3 大動脈解離を示唆する症状と所見

・四肢間の血圧左右差 (>20 mmHg) ・呼吸困難 ・ホルネル症候群 ・乏尿や肉眼的血尿 ・ショックバイタル ・上大静脈症候群	・腸管虚血や消化管出血 ・喀血 ・心筋虚血や心筋梗塞 ・対麻痺 ・息切れ ・失神	・嚥下障害 ・嗄声 ・ARの新規雑音 ・下肢の虚血 ・脳卒中の症状

(Circulation, 123:2213-2218, 2011 より作成)

表Ⅱ-5-4 有用な胸部X線所見

・縦隔の拡大 ・大動脈陰影の二重化	・大動脈弓(左第1弓)の構造変化 ・気管の右側偏位	・カルシウムサイン* ・経鼻胃管の右側偏位

＊:内膜石灰化が大動脈壁より5 mm以上離れて描出.

表Ⅱ-5-5 ADD-RSスコア

ハイリスクな患者の背景	ハイリスクな疼痛	ハイリスクな身体所見
・Marfan症候群やその他の結合組織疾患 ・大動脈疾患の家族歴 ・大動脈弁膜症の既往歴 ・最近の大動脈手術や処置 ・胸部大動脈瘤の既往歴	・以下の特徴をもつ胸痛,背部痛,腹痛 ・**突然発症** ・**強烈な痛み** ・**裂かれるような痛み**	・脈拍欠損や収縮期血圧の左右差 ・痛みが伴う神経巣症状 ・新規のAR雑音か痛みを伴うAR雑音 ・低血圧やショック

＊上記3つのカテゴリーの中で1つでもあてはまるものがあれば1点とし,0点〜3点で評価する.

(Circulation, 123:2213-2218, 2011 より作成)

告している[13]．これらを満たさない場合，造影CTを考慮する．

- 診断したら，ICU管理，専門的な加療ができる医療機関への搬送を速やかに行うが，疼痛管理やBPs 120mmHg未満，HR 60〜80bpmで管理することが望ましい．禁忌がなければβ遮断薬か血管拡張薬の経静脈投与を開始する（ACC／AHAのガイドラインではβ遮断薬を第1選択に勧めているが，日本では適応外使用になるため，Ca拮抗薬のニカルジピンを使うことが一般的）．
  - 例：ニカルジピン 2 mg静注後，2〜10 μg／kg／分で点滴静注．疼痛による交感神経亢進で血圧上昇することを防ぐため，鎮痛を躊躇わない．
  - 例：フェンタニル 25〜50 μgを静注後，0.5〜5 μg／kg／時．
  * NSAIDs静注は，血圧上昇や腎機能障害のリスクを考慮し，推奨されない．

肺血栓塞栓症

- 「Ⅲ-6 深部静脈血栓症／肺塞栓症」の項（p.188）を参照のこと．
- 緊張性気胸，特発性食道破裂については成書を参照のこと．

頻度の多い筋骨格系疾患

- 前述の通り一般開業医を受診する胸痛患者の1/3は筋骨格系由来であるため，胸壁の筋骨格痛の「胸壁症候群」の一部を紹介する[14]．
- 局在のある胸痛で，75％は中等度の強さの訴えがあった．71％の患者で体位や動作，臥位時に，胸膜性に増悪を訴えた．持続時間は，数秒〜数日持続する（50％）ものや数時間の持続が数週間にわたり起こる（35％），など多岐にわたる．70％に自発痛部位に一致した圧痛を認めた．
- 肋軟骨炎や胸骨（圧迫）症候群（sternalis syndrome），下位肋骨痛症候群，precordial catch症候群，肋骨すべり症候群などさまざまな疾患がある．

▶ precordial catch症候群[15]

- 数秒〜数分程度の限局性の刺すような前胸部の痛み．突然発症が多く，深吸気や体位変換で増悪することもある．安静時の発症が多い．肋間筋の攣縮が原因ではないかといわれている．小児〜若年に多い疾患で性差はない．検査異常は特になく，自然に寛解する良性疾患である．

▶ 肋骨すべり症候群（slipping rib pain症候群）

- 肋骨のずれにより肋間神経を圧迫して疼痛が出てくる疾患．肋骨縁に沿った圧痛がみられ，hooking maneuverによりクリック音や疼痛の誘発が得られる．原因は明らかにされておらず，中年女性に多い疾患である．対症療法で数ヵ月以内に改善する．

🖊 頸椎症性狭心症（cervical angina）[16]

- 狭心症に似た痛みであるが，精査しても冠動脈疾患などなく原因不明となりやすい疾患．
- 頸椎症に伴い，狭心症様の胸痛や放散痛がみられる．
- 持続時間は5分未満が多く，労作時ではなく安静時，特に仰臥位で発症しやすい．
- 上肢の疼痛や痺れなど，頸椎神経根症状がみられることもある．
- 頸部の動作で増悪し，ジャクソンテストやスパークリングテストなど，頸椎症の診察手技で疼痛の誘発が起こる．
- 原因不明の狭心痛をみたら，MRIなどで椎間孔の狭小化や骨棘形成など評価するとよいだろう．

dyspnea

6 呼吸困難

問　診

- 胸部圧迫感：気管支喘息，急性冠症候群，肺塞栓症．
- 安静時の窒息するような息苦しさ：心不全．
- 深呼吸ができない：慢性閉塞性肺疾患（COPD），肺線維症．
- 季節により，または夜間から早朝に悪化する呼吸困難：気管支喘息．
- 冬になると悪化する：COPD．
- 起坐呼吸：心不全．
- platypnea-orthodeoxia（臥位になると息苦しい）：右左シャントの存在 → 卵円孔開存，肝肺症候群．
- 側臥位での呼吸困難（trepopnea）：非代償性心不全，横隔膜麻痺，重症三尖弁閉鎖不全．
- 夜間発作性呼吸困難（臥位になり2〜3時間すると息苦しくなって目が覚める）：心不全，気管支喘息，逆流性食道炎．
- 靴ひもを結ぶなどの前傾姿勢で呼吸困難がひどくなる（bendopnea）：心不全．
- 痰の多い咳：COPD，肺炎．
- 痰が出ない咳：間質性肺炎，咳喘息．
- 夜間咳嗽：逆流性食道炎，気管支喘息．
- 胸膜刺激痛（深呼吸をすると胸部に痛みを感じる）：肺梗塞，肺炎，気胸．

検　査

- 酸素飽和度，ヘモグロビン，心電図，胸部X線検査．
- BNP，NT-proBNP：心不全の除外に有用 → ＜100 pg/mLなら心不全は否定的，＞400 pg/mLなら心不全の可能性が高い[1]．
- 肺塞栓症のリスクが低いか中程度であり，なおかつDダイマー低値なら可能性は下がる．
- 心エコーは，心臓由来が疑われる呼吸困難の評価のために有用である．
- 肺エコーは，胸水，間質性症候群（例：肺水腫，急性呼吸窮迫症候群〔ARDS〕），肺胞コンソリデーションや気胸を迅速に検出する正確な方法である．

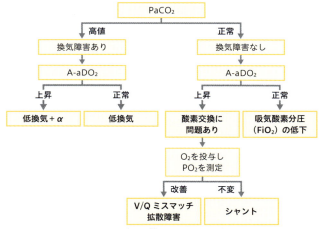

図Ⅱ-6-1 呼吸困難の原因へのアプローチ

(Huppert's Notes. p.54, 2021 より作成)

低酸素の病態生理

① 肺換気血流（V/Q）ミスマッチ（最多）
- 肺炎, COPD, 気管支喘息, 心不全, 無気肺など多数.
- $PaCO_2$ は正常, $A\text{-}aDO_2$ ↑, 酸素投与で PaO_2 ↑.

② シャント
- 肺でのシャント：肺水腫, ARDS, びまん性肺胞出血, 無気肺, 動静脈奇形, 肝肺症候群.
- 心臓でのシャント：卵円孔開存症, Eisenmenger 症候群, 先天性心疾患.
- $PaCO_2$ は正常, $A\text{-}aDO_2$ ↑, 酸素投与で PaO_2 上昇なし.

③ 拡散障害
- 間質性肺炎, 肺気腫, ニューモシスチス肺炎.
- $PaCO_2$ は正常, $A\text{-}aDO_2$ ↑, 酸素投与で PaO_2 ↑.
- DLCO（一酸化炭素の拡散能）↓.

④ 低換気
- 延髄呼吸中枢の抑制（脳幹障害, 麻薬, 重症甲状腺機能低下）, 呼吸筋麻痺（重症筋無力症, Guillain-Barré 症候群）, 気道閉塞（気管支喘息, COPD）.
- $PaCO_2$ ↑, $A\text{-}aDO_2$ は正常.

⑤ 吸気酸素分圧（FiO_2）の低下
- 高地（標高が 500 m 上昇するごとに PaO_2 は約 10 mmHg 下がる）, 酸素投

与量の低下（酸素は正しく接続されているか？）.
- $PaCO_2$ と $A\text{-}aDO_2$ は正常.

▶ **alveolar-arterial oxygen difference（A-aDO₂）**
- 肺胞と動脈血の酸素分圧の差.
- 肺胞の酸素分圧（PAO_2）の求め方
  - $PAO_2 = （大気圧 - 水蒸気圧）FiO_2 - PaCO_2 / 呼吸商$
  - 大気圧 = 760 mmHg
  - 水蒸気圧 = 47 mmHg
  - 呼吸商 = 0.8（炭水化物 1.0, 蛋白 0.8, 脂肪 0.7）
  - 室内気の $FiO_2 = 0.21$, $1/0.8 = 1.25$ であるから
    $PAO_2 = 150 - 1.25 × PaCO_2$
  - したがって**室内気での $A\text{-}aDO_2 = PAO_2 - PaO_2$**
    $$= 150 - 1.25\,PaCO_2 - PaO_2$$

  正常値：＜年齢 ÷ 4 ＋ 4

abdominal pain

7 腹　痛

概　要

- 腹痛は救急外来を受診する患者の最も多い主訴の1つである．
- 腹痛の原因として，腹腔内の多数の臓器，腹壁，腹部以外の臓器の疾患や全身疾患がある（表Ⅱ-7-1）．鑑別診断が広範であり，見逃すと危険な疾患も含まれるため，診断が難しい．
- いきなり何かを確定診断しようとするのではなく，問診と身体診察により鑑別診断を絞り，緊急的な処置や手術を要する疾患を見逃さないことが重要である．
- まず緊急を要する心臓大血管疾患（急性心筋梗塞，腹部大動脈瘤破裂）と産婦人科疾患（異所性妊娠破裂，卵巣腫瘍茎捻転）を鑑別する．次いで外科的疾患（急性腹症）を鑑別する（表Ⅱ-7-2）．窪田忠夫先生による部位別の鑑別診断が覚えやすい（表Ⅱ-7-3）．

表Ⅱ-7-1　腹部以外，全身的な腹痛の原因

胸　部	感染症
急性冠症候群 肺炎 肺塞栓 うっ血性心不全 心膜炎／心筋炎	精巣上体炎 前立腺炎 溶連菌性咽頭炎 小児の感染症
代謝／内分泌	毒／環境
糖尿病性ケトアシドーシス，アルコール性ケトアシドーシス 尿毒症 甲状腺機能亢進症 副腎不全 低Ca血症／高Ca血症	キノコ中毒 食物アレルギー
	神経性
	帯状疱疹
	その他
	精巣捻転 緑内障 熱中症

出典文献の表から急を要さないもの，まれなものは削除し，およそ1/4の分量にした．小児では急性腹痛をきたした1,100人以上の患者のうち，59％が腹部以外の問題であったという．

(Emerg Med Clin North Am, 29 (2)：195-210, vii, 2011より作成)

表Ⅱ-7-2　急性腹症の鑑別診断（年齢別）

50歳以下	急性虫垂炎，異所性妊娠破裂
50歳以上	胆石疾患，急性虫垂炎，腸閉塞

表Ⅱ-7-3　急性腹症の鑑別診断（部位別）

上腹部痛	上部消化管穿孔，胆石疾患，急性膵炎，急性虫垂炎
下腹部痛	下部消化管穿孔，急性虫垂炎
全般痛	腸管虚血，腸閉塞

発症の速い順に記載.

（窪田忠夫：ブラッシュアップ急性腹症.第2版.中外医学社,2018より作成）

- 突然発症の腹痛では，上腸間膜動脈塞栓，腹部大動脈瘤破裂，異所性妊娠破裂，消化管穿孔などの「詰まる，破れる，ねじれる，裂ける」疾患を想起する.
- 持続性の腹痛では「血管系，胆石，膵炎，腹膜炎」などの危険な疾患を想起する.
- 痛みが激しい場合はアセトアミノフェン（アセリオ®）などの鎮痛薬を投与しながら診察する.
- 通常，最も圧痛が強い場所に痛みの原因がある.
- 痛みの原因がわからない場合は直腸診を行う.
- 50歳以上，糖尿病，免疫不全の患者では，がんや膿瘍などの深刻な疾患が隠れていることがあり，血液検査やエコー，CTなどの画像検査を行うほうが無難である.
- 症状が非典型的になりやすい患者：ステロイド内服中，神経の障害，妊婦，子ども，高齢者，糖尿病，統合失調症（「すしにこと（寿司に琴）」と覚える）.
- 診断がつかない場合は，経過観察や他の医師に相談することが重要.

🖋 問　診

▶痛みのOPQRST

- 痛みのOPQRST（表Ⅱ-7-4）に沿って問診する.

  O：sudden, acute, graduallyの3つに分ける.

  ・突然発症（sudden onset）：ある瞬間に始まったもの.
  ・急性発症（acute onset）：おかしいと感じてから最強痛になるまで十数分を要したもの.
  ・緩徐発症（gradually onset）：数時間以上をかけて痛くなったもの.

7 腹痛

*突然発症では，血管系(腹部大動脈瘤破裂，上腸間膜動脈塞栓)や消化管の破裂などを考える．何をしていたときに腹痛を自覚したか答えられる場合は，突然発症が示唆される．

P：体動や咳で増悪する場合は腹膜炎，呼吸で増悪する場合は胸膜炎や胆嚢炎，食事で増悪する場合は胃潰瘍や胆石疾患を考える．

Q：痛みの質と量．どんな痛みか(刺すような，チクチクする，鈍いなど)，人生最大の痛みを10点満点として何点か．高齢者では重症疾患でも痛みの訴えが少ないことがある．

R：痛みの部位と放散．

- 痛みは臍部と臍を中心に4区画に分ける．これらを組み合わせることにより，10通りの痛みに対応できる(図Ⅱ-7-1)．最初に痛かった部位と現在痛い部位を聞く．虫垂炎では中心性から右下腹部に移動する．
- 放散：十二指腸潰瘍穿孔で右肩，胆石疾患では右肩甲骨下角の下，尿管結石では腰部に放散する．

S：嘔気・嘔吐，下痢，便秘，腹部膨満，発熱などの症状の有無を聞く．腹痛に限らず，慢性的な症状の場合は，発熱，寝汗，体重減少の有無を聞き，1つでも該当すれば深刻な病気を疑って精査したほうがよい．嘔気と腹痛のどちらが先かは重要である．腹痛→嘔気の場合は，虫垂炎などの外科的な疾患を示唆する(例外は食道破裂で，嘔気，嘔吐→腹痛あるいは胸痛の順になる)．嘔気→腹痛→下痢の順番なら急性腸炎の可能性を高める．嘔気・嘔吐は消化器疾患だけではなく，心筋梗塞，尿

表Ⅱ-7-4 痛みのOPQRST

O	Onset / Occasion	発症 / 何をしていたときに
P	Palliative / Provocative	増悪・寛解因子
Q	Quality / Quantity	痛みの質と量
R	Region / Radiation	痛みの部位 / 放散
S	Symptom associated	随伴症状
T	Time course	時間経過

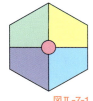

右上腹部，左上腹部
右下腹部，左下腹部

右半分，上半分
左半分，下半分

中心性
全般性

図Ⅱ-7-1 腹痛の部位

管結石,卵巣捻転などでも生じる.
T:痛みの持続時間,頻度とその経過,同じような痛みが前にもあったのかを聞く.腹痛は時間経過により,通常以下の3つに分類できる.
・持続痛:痛みが常にあり,同じ強さである.
・間欠痛:痛みが数分以上完全になくなることがある.
・疝痛:痛みの強さが変わり,リズムのあるパターンとなる.

★ memo

間欠痛や疝痛(キリキリした周期的な激痛)は内臓痛であることを意味する.内臓痛は消化管や尿管が拡張したり,強く収縮したときの痛みで,腹部の真ん中に感じる.内臓痛の起こる部位と臓器とは発生学的に関連がある.
・心窩部:胃〜十二指腸,肝臓,胆道,膵臓.
・臍部:小腸〜大腸の近位1/3.
・恥骨上:大腸の遠位2/3,泌尿生殖器.

一方,持続痛は体性痛であることを意味する.体性痛は壁側腹膜に炎症が波及したときの痛みで,持続性,腹膜をゆすったときの振動で痛みが出る.持続痛では「血管系,胆石,膵炎,腹膜炎」を想起する(大船中央病院 須藤 博先生).

表Ⅱ-7-5に内臓痛と体性痛の違いをまとめた.

表Ⅱ-7-5 内臓痛と体性痛の違い

	部 位	持続性	局 在	振動で増悪
内臓痛 (管の痛み)	消化管,尿管,卵管	間欠的 (波がある)	−	−
体性痛 (膜の痛み)	腹膜,胸膜	持続的 (波がない)	＋	＋

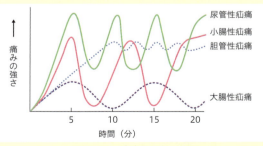

図Ⅱ-7-2 疝痛のパターン

(Silen W, et al.:Cope's early diagnosis of the acute abdomen. 22nd edition. p.147.
Oxford University Press, 2010 より作成)

図Ⅱ-7-2は疝痛のパターンである．腸閉塞の部位がより口側であると疝痛発作はより強く，頻回になる．空腸では約5分ごと，回腸では10分ごと，大腸では15分ごとになる．胆管の場合，実際は疝痛ではなく，図にあるように持続痛になる．胆管では平滑筋が薄いため，疝痛を起こすほど強く収縮できないからだといわれている．

一般に持続痛は危険な疾患が多いが，非特異的腹痛でも訴えることがある（図Ⅱ-7-3）．小腸閉塞ではほとんどが疝痛である．小腸閉塞の患者が疝痛から持続痛になった場合，絞扼性腸閉塞を示唆する．

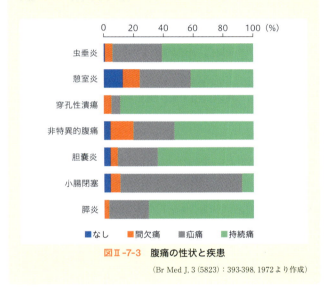

図Ⅱ-7-3 腹痛の性状と疾患

(Br Med J, 3 (5823)：393-398, 1972より作成)

▶ **既往歴**
- 手術歴，他の疾患についても聴取する．手術歴は癒着性腸閉塞のリスクになる．心房細動は腸管虚血のリスクになる．糖尿病，免疫不全，感覚神経の障害では症状が現れにくいので注意する．

▶ **薬 歴**
- ステロイドなどの免疫抑制薬内服中では症状が現れにくい．また長期内服中のステロイドの中止で副腎不全となり，腹痛を生じることがある．

▶ **アレルギー歴**
- アナフィラキシーにより，腹痛，下痢などの消化器症状をきたすことがある．

▶生活歴
- アルコール多飲者では膵炎，肝硬変，肝臓がんなど，喫煙者では腹部大動脈瘤，心筋梗塞などの血管リスクやがんのリスクが増す.

▶家族歴
- がん家系の場合はがんを考慮する. 同居家族やキーパーソンを確認する.

▶曝露歴
- 感染症を疑えば，sick contact や生肉・生魚などの摂食歴が重要.

▶月経，性交渉歴，妊娠・出産歴
- 病気を診断するために重要な質問であることを断ってから聞く. 月経の問診は，周期，次いで最終月経とその前の月経はいつか，最終月経後に性交渉はあったかを聞く. 月経が遅れているとして，今までで最も遅く来た月経と比較する. 最終月経後に性交渉がなければ妊娠はないと考えられるが，念のため尿妊娠反応を行ったほうが無難である. 月経周期と痛みの発症日との関連は重要である(表Ⅱ-7-6).

🖋 身体所見

■ general appearance
- 表情や体位を観察する. 尿管結石では痛みのためのたうち回ることがある. 腹膜炎では少しの振動で痛みが増すので，じっとしていることが多い.

■ バイタルサイン
- 脈拍数が収縮期血圧より高い場合は，ショックを考える.

■ 部位別の所見

▶手
- 手の冷感，冷汗はショックと考える.

▶結　膜
- 貧血，黄疸の有無.

▶頸　部
- 頸静脈怒張の有無. 右心不全により肝腫大が起こり，腹痛をきたすことがある.

▶胸　部
- 心音，呼吸音，心雑音，ラ音の有無. 肺炎でも腹痛をきたすことがある.

表Ⅱ-7-6　月経周期と腹痛の原因疾患

骨盤腹膜炎	月経周期の前半に多い. 性交渉歴，帯下がある. Fitz-Hugh-Curtis症候群では肝周囲炎をきたし，右季肋部痛があることがある
卵巣出血	排卵時の出血であり，月経周期の中頃に痛くなる
黄体出血	月経周期の後半の痛みで，性交渉と関連がある. 右卵巣が多い

横隔膜に近い部位が多いが，小児では肺炎の部位によらず腹痛を訴えることがある．

▶ 腹　部

● できれば乳頭から膝まで（nipples to knees）露出して，診察する．鼠径部はタオルで覆う．膝は立ててもらう．腹部膨満があるかは目の高さを腹部と同じくし，横から見て判断する．手術痕や皮疹，皮下出血，膨隆（ヘルニア）はないかを確認する．

▶ 聴　診

● 腸閉塞やイレウス以外ではあまり有用ではない．むしろ腸蠕動音が聴こえるからといって絞扼性腸閉塞を否定してしまうなど，ミスリードされないように注意する．

▶ 打　診

● 軽く打診することにより腹膜が揺れるので，腹膜炎では痛みを訴える．腹部膨満の鑑別（ガスか液体か）に有用．腹水では濁音界が体位により移動する（shifting dullness）．

▶ 触　診

● 最も重要．軽く，優しく触診し，最も痛い部位は最後に触診する．通常最も圧痛が強い場所に痛みの原因がある．圧痛の有無，最強圧痛点の部位を記載する．腹膜刺激徴候の有無をみる．板のように硬い場合（板状硬）は筋強直（rigidity，筋肉の不随意的な収縮），触診したときにビクッと収縮する場合は筋性防御（guarding，随意的な収縮）である．筋性防御は冷たい手で触ったり，恐怖心があると出てしまうので，適切に診察した場合のみ意味がある．反跳痛（rebound tenderness）はあまり行われなくなったが，行う場合は以下の要領で行う．

① 手をフラットにして腹膜を下げる．患者は痛みを訴える．

② 30 ～ 60秒そのようにすると痛みは減弱する．予告なく皮膚の直上の高さまで手を上げる（決してピアニストのように高く上げない）．

③ 患者が顔をしかめれば陽性．

　他に踵落とし試験（立位で踵を上げ，床に落とす），咳嗽試験で腹痛が生じれば腹膜炎を示唆する．胆嚢炎を疑った場合，Murphy徴候（右季肋部を圧迫したまま深吸気してもらい，痛みのため吸気できなくなれば陽性）の有無をみる．また胆道疾患では，右肋骨下部の叩打痛がある．左右差をみるのが重要である．

▶ Carnett徴候

● 腹部の圧痛があったら，両腕を胸でクロスしてもらい，腹部を押す手はそのまま動かさないようにして頭を少し上げてもらう．痛みが変わらないか増せばCarnett徴候陽性で，腹壁に痛みの原因がある．前皮神経絞

扼症候群（ACNES）では限局した圧痛，Carnett 徴候陽性に加え，皮膚をつまむと痛みがある（pinch test 陽性）．がん，膿瘍などにより同様の所見を呈することがあり注意する．

▶ 直腸診

● 原因不明の腹痛，特に下腹部痛では直腸診を行う．腫瘤，圧痛，女性では子宮頸部可動痛（直腸越しに子宮頸部を動かして痛みが出るかをみる）の有無，便の色をみる．骨盤虫垂炎では9時方向に圧痛がある．好中球減少症では禁忌とされているが，そのエビデンスレベルは高くなく，肛門直腸の感染症の死亡率も高いことから，原因不明の敗血症では考慮すべきだという意見もある[3]．

▶ 鼠径部

● 鼠径ヘルニア，大腿ヘルニアの有無をみる．立位で怒責するとわかりやすくなる．閉鎖孔ヘルニアは触診できないが，大腿の内旋により大腿内側の疼痛を生じる Howship-Romberg 徴候（足の裏についたガムを見るポーズ）を患者の30 〜 60%に認める．

▶ 精　巣

● 精巣の腫脹，圧痛がないかをみる．精巣挙筋反射は大腿内側をこすり上げ，精巣の挙上があれば正常．精巣捻転で消失する．

🖋 鑑別診断

● 年齢，腹痛の部位，発症様式，時間経過より，鑑別する．

■ 上腹部痛

● 上部消化管穿孔，胆石疾患，急性膵炎，急性虫垂炎を鑑別する．発症は上部消化管穿孔が突然，胆石疾患および急性膵炎が急性で，急性虫垂炎は緩徐発症となる．身体所見上，上部消化管穿孔ならば上腹部を中心に広範に腹膜刺激徴候を認める．右上腹部の圧痛，Murphy 徴候があれば胆石疾患を疑い，エコーを行う．胆石炎では自発痛，圧痛がはっきりしないことが多いが，肝叩打痛が陽性になることが多い．膵炎も考慮しアミラーゼ，リパーゼを含めた血液検査を行う．虫垂炎の初期では臍周囲痛のみのことがあり，嘔気・嘔吐，食欲不振，右下腹部の圧痛など症状や身体所見の進行がないかをみる．発症から痛みの移動までは平均17時間，穿孔までは平均34時間といわれている．膵炎，虫垂炎を疑う際は，造影CTを考慮する．血管リスクのある上腹部痛では心筋梗塞を疑って，心電図を行う．

■ 下腹部痛

● 下部消化管穿孔，虫垂炎，女性ではさらに異所性妊娠破裂，卵巣嚢腫茎捻転を鑑別する．下部消化管穿孔は突然発症であり，腹膜刺激徴候を伴

7 腹痛

う．高齢者のS状結腸穿孔が多い．虫垂炎は右下腹部の圧痛と腹膜刺激徴候を伴うことが多い．最初は臍周囲（または心窩部）の自発痛があったか，次いで嘔気・嘔吐，食欲不振が生じたかを確認する．この順番は大変重要である．異所性妊娠破裂では，突然発症，ショックを呈し，尿hCG陽性，エコーで腹水を認める．卵巣腫瘍茎捻転では通常，突然発症で，痛みが強い．エコーで腫瘍を認める．

■ 全般痛

● 腹部大動脈瘤破裂，腸管虚血，腸閉塞を鑑別する．腹部大動脈瘤破裂は突然発症，ショックを呈し，エコーが有用である．腸管虚血も突然発症だが，早期では腹部の身体所見が出にくい．腸閉塞は腹部膨満，嘔気・嘔吐を認める．

■ 診断できない場合

● 点滴しながら経過観察を行う．その間，病歴と身体所見をとり直す．できれば，外科医など他の医師にも診察をお願いする．他の医師に診察をお願いすることは決して恥ずかしいことではない．

Column

腹痛のみかた

- -

　近年，神経解剖生理学に基づいた腹痛の考え方が広まりつつある．紙面の都合から概要だけ紹介する．詳細は文献[1,2]を参照いただきたい．

❤ 痛みの分類

　従来から以下の考え方が知られている．
- 内臓痛：間欠痛として表現される臓側腹膜に由来する痛みで，蠕動に伴い起こる．いわゆる蠕動痛．痛みの神経伝達はC線維を経て脊髄に達する．
- 関連痛：内臓の痛みをデルマトームに沿った皮膚に痛みとして感じる．
- 体性痛：持続痛として表現される壁側腹膜に由来する痛み．痛みの神経伝達はAδ線維を経て脊髄に達する．

　ここからさらに踏み込む．
　前述したように，痛みの分類は3つあるが，われわれが感じる痛み，表現される痛みは間欠痛と持続痛のみである．この齟齬は何か．
　いくつか仮説があり，

① 内臓痛と関連痛が複合痛として感じる説（過去のスタディで，脊髄後角までの末梢神経の本数より後角から上行する脊髄路の神経線維の本数のほうが少ないことがわかっている）．

② 内臓痛と関連痛が同時に起こるが，関連痛しか自覚できない説（内臓痛は自律神経と同じC線維由来であるため，漠然とした局在のない弱い症状〔押されるような感覚，違和感程度〕であるが，関連痛は比較的局在があり，痛みとして表現される）．

　これらから，関連痛（＝内臓痛）が間欠痛，体性痛が持続痛として説明される．

❤ 関連痛の位置

　では，関連痛はどのように起こるか．デルマトームに沿った痛みということは神経支配を考える必要がある（心筋梗塞や下葉の大葉性肺炎，胆嚢炎など横隔膜に及ぶほどの炎症細胞浸潤がある場合，横隔神経を介して肩に放散痛がある，など）．

　腸管の神経支配はどうなっているか？　基本的に動脈と神経は並走する．腸管も同様であり腹腔動脈が栄養する胃，十二指腸を支配する神

経は動脈と並走し，腹腔動脈の起始部にある腹腔神経節に乗り換えてから脊髄に入る．

上腸間膜動脈，下腸間膜動脈が栄養する腸管も同様で，それぞれ上腸間膜神経節，下腸間膜神経節まで上行してから脊髄に入る．

それぞれ，腹腔神経節の高さがT7，上腸間膜神経節の高さがT10，下腸間膜神経節の高さがL1である（図1）．

以上から，間欠痛は該当部位のデルマトームに沿った箇所にみられると考えられる．

すなわち腹腔動脈支配の腸管の間欠痛は心窩部に，上腸間膜動脈支配の腸管の間欠痛は臍周囲に，下腸間膜動脈支配の腸管の間欠痛は下腹部正中に起こる（図2）（実際には神経解剖学的な事情で，上腸間膜動脈支配の腸管の間欠痛は心窩部～臍周囲に起こる．詳細は文献1)を参照のこと）．

ここで，「デルマトームに沿う痛み」というと帯状疱疹のように帯状にくるイメージがあると思うが，腸管の関連痛は正中に出ることが基本である．それは腸管が胎児期に神経管から左右2重支配をされていたことに由来する．すなわち，両側の神経が交差する正中に関連痛が出る．このことは1931年のバルーンを使った痛みのスタディでも証明されている[2]．

なお，内臓痛がデルマトームに沿って痛みとして表現されることを放散痛と呼ぶが，腹部だけ「関連痛」とするのは，腸管が両側支配のため

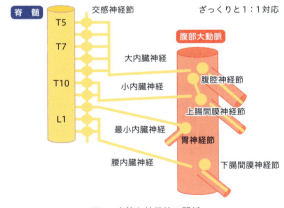

図1　血管と神経節の関係

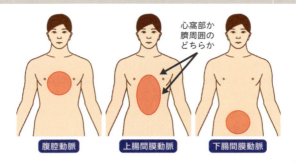

図2　腹腔内の動脈と関連痛が生じる部位

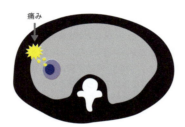

図3　体性痛の生じ方

放散しないからである.

体性痛の位置

関連痛に対して，体性痛は壁側腹膜由来の痛みであり，例えば腸管の炎症などが壁側腹膜にまで及ぶことで生ずる(図3)．この考え方であれば体性痛がある部位の直下に責任病変があることがわかる．

虫垂炎がわかりやすい例である．虫垂炎は病初期には心窩部や臍周囲の間欠痛に始まり，嘔気・嘔吐，食欲不振を経て，右下腹部の圧痛になり，右下腹部の持続痛と進み，最後に発熱，白血球上昇の経過をたどる．虫垂も上腸間膜動脈支配であることを考えると納得しやすい．

紙面の都合で紹介はこの程度であるが，文献1)には，さらに詳細な病態生理，臨床推論の考え方が解説されている(痛みの閾値や圧痛，筋性防御の考え方，実質臓器や泌尿生殖器系の痛みなど).

一部，著者の仮説も含まれるため使用上の注意はあるが，ぜひ一読をおすすめしたい書籍である．国立国会図書館でしか原著を読めないような1954年発行の「腹痛の生理」の文献や1900年頃の古い解剖学の文献をも引用しており，莫大な量のエビデンスに裏づけられた情報がほとんどであるため，今後の診療の一助になること間違いなしである．

（なお，著者や出版社とのCOIはありません.）

⭐ memo 間欠痛について

　間欠痛の問診のとり方は，実は難しい．間欠痛が蠕動に伴って起こるのであれば，通常，一定間隔の波のはずである．無蠕動期でしばらく痛みがなくなるときもあるが，痛み出したときは一定間隔の波のある痛みがみられることが典型的だ．

　問診の際に，ただ「痛みに波があるか？」と聞くと間違えることがある．患者は痛みの強さや間隔が一定でなくても，痛みに変動があるものを「波がある」と答えてしまう．つまり，正確に確認する場合，「痛みがなくなる期間もあるが，痛み出すと一定間隔の波があるか？」を聞かないといけない．

　なお，痛みの程度，間隔が一定ではない痛みは断続痛とし，ほぼ持続痛と同じと考えないといけない可能性がある．

diarrhea/constipation

8 下痢 / 便秘

下 痢

分 類

- 急性下痢＜2週間，慢性下痢＞4週間．
- 急性下痢の原因は感染が多く，慢性下痢は非感染性が多い．
- 就寝中の下痢は，重大な器質的疾患の存在を示唆する．

急性下痢

問 診

- 発熱，腹痛，便の回数，血便，旅行歴，食事，抗菌薬使用の有無，免疫抑制状態について問診する．
- 1週間以上続く下痢は，*Clostridioides difficile*（*C. difficile*）か寄生虫が原因であることが多い．

診 察

- 脱水を評価（意識混濁，血圧低下，頻脈，腋窩乾燥，尿量減少）する．

治 療

- 多くは対症療法で治癒する．
- 脱水があれば補液を行う．

> ★memo 腸管以外の原因で起こる下痢
>
> - アナフィラキシー，甲状腺クリーゼ，副腎不全，トキシックショック症候群，敗血症，膵炎，腹膜炎，薬剤．
>   - ＊薬剤が原因の下痢：抗菌薬，制酸薬，メトホルミン，免疫チェックポイント阻害薬，ジギタリス製剤，コルヒチン，アルコール．
>   - ＊アンジオテンシン受容体拮抗薬（ARB）のオルメサルタン（オルメテック®）は持続性の水様下痢を起こすことがある．

8 下痢 / 便秘

- *C. difficile* 感染が確認された場合は治療が必要である.
- 旅行者の下痢の治療には,症状を和らげるためにビスマスとロペラミドを使用し,中等度または重度の症状には経験的抗菌薬を使用する場合もある.

病態生理と疾患解説

- 経口摂取や消化液の分泌により,毎日7.5 Lの水分が消化管に流れ込む.小腸でほとんどの水分が吸収され,1.2 Lの水分が大腸に到達する.大腸は1 Lの水分を吸収するため,正常の便は200 mLの水分を含む.したがって,大量の下痢は小腸に病変があることを示す[1].

▶非炎症性

- 病変は小腸が中心.多量の水様便.血便なし.便中白血球なし.
- 原因:ウイルス(ノロウイルス,ロタウイルス),細菌(腸管毒素原性大腸菌〔ETEC〕,セレウス菌,ビブリオ,ウエルシュ菌,コレラ),寄生虫(*Giardia lamblia*,クリプトスポリジウム)
  - ノロウイルス:感染力が強い.冬に流行.潜伏期は12 ~ 48時間.二枚貝(牡蠣)の摂取やヒト-ヒト感染から発症する.症状は急性の嘔気・嘔吐,発熱,腹痛,水様下痢.便の抗原検査は感度が低いので除外に用いることはできない(感度66 ~ 78%,特異度96 ~ 100%).アルコール消毒は効果がないので,手洗いと次亜塩素酸ナトリウムによる消毒を行う.対症療法で48時間以内に軽快することが多い[2].
  - ETEC:旅行者下痢症の原因菌である.水様性の下痢や腹痛,嘔吐を起こす.潜伏期間は12 ~ 72時間.
  - セレウス菌:嫌気性菌で嘔吐型毒素と下痢型毒素を産生する.嘔吐型では食後30分~6時間で嘔吐,腹痛,下痢が起こる.下痢型では食後6 ~ 15時間で水様下痢と腹痛を起こす.チャーハン,ピラフ,スパゲティー,焼きそばなどが原因となる.
  - ウエルシュ菌:溶血性があるグラム陽性桿菌.敗血症では溶血のため急速な貧血進行や多臓器不全を起こす.ガス壊疽,壊死性腸炎,腹膜炎,肝胆道感染,食中毒を起こす.肉類や魚介類を使った煮込み料理で,耐熱性の芽胞を作り食中毒を起こす.潜伏期間は6 ~ 18時間.
  - *Giardia lamblia*(ランブル鞭毛虫):発展途上国でのヒトや動物の糞便で汚染された生水の摂取により感染する.潜伏期は1 ~ 2週間.症状は下痢,嘔気・嘔吐,腹痛,脂肪便.低ガンマグロブリン血症の患者では症状がひどく難治性となる.治療はメトロニダゾール250 mg錠を1回1錠1日3回,5 ~ 7日間.

▶炎症性

- 病変は大腸が中心．少量の下痢．発熱，テネスムス（激しい便意を感じるが，ほとんど便が出ない），腹痛，血便，便中白血球．
- 原因：細菌（赤痢，カンピロバクター，サルモネラ，エルシニア，腸管出血性大腸菌〔EHEC〕，*C. difficile*），寄生虫（アメーバ赤痢），ウイルス（サイトメガロウイルス〔CMV〕）．
  - カンピロバクター：細菌性食中毒の中で発生件数が多い．5〜7月と10月にピークがある．加熱が不十分な鶏肉の摂食による．潜伏期は2〜7日．高熱と頭痛，筋肉痛，関節痛，というインフルエンザ様の症状で発症することがある．腹痛（しばしば右下腹部），下痢を起こす．Guillain-Barré症候群と関連がある．ほとんどは自然治癒する．
  - EHEC：ベロ毒素を放出し腸管からの水分吸収を阻害したり血管を破壊したりする．O157が有名である．症状は腹痛と水様下痢，血便．溶血性尿毒症症候群（HUS）を発症することがある．

■ *C. difficile* 感染症

- 抗菌薬投与中や投与後に発症した下痢では可能性を考える．院内発症の下痢の20％を占める．
- 症状は急性の水様下痢（3回以上／日），下腹部痛，発熱．
- 予防には石けんと水による手洗いが重要である．アルコール消毒は効果がない．
- 白血球が5万〜10万／μLに増加することがある．

診　断

- CDトキシン検査（毒素AまたはBの検出）は感度が悪い（75％）．すべての *C. difficile* 分離株に存在する抗原性タンパク質であるグルタミン酸脱水素酵素（GDH）に対するGDH抗原検査は，感度は高いが（85〜95％）特異性に欠ける．
- 検査結果が一致した場合，*C. difficile* 感染が疑われ，一致しなかった場合は臨床判断が必要となる．

治　療

- フィダキソマイシン（ダフクリア®）またはバンコマイシンを10日間経口投与する．
- 重症例ではショック，中毒性巨大結腸，腸閉塞を起こす．高用量の経口または胃管からのバンコマイシン投与，メトロニダゾールの静脈内投与，および（腸閉塞がある場合は）バンコマイシン浣腸が推奨される．
- 感染症の再発は，患者の25％で報告されている．

8 下痢／便秘

慢性下痢

病態生理

- ① 浸透圧性, ② 分泌性, ③ 吸収不良, ④ 炎症性に分類する. 原因が重複している場合もある.
- 最も多いのは, 薬剤, 下痢を主症状とする過敏性腸症候群（IBS-D）, 機能性下痢である.

問 診

- 睡眠中の下痢は炎症性腸疾患（IBD）を示唆する.
- IBDはあらゆる年齢でみられるが, 10～20歳代で発症することが多い. 顕微鏡的大腸炎は50歳以降の女性に好発する. 大腸がんは50歳から増加する.
- 血便や体重減少は, 高齢者では悪性腫瘍, 若年者ではIBDを考える.
- 浸透圧性下痢を起こす乳糖, 果糖, 人工甘味料（ソルビトール）の摂取の有無を確認する.
- サプリメントを含め薬剤歴は詳しく聴取する. アルコールやカフェインの摂取にも注意する.
- 脂肪便は悪臭を放ち, 油っぽく（便器にこびりつく）, 浮遊する便（便器にたまった水に浮かぶ）である.
- 浸透圧性下痢は食事をすると起こり絶食すると治まるが, 分泌性下痢は絶食しても軽快しない.
- 下痢に伴う腹痛はIBS-Dを示唆し, 排便によって痛みが軽減される.

身体所見

- 全身状態の評価, 栄養状態（BMI）, 手術痕, クローン病を示唆する肛門病変（痔瘻, 肛門潰瘍）, 直腸診で肛門括約筋機能を評価する.

診 断 （表Ⅱ-8-1）

- 便の症状, 絶食の影響, 検査から原因を推定する.

治 療

- 薬剤性下痢では薬剤の中止または変更を考慮する.
- 浸透圧性下痢では低FODMAP食（p.271参照）およびラクトースフリー食がよい.
- 分泌性下痢では原因を特定し, 水分補給を慎重に管理する.
- 脂質の吸収不良の場合は, 脂溶性ビタミンの補給が重要である.

表Ⅱ-8-1　慢性下痢の種類と特徴

	浸透圧性	分泌性	吸収不良	炎症性
原　因	吸収できない高浸透圧性物質の存在により水分が腸管にとどまる	腸粘膜からの分泌増加または水分の吸収不良	腸での栄養吸収と消化機能が障害	腸の炎症または侵襲性感染
便の性状	水様	水様	脂肪便	血性
絶食の影響	不変	不変	改善	改善
検　査	便浸透圧ギャップ[*1] $>125\,mOsm/kg$	便浸透圧ギャップ[*1] $<50\,mOsm/kg$	脂肪便	便中白血球，便潜血，便中カルプロテクチン[*2]，大腸内視鏡
疾　患	●消化できない糖類（乳糖，果糖，ソルビトール） ●浸透圧性下剤	●抗菌薬 ●非浸透圧性下剤 ●アルコール ●内分泌疾患（甲状腺機能亢進症，副腎不全，神経内分泌腫瘍） ●胆汁酸吸収不良（回腸切除，胆嚢摘出） ●感染症（Giardia，クリプトスポリジウム） ●小腸内細菌異常増殖症（SIBO）	●乳糖不耐症 ●膵機能低下 ●胆汁酸塩減少 ●短腸症候群 ●小腸内細菌異常増殖症（SIBO） ●感染症（Giardia） ●セリアック病 ●リンパ管閉塞 ●慢性腸管虚血	●IBD（潰瘍性大腸炎，クローン病，顕微鏡的大腸炎） ●悪性腫瘍（大腸がん，悪性リンパ腫） ●感染症（C. difficile，CMV，赤痢アメーバ，結核） ●虚血性腸炎 ●放射線大腸炎

＊1：便浸透圧ギャップ：290 － (2×〔便中Na ＋ 便中K〕).
　　浸透圧ギャップが50mOsm/kg未満であれば分泌性下痢，125mOsm/kgを超えれば浸透圧性下痢が疑われる.
＊2：便中カルプロテクチン：好中球から分泌されるカルシウム結合タンパクで，腸管粘膜の炎症をより直接的に反映するバイオマーカー.

疾患解説

顕微鏡的大腸炎

●粘膜の外観は正常で，大腸生検標本の病理組織検査で炎症性変化がみられる.

●組織学的にはリンパ球性大腸炎（lymphocytic colitis）と膠原線維性大腸炎（collagenous colitis）に分類される.

●顕微鏡的大腸炎は，臨床的，病理学的に明確な特徴をもつ炎症性腸疾患の1つと考えられている.

8 下痢/便秘

- 原因は不明．中高年の女性に多く，他の自己免疫疾患（特にセリアック病）と関連している．
- 慢性または再発性の水様性下痢は，数年後に寛解する．体重減少や腹痛，脱水を伴うこともある．
- NSAIDs，アスピリン，プロトンポンプ阻害薬（PPI），選択的セロトニン再取り込み阻害薬（SSRI），ACE阻害薬が発症に関連している．

■ セリアック病

- 穀物に含まれるグルテンに対する免疫反応により十二指腸近位部から始まる小腸の絨毛が破壊される．
- 慢性下痢，脂肪便，腹部膨満感，体重減少，筋力低下を起こす．倦怠感，うつ，鉄欠乏性貧血，骨粗鬆症，疱疹状皮膚炎の症状を呈することもある．
- 疱疹状皮膚炎では強い瘙痒を伴う丘疹および小水疱が生じ，これらは急速に破れ，小さなびらんを残す．肘，膝，頭皮および腰部は好発部位である．
- IgA組織トランスグルタミナーゼ抗体（IgA anti-tTG2）の検査を行う（感度98%，特異度98%）．セリアック病患者の3%はIgA欠損症であるため，偽陰性を防ぐために総IgA値も測定する．
- 患者がグルテン抜きの食事をしている場合，抗体検査の感度は低くなる．
- 臨床的な疑いが強く，IgA anti-tTG2検査が陰性であれば，十二指腸からの生検を伴う上部内視鏡検査で上皮内リンパ球の増加，十二指腸絨毛の鈍化または萎縮を確認する．
- 治療はグルテンフリー食を実行し，生涯にわたって小麦，ライ麦，大麦を避けることである．醤油は小麦を含むため隠れたグルテンの供給源となる．

■ 小腸内細菌異常増殖症（SIBO）

- 胃酸減少（PPI使用），運動障害（強皮症，糖尿病），狭窄や瘻孔（クローン病，がん），ブラインドループ症候群（Billroth II法，小腸憩室）などが原因となる．
- 腹部膨満感，下痢，鼓腸を起こす．体重減少，脂肪便，鉄やビタミン（A/D/B$_{12}$）欠乏を生じることもある．
- グルコースおよびラクツロースの呼気検査の感度は30～40%，特異度は80%である．
- 診断的治療として，広域スペクトラムの経口抗菌薬（例えば，シプロフロキサシン1回200mg，1日2回）を7～10日投与することもある．数週間～数ヵ月で90%の患者で症状は改善する．
- 6ヵ月後に25%は再発する．繰り返し抗菌薬を投与する必要がある．

■ 短腸症候群（short bowel syndrome）

- 最も多い原因はクローン病，腸間膜梗塞，外傷，腫瘍切除，捻転，放射

線腸炎である.

- 回腸末端の切除は胆汁酸塩とビタミンB_{12}の吸収を妨げる. 多量の胆汁酸が大腸に移行すると大腸から水分が分泌され下痢が起きる. コレスチラミンが有効.
- 小腸の50％以上が切除されると短腸症候群が起きることがある. 体重減少, 下痢, 鼓腸が生じる.

乳糖不耐症

- 炭水化物は, 単糖類(ブドウ糖, 果糖), 二糖類(ショ糖, 乳糖), 小糖類(オリゴ糖), 多糖類(でんぷん, グリコーゲン, ペクチン)に分類できる.
- 果糖や乳糖は浸透圧活性があり, 大腸発酵により管腔内水分保持量の増加およびガス産生をもたらす.
- ラクターゼは牛乳に含まれるラクトース(乳糖)を分解するが, 大人になるとラクターゼの分泌量が減少する. 日本人の80％は乳糖不耐症である.

炎症性腸疾患

- 発症機序には宿主の遺伝的素因と, 内因性腸内細菌に対する免疫学的反応の異常が関与している.

▶危険因子

- 危険因子は家族歴であり, 患者の第一度近親者は約10％のリスクがある.
- 二峰性の年齢分布を示し, 20～40歳代に発症のピークを迎え, その後, 70～80歳代にあまり顕著ではない第二のピークを迎える.

▶臨床症状

- 潰瘍性大腸炎とクローン病では, それぞれ**表Ⅱ-8-2**のような特徴がある.
- 静脈性血栓塞栓症のリスクが著しく高くなる.

⭐ memo 腸管外症状

- 30％でみられる.
- ぶどう膜炎, 上強膜炎：ぶどう膜炎は迅速な眼科医コンサルトが必要である.
- 脊椎関節炎(IBD活動性に相関しない).
- 結節性紅斑(IBD活動性に相関する)：下肢伸側に生じ圧痛を伴う. 4～6週間で自然消退する.
- 壊疽性膿皮症(50％ではIBD活動性に相関する)：非常に強い圧痛のある丘疹, 膿疱, 結節から急速に滲出性潰瘍に進展し, 境界は紫斑を呈する. 下腿またはストーマ部位に発生する.
- 原発性硬化性胆管炎(PSC)：IBD患者の5％に発生する. 血清アルカリフォスファターゼの単独上昇を示すことが多い. IBD活動性との相関はない. PSC患者の90％に潰瘍性大腸炎が見つかる.

8 下痢/便秘

表Ⅱ-8-2 潰瘍性大腸炎とクローン病の違い

	潰瘍性大腸炎	クローン病
喫　煙	リスク↓（禁煙で悪化）	リスク↑
炎症の深さ	粘膜	全層性
特徴的病理所見	陰窩膿瘍（crypt abscess）	非乾酪性肉芽腫（30％）
パターン	連続し左右対称	スキップ病変で非対称性
病変部位	大腸と直腸	口から肛門まで
直腸病変	ほぼ100％	まれ
回腸病変	Backwash ileitis（15％）回盲弁を超えて炎症が波及	よくある
瘻孔，膿瘍，狭窄	まれ	よくある
肛門周囲病変	まれ	よくある
直腸からの出血	よくある	あまりない
典型的な消化器症状	血性下痢，テネスムス	下痢（ときに血性），腹痛
合併症	●大腸がんのリスク↑ ●出血 ●中毒性巨大結腸症	●大腸がんのリスクをやや高める ●他の消化器がんのリスク↑ ●瘻孔 ●膿瘍 ●閉塞 ●胆石（胆汁酸吸収不良による） ●尿路結石（大腸でのシュウ酸吸収増加による）

▶治　療

● 5-アミノサリチル酸塩（5-ASA），グルココルチコイド，免疫調整薬，生物学的製剤が使用される．

便　秘

概　要

● 成人の15〜20％が罹患している．

● 毎日排便がないと異常と考える患者が多いが，3日に一度排便があれば正常である．

● 排便回数が少ない，排便が困難，排便が不完全などの症状を呈する．

● 食物繊維の摂取不足が原因の多くを占める．

● 高齢者においては不適切な食事，運動機能の低下，歯の状態が悪い，刺激性下剤の使用，宿便（fecal impaction）が便秘を起こす．

🖋 診 断

- まず二次性便秘（**表Ⅱ-8-3**）の可能性を考える.
- IBS（便秘型）は慢性便秘と区別して考える. IBSでは腹痛や腹部膨満感を伴う.
- 最近起こった便秘や以前の排便習慣からの変化は重大な疾患を示唆する.
- 二次的な原因が除外されれば，慢性便秘は機能性便秘（特発性）とみなされる.
- 機能性便秘は，緩徐通過型，正常通過型，排便困難型に分類される.
- 正常の腸通過時間は約35時間である. 72時間以上かかる場合は異常である.

🖋 問 診

- 慎重な病歴聴取により，二次性便秘のほとんどの原因を特定することができる.
- 薬の使用開始時期と便秘発症時期を確認する.
- red flag signがあれば，大腸がんの可能性を考える.
  - ＊red flag sign：血便，高齢者の急性便秘，意図しない体重減少，便潜血反応陽性，大腸がんの家族歴，原因不明の貧血，45歳以上で下部消化管内視鏡検査未実施.

🖋 診 察

- 腹部診察：腹部膨満，腸蠕動音，腫瘤，圧痛，手術痕.
- 直腸診：肛門病変（痔，裂肛），直腸腫瘤，宿便，便の色と潜血.

表Ⅱ-8-3 二次性便秘

薬 剤
麻薬，抗コリン作動薬（抗パーキンソン病薬，抗うつ薬，抗痙攣薬），抗ヒスタミン薬，NSAIDs，鉄剤，Ca剤，降圧薬（Ca拮抗薬，利尿薬）

構造的異常
大腸がん，直腸瘤，肛門狭窄，骨盤内からの圧迫，骨盤底機能不全

全身疾患
糖尿病，甲状腺機能低下症，汎下垂体機能不全，褐色細胞腫，神経障害／ミオパチー（パーキンソン病，多発性硬化症，脊髄損傷，自律神経障害），高Ca，低K，低Mg

心理社会的要因
うつ病，認知症，immobility（動くことができない）

薬剤は二次性便秘の最も多い原因である.

検 査

- 腹部X線撮影：結腸や直腸の便の存在と分布を評価できる．
- 下部消化管内視鏡検査：red flagがあるときに行う．

治 療

① 水分と食物繊維（野菜，玄米，豆，芋，きのこ，海藻，果物）をしっかり摂る．運動をする．前傾姿勢で排便する．
② 浸透圧性下剤：ポリエチレングリコール（モビコール®），酸化マグネシウム．
③ 刺激性下剤：センノシド，ピコスルファート（ラキソベロン®）．
  ＊浸透圧性下剤を優先し，刺激性下剤の長期使用は避ける．
④ グリセリン浣腸，炭酸水素ナトリウム・無水リン酸二水素ナトリウム坐剤（新レシカルボン®），ビサコジル坐剤（テレミンソフト®）．
⑤ 腸管分泌促進薬：リナクロチド（リンゼス®），ルビプロストン（アミティーザ®）．

bleeding disorders

9 異常出血

🖊 問診，身体診察

- 過去の外傷，手術，歯科処置，出産，月経時に異常な出血がなかったかを確認する．
- 腎不全，骨髄増殖性疾患，NSAIDsは血小板の機能異常をきたす．
- 血小板低下や機能異常では，粘膜出血や点状出血を起こす．
- 凝固異常では，筋肉や関節，後腹膜に血腫がつくられる．

🖊 診　断

- まず血小板が凝集して血管の損傷部位をふさぐ（一次止血）．さらに凝固因子やフィブリンによって止血が強化される（二次止血）．
- 臨床的に問題となる出血は血小板数が1万〜2万/dL以下になった場合であるが，血小板機能低下や血管に障害があると2万/dL以上の血小板数があっても出血を起こすことがある．
- 血小板数は小手術では5万/dL，大手術では8万/dLが必要となる．

■ 血小板数のチェック

- 血小板低下の原因：
  ① 血小板の産生低下（白血病，再生不良性貧血，がんの骨髄転移，ビタミンB$_{12}$欠乏症，感染症，薬剤，アルコール）．
  ② 血小板の破壊亢進（免疫性血小板減少症〔ITP〕，播種性血管内凝固症候群〔DIC〕，血栓性血小板減少性紫斑病〔TTP〕／溶血性尿毒症症候群〔HUS〕，ヘパリン起因性血小板減少症〔HIT〕）．
- EDTAで血小板が凝集を起こし血小板数の低下が報告される場合がある（pseudothrombocytopenia）ので，血液塗抹標本で血小板の凝集がないかどうかを確認する．血小板凝集があればヘパリン入りのスピッツで採血をする．
- 血液塗抹標本で破砕赤血球（memo〔p.101参照〕）がみられれば，DICまたはTTP/HUSなどの可能性がある．

■ PT/APTTをチェック

▶ PTのみ延長

① ビタミンK欠乏：ビタミンKはⅡ，Ⅶ，Ⅸ，Ⅹの肝臓での産生の際に必要．広域スペクトラム抗菌薬を使用すると，ビタミンKを産生する腸内

細菌を死滅させる．緑黄色野菜や豆類を食べない，または吸収不良があるとビタミンK欠乏となる．

② **肝障害**：肝ではⅡ，Ⅴ，Ⅶ，Ⅸ，Ⅹ，フィブリノゲンがつくられる．Ⅷは血管内皮細胞でも産生される．肝障害の初期には半減期が最も長いⅦが最初に不足する．

③ **ワルファリン**：ビタミンKに拮抗して肝臓におけるビタミンK依存性凝固因子の合成を抑制する．

④ **DIC初期**．

⑤ **第Ⅶ因子欠損またはインヒビター**．

▶ **APTTのみ延長**

① **凝固因子（Ⅷ，Ⅸ，Ⅺ，Ⅻ）欠損**：血友病AはⅧの欠乏，血友病BはⅨの欠乏である．von Willebrand disease（vWD）は重症になるとⅧの低下が起こる．
- mixing study：患者血漿と正常血漿を1：1で混ぜ合わせる．正常の30％の凝固活性があれば補正されるので，凝固因子欠損ではAPTTは正常化する．インヒビターがある場合，37℃で2時間インキュベートした後に測定すると正常化しない．

② **凝固因子のインヒビター**：Ⅷに対する抗体は高齢者，リンパ球増殖性疾患，自己免疫疾患で後天的に出現することがある．

⭐ memo 血友病A，血友病B

- X連鎖潜性（劣性）遺伝であるため，患者のほとんどは男性である．重症度は第Ⅷ因子活性：＜1％（重症），1〜5％（中等症），＞5％（軽症）により分類される．
- 75％ではX染色体が関与する伴性潜性（劣性）遺伝の家族歴があるが，25％は第Ⅷ因子の突然変異による散発性発症とされる．
- 重症では関節内出血，軽症や中等症では抜歯や手術時に止血困難な出血が起こる．少数の決まった関節に出血が起こり，関節破壊が進行する．
- 血友病A患者の1/3はⅧに対するインヒビター抗体をつくる．Bethesdaアッセイで確認する．

⭐ memo von Willebrand disease

- 常染色体顕性（優性）遺伝による最も多い先天性出血異常である．
- von Willebrand factor（vWF）は血小板を血管損傷部位に集め，Ⅷを傷口に運びⅧの半減期を延長する．
- 軽症または中等症では，鼻血，歯肉出血，月経過多，手術時の出血が起こる．
- 後天性vWDは骨髄増殖性疾患で増加した血小板にvWFが吸着したり，自己抗体（特に良性Mタンパク血症），大動脈弁狭窄症（大きなvWFが機械的に壊され小さくなる）でみられる．

③ **抗リン脂質抗体**：lupus anticoagulant と anticardiolipin antibody を含む血液凝固を起こしやすい．mixing study でも APTT は正常とならない．
④ **ヘパリン**．

▶ **PT／APTT ともに延長**
① **ひどいビタミンK不足**．
② **重症肝障害**：肝障害が進行するとⅡ，Ⅴ，Ⅸ，Ⅹも産生されなくなる．フィブリノゲンは末期まで減少しない．
③ **ワルファリン過量投与**．
④ **DIC**．
⑤ **Ⅱ，Ⅴ，Ⅹ，フィブリノゲン欠損**．

▶ **PT／APTTが正常**
① **ⅩⅢ欠乏**．
② **軽症vWD**（Ⅷは軽度低下のみ）．
③ **血小板機能低下**（尿毒症，骨髄増殖性疾患，アスピリン）．
④ **遺伝性出血性末梢血管拡張症（Osler病）**．
⑤ **Ehlers-Danlos症候群**．
⑥ **ビタミンC欠乏症**．

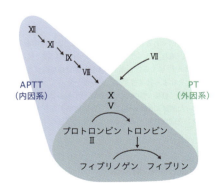

図Ⅱ-9-1 凝固カスケード

＊昼（Ⅻ）めしを11（Ⅺ）時に食う（Ⅸ）ヤツ（Ⅷ）15（Ⅹ，Ⅴ）人（Ⅱ）と覚える．
（山中克郎，ほか（編）：UCSFに学ぶ できる内科医への近道．改訂4版．p.139．南山堂，2012より転載）

9 異常出血

⭐ **memo** ワルファリン過量投与時の対処法[1]

- 出血なし：INR＞9ならビタミンK 2.5mg経口.
- 出血あり：ビタミンK 10mg静注＋乾燥濃縮人プロトロンビン複合体（4F-PPC）または新鮮凍結血漿（FFP）2〜4単位，6〜8時間ごと.

⭐ **memo** 粉砕赤血球を認める疾患[5]

- 血栓性微小血管症（TMA）では微小血管内に血小板が詰まり，血小板が消費される．閉塞しかけた血管を通る赤血球が破壊されスメアで破砕赤血球を認める.
- ・DIC
- ・HUS／TTP
- ・血管炎
- ・抗リン脂質抗体症候群
- ・Evans症候群（AIHA＋ITP）
- ・悪性高血圧
- ・がんの転移
- ・HELLP症候群
- ・薬剤（シクロスポリンチクロピジンキニジン）
  - ＊TMAではないが，心臓人工弁における機械的溶血でも粉砕赤血球を生じる.

anemia

10 貧　血

概　要

- 貧血とは体内を循環する赤血球の量が減少している状態を指す.
- WHOは, 血色素量(ヘモグロビン量〔Hb：g/dL〕)が成人男性で13g/dL未満, 非妊娠成人女性で12g/dL未満を貧血と定義している[1].
- 高齢者は腎機能低下やエリスロポエチン感受性低下, 骨髄機能低下などのため, Hbが1g/dL程度低くなる.
- 妊婦は, 赤血球数が増えるが, それ以上に循環血漿量も増加するためHbは低くなる. そのため妊娠第1期, 第3期はHb 11g/dL未満を, 妊娠第2期は10.5g/dL未満を貧血と定義している[2].
- 経過も重要とされており, 正常範囲内でも正常上限値で推移していた患者がフォローの採血で正常下限になった場合も貧血と考えることができる[3].
- 例えば, 喫煙や運動選手などは慢性的な低酸素血症から反応性に多血傾向となるためHb値が高くなる. そのため, 血液検査で基準値内であっても貧血であることがある.
- WHOのデータによると全世界の人口の約24.8%が貧血であり, 就学前の子ども, 妊婦, 高齢者に多くみられる[1].
- なお, 高齢者における貧血の有病率は17%, 施設入所者では47%に上る[4].
- 高齢者の貧血の1/3は鉄欠乏を含めた栄養素欠乏, 1/3は慢性炎症や慢性腎臓病(CKD), 1/3は原因不明といわれている[4].
- 高齢者では鉄欠乏性貧血に次いで慢性疾患による貧血が多い. 鉄欠乏性貧血の高齢者の多くには消化器系の出血源がみられる[1].
- 貧血は死亡率や転倒のリスクを上げ, 心不全など他疾患の増悪にも関わるため, 加療の必要がある病態である.
- 貧血の病態は, 赤血球の①産生低下, ②破壊の亢進, ③出血による喪失の3種に大別される[5].
- 貧血の分類法は複数あるが, 最も重要な分類は他症候と同じく, 経過による分類である. 急性か慢性かを分類し, 診療を進めるとよい[1].

急性貧血 (表Ⅱ-10-1)

- 急性か慢性かの分類は，臨床症状と血液検査で判断する．
- 慢性貧血だと体が代償されるため，症状がみられないことが多い．
- 急性経過の出血は，貧血の前にhypovolemiaとなる（Ht値で示される血球成分だけではなく，血漿成分も喪失する）ため，初期には起立性低血圧や失神に始まり，小脈圧（拡張期血圧の上昇），頻脈が順にみられていく．その後，出血が続くと低血圧，ショックに至るため注意が必要である．
- なお，出血量とバイタルサイン変化の関係は図Ⅱ-10-1[6]のように知られている．
- 毛細血管再充満時間の延長（2秒以上）は成人の450mLの失血に対して感度11％程度しかない．hypovolemiaの所見もいずれも感度は高くなく，最も感度の高い腋窩乾燥ですら50％程度しかない[7]．
- 近年，point of care ultrasound（POCUS）が注目されているが，エコーを用いた内頸静脈拍動の頂点の評価法はhypovolemiaに対して感度89％，特異度77％，陰性適中率96％といわれている[8]．

慢性貧血

- 原因は，前述の病態の① 赤血球の産生低下，② 破壊の亢進に特徴づけられる（表Ⅱ-10-2）．赤血球の大きさ（平均赤血球容積〔MCV〕）による分類を用いて鑑別していくとよい．
- 急性貧血で示した出血の一部は，軽度で持続性であれば慢性貧血の経過をたどりうる．
- 慢性貧血は，赤血球の大きさ：MCV（＝Ht〔％〕/RBC〔×10^6/μL〕×10〔fL〕に応じて，表Ⅱ-10-3のように分けられる．

表Ⅱ-10-1 急性貧血（救急外来セッティングでの鑑別）

頻度の高いもの	まれなもの	極めてまれなもの
● 外傷による出血 ● 消化管出血/肝細胞がん破裂 ● 動脈瘤破裂 ● 産後出血や異所性妊娠破裂など泌尿生殖器系の出血	● 骨髄無形成発作（溶血性貧血患者にパルボウイルス感染後などに起こる） ● 鎌状赤血球症患者の急性血球脾捕捉（splenic sequestration） ● 血球貪食症候群	● 自己免疫性溶血性貧血 ● 播種性血管内凝固症候群（DIC） ● マラリア

(Hematol Oncol Clin North Am, 31 (6)：1045-1060, 2017 より作成)

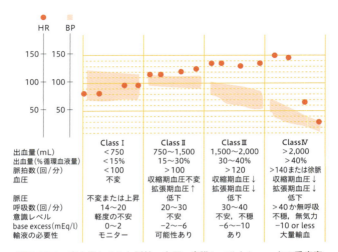

図Ⅱ-10-1 出血量からみた脈拍，血圧，意識レベルとショックの重症度
体重70kgを想定.

American College of Surgeons Committee on trauma：Trauma Evaluation and Management（TEAM）：Program for Medical Students：Instructor teaching Guide：American College of Surgeons, Chicago, 1999より引用・改変
（日本外傷学会：外傷初期診療ガイドラインJATEC. 改訂第6版. p.47, へるす出版, 2021より転載）

表Ⅱ-10-2 病態による分類

赤血球の産生低下	赤血球の破壊の亢進
Hb合成異常：鉄欠乏症，サラセミア，慢性疾患性，巨赤芽球性	内因性溶血：球状赤血球症，楕円赤血球症，鎌状赤血球症，ピルビン酸キナーゼ欠乏症，G6PD欠損症
造血幹細胞病変：再生不良性貧血，白血病 骨髄浸潤：リンパ腫，カルチノーマ 免疫介在性：再生不良性貧血，赤芽球癆	外因性溶血：自己免疫性，微小血管性，感染性，脾機能亢進症

問 診[1]

- まずは，よくみられる3つの原因（消化管，泌尿・生殖器，呼吸器系）からの明らかな出血について問診する．さらに，女性の場合は月経について聴取する．
- その他，既往歴や直近の手術や治療歴，内服歴，貧血の家族歴，食事摂取状況を確認する．
- 貧血をきたしうる薬剤性：アスピリンなどのNSAIDs，ビスホスホネート製剤，ACE阻害薬，ARB，抗痙攣薬（特にフェニトインとカルバマゼ

10 貧 血

表Ⅱ-10-3　赤血球の大きさによる分類

小球性 (MCV < 80)	鉄欠乏症，サラセミア，慢性疾患(関節リウマチ，うっ血性心不全，慢性腎臓病など)，鉄芽球性貧血，鉛中毒，ビタミンB_6欠乏症
正球性 (80 < MCV < 100)	腎性貧血，溶血性貧血，非甲状腺性内分泌障害，自己免疫性(薬剤性，ウイルス性，医原性)，微小血管性，感染性(マラリア，パルボウイルス)，ほとんどの貧血の軽症型
大球性 (MCV > 100)	巨赤芽球性貧血，ビタミンB_{12}欠乏症，葉酸欠乏症，骨髄異形成症候群，肝疾患，網状赤血球増加，甲状腺機能低下症，骨髄不全(再生不良性貧血など)

ピン)，セファロスポリン系抗菌薬，サルファ薬など．

症　状[1]

- 貧血の症状は必ずしも数値と相関しない．数ヵ月かけて徐々に進行するような場合は代償が働くため，症状が出にくいことが多い．
- よくある症状として，倦怠感，易疲労感，脱力感，口渇，ふらつきやめまい，胸痛，呼吸困難などがあげられる．
- 高齢者では，転倒の増加や認知機能低下，一般的な身体機能の低下も起こりうる．
- 貧血が進行すると失神や前失神，低血圧，頻脈，頻呼吸などバイタルサインの異常もきたしうる．7g/dL未満になると，ほとんどの患者で症状がみられるといわれている．

  ＊慢性貧血，先天性貧血の場合，5g/dL未満になるまで症状の訴えがない場合もある．

身体所見

- 眼瞼結膜や爪床，手掌や手掌線の蒼白が有名である．いずれも感度は高くなく，Hb 7g/dL未満の重症貧血でも61％にしかみられなかった．特異度は高いため，あれば診断的意義は高い．なお，貧血に対して眼瞼結膜縁の蒼白はLR＋16.7，手掌蒼白はLR＋5.6である[7]．

診察の流れ

- 慢性貧血であれば，まずは**網状赤血球産生指数(RPI)**を算出し，骨髄造血能を評価する．その後，血球の大きさに合わせて小球性，正球性，大球性の3つに分類し鑑別を進める(表Ⅱ-10-2，3)．

  ＊RPIは以下の式で算出できる．
  - 男性：RPI = Ret(％)×Ht/45÷(3.25 − 0.05×Ht)
  - 女性：RPI = Ret(％)×Ht/40÷(3.00 − 0.05×Ht)

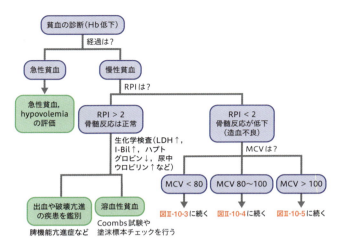

図Ⅱ-10-2　貧血の鑑別診断

(Hematol Oncol Clin North Am, 31 (6)：1045-1060, 2017 および
Am Fam Physician, 98 (7)：437-442, 2018 より作成)

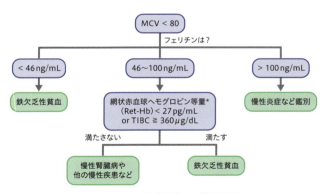

図Ⅱ-10-3　小球性貧血の鑑別診断

＊網状赤血球ヘモグロビン等量：網状赤血球1個当たりのHb量の数値．フェリチンよりも鉄欠乏症など短期間の鋭敏な鉄動態マーカーとして注目されている．血算の自動測定器で一緒に測ることが可能．鉄欠乏性貧血と慢性疾患性貧血の診断において，カットオフ27pg/mLで感度93.4％，特異度95.83％といわれている[9]．

(Hematol Oncol Clin North Am, 31 (6)：1045-1060, 2017 および
Am Fam Physician, 98 (7)：437-442, 2018 より作成)

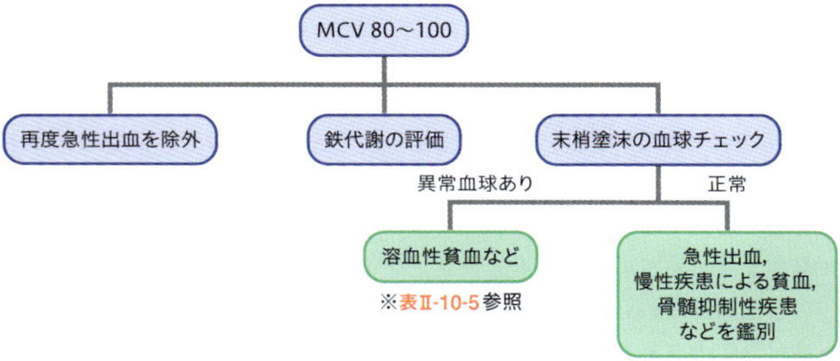

MCV 80～100
再度急性出血を除外
鉄代謝の評価
末梢塗沫の血球チェック
異常血球あり
正常
溶血性貧血など
※表Ⅱ-10-5参照
急性出血，
慢性疾患による貧血，
骨髄抑制性疾患
などを鑑別

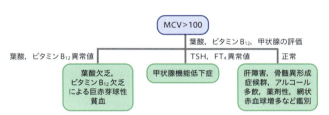

図Ⅱ-10-4　正球性貧血の鑑別診断

（Hematol Oncol Clin North Am, 31 (6)：1045-1060, 2017および
Am Fam Physician, 98 (7)：437-442, 2018より作成）

MCV>100
葉酸，ビタミンB12，甲状腺の評価
葉酸，ビタミンB12異常値
TSH，FT4異常値
正常
葉酸欠乏，
ビタミンB12欠乏
による巨赤芽球性
貧血
甲状腺機能低下症
肝障害，骨髄異形成
症候群，アルコール
多飲，薬剤性，網状
赤血球増多など鑑別

図Ⅱ-10-5　大球性貧血の鑑別診断

（Hematol Oncol Clin North Am, 31 (6)：1045-1060, 2017および
Am Fam Physician, 98 (7)：437-442, 2018より作成）

memo　骨髄穿刺を考慮するタイミング[3)]

- 末梢塗沫標本に芽球など幼若細胞がみられる．
- 重度の汎血球減少．
- 網状赤血球数が非常に少ない（0.1％未満）．
- 有核赤血球がみられる．
- 骨髄浸潤の所見あり（白血球の増加など）．
- モノクローナルなMタンパクの増加の所見あり．
- 原因不明の高度の貧血，特に骨髄異形成が疑われる．

なお，RPI ≒ Ret（％）×（Ht）^{2} ÷ 2,000で近似できるようである[9)]．

- RPI＜2で，骨髄での造血が落ちている状態と判断する[10, 11)]．なお，この指標は18歳以上には有用であるが，小児領域では参考程度にしておくほうがよいだろう[9)]．
- 参考文献を元にフローチャート（図Ⅱ-10-2～5）を作成した[1, 4)]．

疾患解説

■ 小球性貧血

▶ 鉄欠乏性貧血（鉄欠乏症）

- 鉄欠乏症による1症状としての貧血．鉄欠乏症は最も多い栄養障害であり，鉄欠乏性貧血は最も多い貧血の原因である．診断のためフェリチンをまず評価する．
- 貧血まで至っていなくとも，鉄欠乏症があるだけで貧血症状がみられることもあるため，治療の意義があるといわれている[12]．
- 鉄欠乏症のフェリチンのカットオフは15〜30ng/mL未満である[13]．
- しかし，貧血のないフェリチン50ng/mL未満の閉経前女性を対象とした研究では，鉄剤投与により倦怠感，易疲労感や抑うつ，不安障害が改善したとの報告があるため，フェリチン50ng/mL以上までは治療するほうがよいだろう[12]．
- 貧血様症状の他，鉄はコラーゲン合成にも関わるため，皮膚乾燥や肌荒れ，髪の荒れ，脱毛症，口腔内乾燥などもきたしうる．神経認知機能障害や行動異常，うつ病，易怒性，神経過敏，口角炎や舌炎，異食症（氷が無性に食べたくなるなど），さじ状爪（図Ⅱ-10-6），青色強膜（図Ⅱ-10-7）など症状は多彩[14〜16]．
- さじ状爪はコラーゲン合成障害により膠原線維が減少し，皮膚軟部組織が脆弱化するために起こる．つまり長期間かつ定期的な外力の曝露を要するため，感度が低い．この理由から，外力がかかりやすい指に優位にみられやすい．外傷や，膠原線維に病変を起こす疾患である，Marfan症候群やEhlers-Danlos症候群でもみられる．
- さじ状爪は，鉄欠乏性貧血の5.4％に対して，ヘモクロマトーシスの49％，甲状腺機能亢進症の29％にみられたとの報告もある[7]．

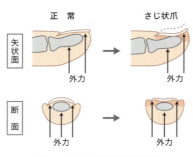

図Ⅱ-10-6　さじ状爪の原因

★ memo 青色強膜[17〜19]

鉄欠乏症に対して感度29.4〜60.8%,特異度68.8〜93.8%とばらつきがあるが,陽性的中率は86.1〜93.8%といわれている.鉄欠乏性貧血に対しては感度87%,特異度94%だったとの報告もある.コラーゲン合成障害により,強膜が菲薄化するため脈絡膜や網膜が透見されて青色に見える(図Ⅱ-10-7).

リスクや原因は鉄の摂取不足や出血に伴う喪失,代謝の亢進が多い.直接的な摂取不足もあるが,鉄吸収のために胃酸,ビタミンCを要するため,それらの不足する病態にも注意が必要である.

治療は鉄剤投与を行う.フェリチンの改善には3〜6ヵ月ほど要するため,長期的な投与となる.

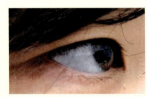

図Ⅱ-10-7 SLE既往の22歳女性,主訴立ちくらみの患者の青色強膜

貧血はなかったが,フェリチン6ng/mLで鉄欠乏症と診断された.鉄剤投与により症状の改善がみられた症例.

▶ サラセミア[3]
- Hbの合成障害を起こす疾患で,世界最多の遺伝性疾患といわれている.地中海沿岸や東南アジアに多く,わが国ではβサラセミアが最多で1,000人に1人発症する.
- 重症度は,無症状から重症貧血まで幅広い.
- 最も有名な指標は**Mentzer index**(**MI**)で,MCV/赤血球数($10^6/\mu$L)<13を示すことが多い.また,末梢塗抹標本からは標的赤血球がみられる.
- 計算しなくても,MCVが低い割に赤血球数が多くなるため,血算の結果を見るだけで気づくこともできる.Hbが正常に合成されないが,赤血球の造血能に問題がないため,Hb値低下に伴い造血が亢進した結果,MI<13となる.
- 診断のためにはHb電気誘導法や遺伝子解析が必要なため,疑ったら専門医に紹介するとよいだろう.重症例には輸血や脾摘,鉄キレート剤や骨髄移植などを行う.

● 大球性貧血
▶ ビタミンB₁₂欠乏症による巨赤芽球性貧血[19〜21]
- 網状赤血球の平均的な大きさはMCV 160fLである[3].

- MCV ≧ 130fL であれば，ほぼ全例で巨赤芽球性貧血．
- ビタミン B_{12} 欠乏による DNA や細胞の代謝障害により貧血が起こる．米国の報告では，60歳以上の20％以上にビタミン B_{12} 欠乏がみられるといわれている．
- ビタミン B_{12} は肉，魚，乳製品など動物性食品にのみ含まれる．摂取不足以外にも，胃酸やペプシン不足によるビタミン B_{12} 遊離障害，内因子欠乏，回腸粘膜からの吸収障害など，原因は多岐にわたる（表Ⅱ-10-4）．
- 症状は多彩であり，貧血がなくとも欠乏症により症状がみられることがあるため，症状で疑った場合は血清ビタミン B_{12} の測定をすることが望ましい．また，末梢塗沫標本に過分葉好中球（核が6つ以上に分葉している）がみられることも診断の一助となる．
- 貧血は大球性で，汎血球減少を示すこともある．倦怠感や労作時呼吸困難，動悸，顔面蒼白，白髪や色素沈着，舌炎をきたす．骨粗鬆症の原因となることもある．
- 亜急性連合性脊髄変性症で知られる神経精神症状も起こりうるため，末梢神経障害や脊髄後索障害，認知症や二次性うつなどがみられる．神経学的徴候のある患者の20％は貧血がないと推定されているが，神経学的徴候は進行すると不可逆的になることもあるため，注意が必要である．

表Ⅱ-10-4　ビタミン B_{12} 欠乏症による巨赤芽球性貧血の原因

吸収障害	胃切除後，萎縮性胃炎，Zollinger-Ellison症候群，回腸切除後や回腸病変（クローン病など），盲端症候群，ガストリノーマ，寄生虫感染，*Helicobacter pylori* 感染
膵臓の機能障害	慢性膵臓疾患
摂取量の減少	栄養失調，菜食主義
先天性	悪性貧血，内因子欠乏，トランスコバラミン欠乏症
必要量増加	溶血，HIV
薬剤性	アルコール，亜酸化窒素，PPI，H_2遮断薬，メトホルミン，コルヒチン，K製剤，コレスチラミン

⭐ memo　神経所見

　末梢神経障害は多発神経障害（グローブ＆ストッキングパターン）が典型的で，足趾の痺れから始まり，上行していく．まれにnon-length dependentパターンも取りうるために注意する．また，進行に伴い腱反射減弱を伴う．

　亜急性連合性脊髄変性症の後索障害として振動覚低下（内果に音叉を当て，振動の知覚の持続が5秒未満），Romberg徴候陽性，歩行障害が，側索障害としてBabinski反射陽性がみられる．Romberg徴候の病歴として，暗いところでのふらつきや直近の易転倒性などを聞くとよい．

10 貧血

- 血清コバラミン（ビタミン B_{12}）が200 ng/L（pg/mL）未満であれば感度97％で診断できる．

- なお，400 ng/L（pg/mL）以上だと否定できる．200 〜 400 ng/L（pg/mL）の場合はホモシステインやメチルマロン酸を測定することが推奨される．正常位置でもビタミン B_{12} 欠乏のことがある．

- ビタミン B_{12} 欠乏症でホモシステイン，メチルマロン酸が上昇する．感度は高いが，葉酸欠乏，ビタミン B_6 欠乏，腎不全，甲状腺機能低下症でも上昇するため，非特異的なマーカーである．カットオフは15 μmol/L

⭐**memo** 貧血の鑑別診断に役立つTips

- 塗抹標本でわかる赤血球の形態は貧血の鑑別診断に有用である（表Ⅱ-10-5）．

表Ⅱ-10-5　塗抹標本による鑑別

みられる異常細胞	関連する疾患や病態
好塩基性斑点	鉛中毒，骨髄負荷，サラセミア
咬合細胞[*1]	酸化ストレス性溶血
棘状（いが状）赤血球[*2]	アーティファクト，肝疾患，尿毒症，脂質異常症
有棘赤血球[*3]	微小血管症性溶血性貧血，慢性腎臓病，肝疾患，無βリポタンパク血症，McLeod症候群
楕円赤血球	先天性楕円状赤血球症，鉄欠乏症
Howell-Jolly小体	脾摘後や脾機能低下
有核赤血球	脾摘後，骨髄負荷，骨髄癆
破砕赤血球	溶血，微小血管症性溶血性貧血（血栓性血小板減少性紫斑病〔TTP〕や溶血性尿毒症症候群〔HUS〕，血栓性微小血管症〔TMA〕など）
網状赤血球	溶血，骨髄負荷
球状赤血球	球状赤血球症，自己免疫性溶血性貧血
鎌状赤血球	鎌状赤血球症
標的赤血球	ヘモグロビン異常症，鉄欠乏性貧血，サラセミア，閉塞性肝疾患
涙滴赤血球	白赤芽球症候群，骨髄癆，骨髄線維症，髄外造血
連銭形成	マクログロブリン血症，多発性骨髄腫，炎症状態
凝集	寒冷抗体

文献3)にわかりやすい塗抹写真あり．上記細胞となる機序もわかる．
*1：咬合細胞：噛んだような半円形の欠損がある赤血球．
*2：棘状赤血球：等間隔で短い均一な突起ができる．赤血球中心部の蒼白は保たれる．
*3：有棘(拍車)赤血球：不規則で大きさも不整な突起ができる．赤血球中心部の蒼白なし．

(Hematol Oncol Clin North Am, 31 (6)：1045-1060, 2017 および
Med Clin North Am, 101 (2)：263-284, 2017 より作成)

であり，血液採取後2時間以内に測定しなければならない．メチルマロン酸は，高齢者や腎機能低下時には偽陽性となりうる．測定できない施設が多いため，ホモシステインを測定するか，400 ng/L（pg/mL）未満で疑わしい症状があれば早期に治療介入をするとよいだろう．

- なお，高齢者は採血上，ビタミンB_{12}欠乏症の証拠は得られないが，神経症状がみられた報告もあるため，症状から強く疑う場合は，介入をしたほうがよい可能性がある．
- 治療は内服による補充や原疾患の治療を行う．胃切除後などの吸収障害があっても，内服で投与する量が多ければ治療は可能といわれている．

▶ 血小板増多を伴う貧血

- 血小板増多を伴う貧血であれば鉄欠乏性貧血，慢性炎症の可能性を考える．これは鉄欠乏症により種々のサイトカインの増加や巨核球増加により増多するためである[22]．
- 慢性炎症の場合，IL-6などの誘導によりCRPとともにトロンボポエチンも肝臓から合成されるため，血小板増多を起こす．CRPが発見される以前は血小板を炎症の指標としていた．
  - ＊炎症時に上昇する血小板数は敗血症の気づきにも使える．炎症のため感染症でも血小板数は上がるが，敗血症により血管内で破壊，消費亢進が起こると血小板数は低下してくる．すなわち，感染症疑いの患者の血小板数が低い場合は敗血症も念頭において診療にあたるとよいだろう．
- 血球の大きさによる鑑別は大変有用であるが，小球性をきたす疾患と大球性をきたす疾患の合併もあり，クリアカットにいかないこともある．その場合，**赤血球分布幅（RDW）**を評価するとよい．小球性と大球性が混在する場合に開大しやすい．

⭐ memo **通常の貧血へのRDWの使い方[24]**

- 正常：血球低産生性貧血，骨髄形成不全，ヘテロ接合体型サラセミアなどにみられやすい．
- 開大：栄養性貧血（鉄，ビタミンB_{12}，葉酸欠乏症）や鉄芽球性貧血などにみられやすい．
  - ＊ただし，結果のばらつきが多いため，疾患の想起には使えるが鑑別診断には使いにくい．

low back pain

11 腰 痛

概 要

- 腰痛はありふれた症状の1つである．生涯で8割を超える人が腰痛を自覚するともいわれ，頻度は非常に高い．その多くは数週間で症状が自然寛解する筋骨格系由来のものであるが，その一方で見逃してはならない重症疾患を背景にした腰痛も存在する．
- 腰痛診療で重要なことは，筋骨格系疼痛なのかそれ以外の疼痛なのかを判断することにある．
- 図Ⅱ-11-1に，腰痛診療のフローチャートを示す．

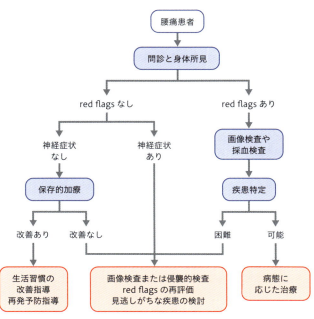

図Ⅱ-11-1 腰痛診療のフローチャート

🖊 問 診

● 初めに以下のred flagsに該当しているか確認する[1].

> ①発症年齢20歳以下または55歳以上.
> ②時間や活動性に関係のない腰痛.
> ③胸部痛.
> ④がん，ステロイド治療，ヒト免疫不全ウイルス(HIV)感染の既往.
> ⑤栄養不良.
> ⑥体重減少.
> ⑦広範囲に及ぶ神経症状.
> ⑧構築性脊柱変形.
> ⑨発熱.

● 上記のred flagsに加え，症状の発症機転，増悪・寛解因子，性質・性状，疼痛分布，随伴症状，経時的変化(痛みのOPQRST)を確認することも重要である.

● 重いものを持ったときなどや，起き上がり，立ち上がり時に急激に腰痛を発症したような，受傷機転が明確な場合には筋骨格系疼痛が示唆される. さらに，疼痛が「安静時には寛解するが，体動作に伴って増悪する」ような場合にはより強く筋骨格系疼痛を示唆する.

● 反対に誘因のはっきりしない腰痛，安静時にも痛みが続く，痛みの局在が不明瞭，下肢の痺れ・筋力低下・膀胱直腸障害などを認める場合は，筋骨格系らしさを欠くためそれ以外の疾患の評価を優先する.

● 筋骨格系以外の疾患の可能性を疑った場合には，採血，エコー，画像検査などを追加し評価する.

● 筋骨格系以外の代表的な疾患には動脈瘤破裂，動脈解離，動脈炎，膵がん，脊髄硬膜外血腫，腎盂腎炎，腎梗塞，化膿性脊椎炎，リウマチ性多発筋痛症などがあげられるが，鑑別は多岐にわたる.

🖊 身体所見

● 問診に次いで，下記の所見を確認していく.
　① 疼痛部位の視診・触診にて外傷の有無，圧痛の有無，疼痛の範囲を確認.
　　→ 筋骨格系疼痛らしさを評価.
　② 腱反射や筋力，感覚障害を評価(**表Ⅱ-11-1**).
　　→ 脊髄神経根などの中枢神経系障害の評価に有用である. 椎間板ヘルニアの90％はL5とS1の神経根が関与する.
　③ Straight Leg Raising (SLR) testを行う：患者を仰臥位とし，一側の

11 腰痛

表Ⅱ-11-1 腰仙髄神経根障害と下肢腱反射，筋力低下，感覚障害の一例

	L3/4	L4/5	L5/S1
支配神経根	L4	L5, (S1)	S1
腱反射	膝蓋腱反射↓	—	アキレス腱反射↓
筋力	大腿四頭筋↓（膝伸展力↓）	前脛骨筋↓ 長母趾伸筋↓ （足関節や母趾の背屈力↓）	腓腹筋↓ 長母趾屈筋↓ （つま先立ちができない）
主な感覚障害	下腿内側から母趾を含めた足背内側	下腿外側から第2〜4趾にかけての足背	足部外側〜踵部，下腿後面

（篠崎義雄：腰椎椎間板ヘルニア・腰部脊柱管狭窄症の診断. Orthopaedics, 30 (10)：25-32, 2017 より一部改変して作成）

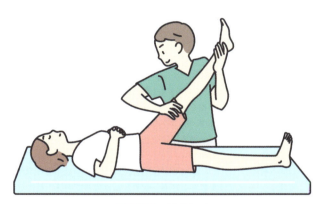

図Ⅱ-11-2 SLR test

下肢を，股関節の回旋や内外転などが加わらないように他動的に挙上する（図Ⅱ-11-2）．膝関節は伸展位を維持するように注意する．下肢の放散痛が出現すれば陽性とし，症状出現時の挙上角度を評価し，対側下肢も同様の手技を行い相違点を評価する．両角度に差があれば浅い角度側の腰髄神経根に椎間板ヘルニアなどの問題がある可能性が高い．感度が非常に高く（感度91％，特異度26％）[3]，本検査で陰性であれば腰髄神経根障害の可能性が低い[3]と見積もることができる．

④ Femoral nerve stretching（FNS）test を行う：患者を腹臥位とし，一側下肢の膝関節を90°に屈曲した状態で殿部を固定しながら，他動的に大腿部を真上に挙上する（股関節伸展位となる）（図Ⅱ-11-3）．高位腰椎椎間板障害（L2/3もしくはL3/4椎間板ヘルニアなど）がある場

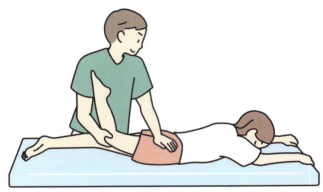

図Ⅱ-11-3　FNS test

合に陽性となる.
⑤ 体幹前後屈で症状が誘発されるかを確認：→ 前屈で誘発されれば椎間板ヘルニア，後屈で誘発されれば脊柱管狭窄症を示唆する.
　Kemp test（立位で脊椎を後側屈させ，同側の下肢痛を生じれば陽性）も有用である．腰椎椎間板ヘルニアを示唆する.
⑥ 脊椎叩打痛の確認：→ 腰椎圧迫骨折や化膿性脊椎炎の存在評価に有用である.
⑦ 膀胱直腸障害，サドル型感覚脱失，下肢のしびれ，下肢の運動麻痺の確認：→ 馬尾症候群の存在評価．認めれば直腸診での肛門括約筋の弛緩の有無を確認する必要がある.

- 問診や身体所見を合わせて評価し，筋骨格系由来と判断できれば対症療法で経過をみる．しかし筋骨格系由来と判断しがたい場合は，追加検査を行う.

検　査

- 腰痛を訴える患者の全例に検査を行うのは推奨されない[4]．しかし，red flagsを認める場合や1ヵ月の治療で改善が得られない場合には積極的な画像検査が推奨される.

▶採血検査
- 化膿性脊椎炎や動脈炎，膠原病などを疑う場合に，感染や炎症の有無を確認する.

▶X線
- 脊椎圧迫骨折，腰椎分離すべり症などの評価に有用である.

▶ エコー
● 尿管結石に伴う水腎症や，腹部大動脈瘤・解離の評価に有用である．

▶ CT
● 結石や腫瘍性病変，詳細な脊椎骨折の評価に有用である．造影を行えば動脈疾患の評価が特異的に行える．

▶ MRI
● 椎体変形の乏しい早期の脊椎骨折（STIRで高信号となる），脊椎炎の評価に有用である．

治 療

● 筋骨格系以外の疾患に対しては，それぞれに合った治療や専門医へのコンサルトを選択する．
● 筋骨格系由来の場合は，以下のように対応する．
　① 原因のはっきりしない急性腰痛症：
　・NSAIDsで疼痛コントロールを行う．副作用を考慮し，高齢者にはNSAIDs湿布を用いる．痛みがとれなければアセトアミノフェンの併用を考える．腰部固定帯を併用するのも有用である．
　② 椎間板ヘルニア：
　・①と同様に対応しながら1ヵ月程度の経過観察を要する．疼痛自制内であれば体動も許可する．
　・神経症状の増悪や馬尾症候群を認める場合は，MRIなどで脊髄障害の程度を確認しつつ，手術加療も考慮し整形外科へ紹介するのが望ましい．
　③ 脊柱管狭窄症：
　・①に加え，運動療法，リマプロスト　アルファデクス（オパルモン®）などの薬物療法を追加検討しつつ保存的に加療を行う⁵⁾．改善に乏しい場合や増悪を認める場合は手術療法による除圧術を考慮し，整形外科へ紹介をする．

arthralgia

12 関節痛

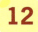

関節痛の診かた

- 関節痛の原因は多岐にわたるため,アプローチ法としてはまず疼痛の原因が関節内由来か関節外由来か,炎症性なのか非炎症性なのかを明確にすることが肝要である.さらに,急性(< 6週)か慢性(≧ 6週)か,単関節か多関節かも同時に判断する.特に急性の単関節炎では化膿性関節炎や結晶誘発性関節炎が主な原因であることが多く,単関節炎で救急外来を受診した患者の27%が非淋菌性化膿性関節炎であった[1]ともされるため,重症度も考慮して**化膿性関節炎の評価/除外は初めに確実に行う**.

*関節内外とは,厳密にいえば関節包内,関節包外を指す.

問 診

- 発症機転,発症様式,病状期間,罹患関節数,分布様式を詳細に聴取することが鑑別を絞る上で重要となる.
- 既往歴や内服薬,シックコンタクト,性交歴,渡航歴,随伴症状などを幅広く聴取することで,疾患鑑別に有用となる.
- 膠原病や腫瘍随伴症候群を疑う際には,関節痛以外の病歴(皮疹や発熱,癌の既往など)が有益な情報となるため慎重に聴取する.
- 同部位の関節痛の増悪・寛解を繰り返す間欠性関節炎や,複数の関節で場所を変えるように関節痛の増悪・寛解が起こる移動性関節炎は特徴的な関節痛の発症様式である(表Ⅱ-12-1 〜 4)[2〜4].

表Ⅱ-12-1 病変部位別の鑑別疾患例

	関節内	関節外	関節周囲以外
病変部位	滑膜,滑液,関節軟骨,十字靭帯,半月板	腱,腱鞘,腱付着部,靱帯,滑液包,筋,骨	筋骨格系以外の臓器
代表的疾患	化膿性関節炎,結晶誘発性関節炎,変形性関節症,関節リウマチなど	腱炎,腱鞘炎,腱付着部炎,靱帯損傷,滑液包炎,筋炎,骨折,骨髄炎,de Quervain病,乾癬性関節炎,オスグッド・シュラッター病など	心筋梗塞の関連痛,帯状疱疹,神経痛など

(文献2)〜 4)より作成)

12 関節痛

🖋 身体所見

- 罹患部位（対称性か非対称性かを含む），罹患関節数，関節内（滑膜や関節軟骨）か関節外（腱，滑液包，靭帯，筋）か，炎症性か非炎症性かを確認するように診察する．
- 関節内に問題があれば，当該関節を自動的・他動的問わず，どの方向であっても動かせば疼痛が誘発されることが特徴である（関節リウマチ，結晶誘発性関節炎，ウイルス性関節炎など）．
- 他方で，疼痛の局在が指でさせるくらいに明確であり，ある特定の方向にのみ動かした場合に疼痛が誘発されたり，他動的に動かす分には疼痛が少ない場合は，関節外に問題があると判断する（腱鞘炎，肩関節周囲炎，de Quervain病，滑液包炎，筋炎など）．
- 関節内と関節外が同時に問題を起こすこともあることに留意が必要である．

表Ⅱ-12-2　関節痛の大まかな分類

	急　　性		慢　　性	
	炎症性	非炎症性	炎症性	非炎症性
単関節	**化膿性関節炎** **結晶誘発性関節炎** **関節リウマチの初期** 回帰性リウマチ 脊椎関節炎 など	外傷 / 骨折 変形性関節症 無菌性骨壊死 など	慢性多関節炎の初期 **結核 / 真菌性関節炎** 骨髄炎 脊椎関節炎 腫瘍随伴症候群 など	**変形性関節症** 無菌性骨壊死 離断性骨軟骨炎 など
多関節	ウイルス性関節炎（パルボウイルス，HBV，HCV，風疹など） 結晶誘発性関節炎 **膠原病・自己免疫疾患**（関節リウマチ，全身性エリテマトーデス，サルコイドーシス，皮膚筋炎，リウマチ熱，成人Still病，血管炎など） 脊椎関節炎 など	変形性関節症 など	脊椎関節炎 **膠原病・自己免疫疾患** （左記） 腫瘍随伴症候群 掌蹠膿疱症 など	**変形性関節症** 代謝性疾患 （先端巨大症，甲状腺機能低下症など）

太字はそのカテゴリで頻度の多いもの．　　　　　　　　　　　　　（文献2）～4）より作成）

表Ⅱ-12-3　間欠性・移動性関節炎をきたす代表疾患

結晶誘発性関節炎，淋菌性関節炎，関節リウマチ，リウマチ熱，回帰性リウマチ，感染性心内膜炎，ライム病，全身性エリテマトーデス，ベーチェット病，サルコイドーシス，家族性地中海熱，再発性多発軟骨炎，腫瘍随伴症候群など

（文献2）～4）より作成）

表Ⅱ-12-4　関節痛＋αの所見での鑑別疾患例

ぶどう膜炎, 結膜炎, 強膜炎	ベーチェット病, サルコイドーシス, SLE, 関節リウマチ, 多発血管炎性肉芽腫症, 脊椎関節炎
口腔内潰瘍	SLE, ベーチェット病, 反応性関節炎, 多発血管炎性肉芽腫症
耳下腺腫脹	シェーグレン症候群, サルコイドーシス, 流行性耳下腺炎
巨 舌	アミロイドーシス, 先端巨大症
副鼻腔炎	多発血管炎性肉芽腫症
鼻軟骨, 耳介軟骨炎	再発性多発軟骨炎
視力低下, 側頭動脈肥厚	巨細胞性動脈炎
心雑音	感染性心内膜炎, リウマチ熱, 大動脈炎
脾 腫	腫瘍随伴症候群, Felty症候群
肝腫大	ウイルス性肝炎, アミロイドーシス, Wilson病, ヘモクロマトーシス
便潜血陽性, 下血, 血便	炎症性腸疾患
泌尿生殖器炎	淋菌性関節炎, 反応性関節炎
外陰部潰瘍	ベーチェット病
絞扼性神経障害	関節リウマチ, 甲状腺機能低下症
Heliotrope疹, Gottron徴候	皮膚筋炎
慢性遊走性紅斑	ライム病
輪状紅斑	リウマチ熱
結節性紅斑	サルコイドーシス, クローン病
網状皮斑	血管炎, 抗リン脂質症候群, コレステロール塞栓
脂漏性角化症	反応性関節炎, 乾癬性関節炎
円板状皮疹	SLE, サルコイドーシス
毛細血管拡張	強皮症, CREST症候群
皮膚硬化	強皮症, アミロイドーシス
脱 毛	SLE, 甲状腺機能低下症
爪甲異常	乾癬性関節炎
腱付着部炎	脊椎関節炎, 乾癬性関節炎, 淋菌性関節炎

(文献2)〜4)より作成)

● 炎症性の判断は, 発赤・腫脹・疼痛・熱感に加え, 安静時痛や夜間痛, 30分以上続く朝のこわばりなどがあるかを確認する. 非炎症性であれば主に体動時に疼痛が生じ, 変形性関節症などでの朝のこわばりは10分程度までであることが多い.

12 関節痛

診　断

- 問診，身体所見で関節痛の分類ができたら，病歴を要約し疾患を絞り，診断する．特異的な検査がある場合は追加する．

▶主な追加検査

- 化膿性関節炎：関節穿刺にて関節液を採取し，グラム染色での白血球数の確認や培養を行う．白血球数が$50,000/\mu$L以上認められれば強く疑う[4,8]．
- 結晶誘発性関節炎：X線での関節内石灰化の有無，関節液を偏光顕微鏡で観察し結晶の存在を確認する．
- ウイルス性関節炎：パルボウイルスB19-IgM抗体，HBs抗原，HCV抗体などを確認する．
- 関節リウマチ：リウマチ因子や抗CCP抗体，関節エコーでの滑膜肥厚や血流増加の確認をする．Advanceな技法だがX線で早期の手関節，手指骨のびらんを確認できるとよりよい．

  ＊関節リウマチは，骨破壊が進行していない早期の状態から治療開始をするのが現在の標準であるため，骨破壊が進行した時点でのX線の確認は病状の進行度合いの確認にはなるが，診断自体には重要ではない．

- その他の自己免疫疾患：関節痛以外の所見から絞れる疾患があれば，診断寄与性の高い検査を提出する（抗核抗体，抗dsDNA抗体，抗ARS抗体，抗Scl-70抗体，抗RNP抗体，ANCAなど）．
- 脊椎関節炎：*HLA-B27*遺伝子との関連性が高いとされているが，容易に測定できないことが多い．

肩　痛

- 肩は複数の骨，靱帯，筋に囲まれた複雑な構造をした部位であり（図Ⅱ-12-1），肩関節は人体の中で最も自由度の高い動きを行う関節である（屈曲／伸展，内転／外転，内旋／外旋）．
- 自由度の高い動きができるがゆえに，疼痛による制限も起こりやすく，さまざまな原因を考えなければならない．
- さらに，個人によって肩の部位の認識に差があり，「肩が痛い」との訴えに対し医療者は肩関節を想起するが，患者によってはそれが僧帽筋であったり，上腕骨外側部位を示していたりするため，実際にどこを指して「肩」と述べているのか判断することも重要となる．
- 肩痛として頻度の高いものは，腱板断裂，凍結肩，石灰性腱炎があげられる．しかしその他の要因により肩周囲の疼痛を生じる疾患も多いため，肩痛の診療のポイントにつき述べていく．

121

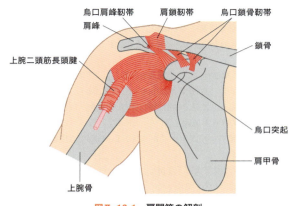

図Ⅱ-12-1　肩関節の解剖

問　診

- 痛みのOPQRST（p.76参照）に沿って問診を行うと情報収集の漏れが少なくなる．
- 重い物を持ち上げたとき，車中で後部座席の物を取ろうとしたときなど，ある動作に伴って肩痛が生じた場合は，腱板断裂や凍結肩に加え，肩関節脱臼や骨折などの外傷性疾患の可能性が高くなる．
- 一方で石灰性腱炎は特に誘因なく急激に発症することが多く，**ある日，突然に肩の痛みを自覚して夜も眠れなかった**，というのが典型的なエピソードである．
- また，頸部・胸腹部疾患，全身疾患に伴う関連痛の場合もあるため，肩痛以外の症状を確認することも重要である．
  - 頸部疾患：頸部動作に伴う増強，肘や手部までの痺れ・疼痛など．
  - 心疾患：高血圧，糖尿病などの有無，胸部違和感，発汗，臥位で増悪など．
  - 肺疾患：呼吸困難感，血痰など．
  - 腹部疾患：腹痛や腹膜刺激徴候など．
  - 悪性腫瘍：体重減少，盗汗，腫瘤，がんの既往．
  - リウマチ性多発筋痛症（PMR）による頸／肩／上腕や殿部／大腿部のこわばり，僧帽筋の痛みを伴う線維筋痛症，帯状疱疹など．

身体所見

- 視診：肩関節脱臼（図Ⅱ-12-2）の際は，肩峰と上腕骨頭の間に陥凹が生

じるため，視診だけでも推測しやすい（肩章サイン）．その他，骨折や筋損傷に伴う皮下出血の有無も確認する．
- 触診：熱感や腫脹がないか，特定の圧痛部位が存在するか，骨が変形していないかなどから，炎症性か非炎症性か，外傷性か否かを判断する．腱板断裂は触診で判断することも可能であり，肩を軽度伸展し，上腕骨大結節部を触知しながら肩関節を緩徐に内外旋して三角筋下に陥凹が触れれば疑う．
- 他動的に肩関節を動かすことができるかを確認する．他動的に挙上できれば筋や腱の問題が多く，固く挙上が困難な場合は凍結肩などの拘縮の可能性が高いと推定できる．
- 上記で整形外科的な疾患を疑う場合は，代表的な肩の診察法を行い，どういった疾患が想定できるか判断していく（表Ⅱ-12-5）[3〜5]．

🔍 検　査

- X線：正面，側面（可能であればYビュー撮影）の2方向で撮影し，関節内石灰化や骨傷の有無を確認する．
- CT：X線で明確でない骨折病変の評価に有用．
- MRI：腱板損傷や骨変形のない骨挫傷の評価に有用．なお，腱板断裂はエコーでも確認可能である．
- 関節液検査：関節液を鏡検や培養することで，化膿性関節炎や偽痛風の鑑別に有用である．穿刺法は数パターンがあるため，専門家の指導下で習得するのがよい．

🔍 治　療

- 診断に応じて抗菌薬の使用，NSAIDsでの疼痛コントロール，関節内注射，三角巾固定，理学療法などを選択する．

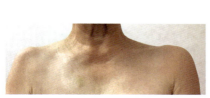
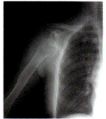

a．右肩関節脱臼外観（肩章サイン）　　b．X線画像

図Ⅱ-12-2　肩関節脱臼

表Ⅱ-12-5 肩関節の代表的診察法

手技	診察法	代表疾患
Painful arc	患者自身に肩関節外転動作をしてもらい，60〜120°の範囲で疼痛を訴えれば陽性とする	腱板損傷 インピンジメント症候群
Drop arm sign	検査者が患者の上肢を外転90°まで他動的に挙上し，その肢位を維持することができず上肢が落下してしまう場合は陽性とする	腱板損傷
Empty can test	患者の肩関節を40°外転位，30°水平内転位，完全内旋位とし，その状態から自動的に肩関節を屈曲させ，屈曲動作に対して検査者が抵抗を加える．疼痛が誘発されれば陽性（空き缶の中身を最後まで振り切る動作に由来）とする	棘上筋損傷
Neer test	患者の上肢を下垂位とし，他動的に肩関節を内旋した状態から肩甲骨を押さえながら緩徐に屈曲していく．疼痛が誘発されれば陽性とする．上腕骨を肩甲骨下面に押し当てる動作である	インピンジメント症候群
Hawkins test	患者の肩関節，肘関節を他動的に90°屈曲位とし，緩徐に肩関節内旋を加えていき，疼痛がみられれば陽性とする．上腕骨の大結節を烏口肩甲靱帯の下面に押し当てる動作である	インピンジメント症候群
Speed test	患者の上肢自然下垂位，前腕回外位の状態から肘を伸展したまま肩関節を屈曲させ，屈曲動作に対して検査者が抵抗を加え，疼痛が誘発されれば陽性とする．上腕二頭筋の屈曲作用に対する負荷となる	上腕二頭筋腱損傷 上腕二頭筋腱炎
Yergason test	患者の肘関節を90°屈曲位にし，前腕の回外動作のみを行わせ，検査者は回外させないように回内方向へ抵抗をかけ，疼痛が誘発されれば陽性とする．上腕二頭筋長頭腱の回外作用に対する抵抗となる．検査者の母指球を患者の橈側突起部に当てるように外側から把持すると抵抗をかけやすい	上腕二頭筋腱損傷 上腕二頭筋腱炎
Sulcus sign	患者を上肢自然下垂位とさせ，検査者が肘関節より近位を把持して下方に緩徐に牽引し，肩峰下に2cm程度の間隙ができれば陽性とする	肩関節不安定症
Shoulder Apprehension test	患者を背臥位とし，肩関節外転・外旋90°，肘関節屈曲90°の肢位から，さらに自動的に肩関節外旋運動を行わせる．肩の不安定感を訴えれば陽性とする	肩関節不安定症 反復性肩関節脱臼

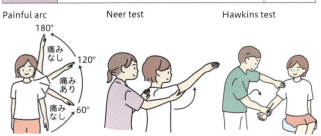

- 明らかな骨折・脱臼・腱板断裂を認める場合や，関節内注射を要するが自身が手技に習熟していない場合は，整形外科へ紹介するのが望ましい．

膝 痛

- 膝は，立つ，歩く，走る，しゃがむ，座る，跳ぶなどの直立生活を行う上で必要な動作に深く関わり，重要な役割を果たしている．その一方で，消耗も激しく一度障害を生じるとQOLが大きく損なわれるため，膝痛の原因を的確に判断し対処することが求められる．しかし多数の靱帯や筋に囲まれており，疼痛の原因は多岐にわたる（図Ⅱ-12-3）．

問 診
- 肩痛と同様，OPQRSTに沿いながら漏れのない情報収集を心掛ける．
- やはり化膿性関節炎や膠原病，腫瘍随伴症候群による関節炎など内科的疾患による膝痛をきたしていないかを念頭に聴取する．

身体所見
- 仰臥位にて視診し，膝関節周囲の発赤・腫脹や，変形・陥凹などがないかを確認する．必ず健側と比較し，アライメントの差異も確認する．
- 次に触診で熱感，腫脹の有無をみる．膝蓋骨を他動的に動かし疼痛が誘発されるか，軋轢音がないかも同時に確認する．膝蓋跳動をみるのもよい．
- 続いて膝を90°屈曲位（座位が可能であれば足が床につかない高さのベッドなどに座位にすると容易）にし，両母指で脛骨内側顆，外側顆，内外

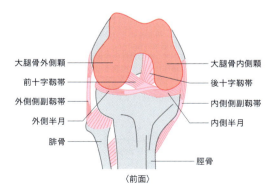

図Ⅱ-12-3　膝関節の解剖

側側副靱帯，膝蓋靱帯，大腿骨内側上顆，外側上顆，膝蓋窩，大腿二頭筋腱などを触診し，圧痛や腫脹の有無をみる．
- 筋力検査や代表的診察法を行い，骨，筋，半月板，靱帯のどこに問題があるかを推定する（表Ⅱ-12-6）．

🔍 検　査

- X線：正面，側面の2方向で撮影し，関節内石灰化や骨傷の有無を確認する．変形性膝関節症の場合，**両膝関節を立位荷重位で正面撮影する**と評価しやすい．
- CT：X線で明確でない骨折病変の評価に有用．
- MRI：十字／側幅靱帯や半月板損傷，骨変形のない骨挫傷の評価に有用．
- 関節液検査：関節液を鏡検や培養することで，化膿性関節炎や偽痛風の鑑別に有用である．穿刺法は患者を仰臥位とし，採取する膝関節に対し

表Ⅱ-12-6　膝関節の代表的診察法

手　技	診察法	代表疾患
膝蓋跳動	検査者の片方の手で膝蓋骨上縁を関節周囲の液体を集めるように遠位に押し下げながら，膝蓋骨を真正面から大腿骨へ押しつけるように圧迫したときに，膝蓋骨の浮き沈みが生じるかをみる	膝関節液貯留（偽痛風，変形性関節症など）
前方・後方引き出しテスト	患者の膝関節を90°に屈曲した状態で，検査者が両手で患者の下腿を把持し，緩徐に前方または後方へ脛骨を引き出すようにして膝関節の不安定性をみる	前・後十字靱帯損傷
McMurrayテスト	患者を仰臥位にし，検査者は母指と他の指で関節裂隙を触知しながら，他方の手で足底を持つ．その状態から他動的に膝を最大屈曲位とし，下腿を内旋または外旋させ，半月板に負荷をかけながら膝を他動的に伸展していく．伸展時に膝痛やクリック音を認めれば陽性とする	内側または外側半月板損傷
内反・外反ストレステスト	患者を仰臥位にし，検査者は一方の手を大腿遠位内側に，他方の手を下腿遠位外側に当て，大腿を外側方向へ，下腿を内側方向へ押し膝の動揺性が大きい場合や疼痛を訴える場合は陽性とする．検査者の手を当てる側を入れ替え，逆方向へのストレスをかけることも行う	外側または内側側副靱帯損傷

前方引き出しテスト　　　McMurrayテスト　　　内反ストレステスト

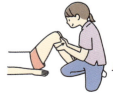 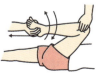 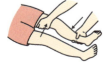

12 関節痛

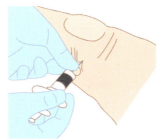

図Ⅱ-12-4 膝関節の穿刺

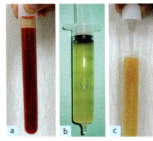

図Ⅱ-12-5 穿刺関節液の性状

a:血性(ACL損傷), b:黄色混濁(偽痛風), 膿性(化膿性関節炎)

(吉矢晋一, ほか(編):下肢臨床症候の診かた・考え方. p.112, 南山堂, 2015より転載)

膝蓋骨の上縁と外側縁が交差する点から, 矢状面に対し直交させて刺入する(図Ⅱ-12-4参照). 穿刺する際に膝蓋骨を内側から外側にスライドさせるように圧迫を加えると, 液が集まり刺入しやすくなる. なお, 清潔操作を誤ると医原性の細菌感染を生じてしまうため, 手技には十分注意を要する. 関節液の肉眼的所見でも, 化膿性関節炎と偽痛風の区別がある程度可能である(図Ⅱ-12-5).

治療

- 肩痛と同様, 診断に応じて抗菌薬の使用, NSAIDsでの疼痛コントロール, 関節内注射, 固定, 理学療法などを選択する. 骨折や靱帯損傷を疑う場合は整形外科へ紹介するのが望ましい. ステロイドやリドカインの注射も専門医へ委ねるのが推奨されるが, やむを得ず自身で行う場合は, 前述したように感染を誘発しないように十分注意が必要である.

edede of lower extremities

13 下肢の浮腫

原因 （表Ⅱ-13-1）

- 慢性静脈不全が最も多い（人口の2%）原因である.
- 心不全，肝硬変，ネフローゼ症候群，低アルブミン血症，薬剤が原因で あることも多い.
- 詳細な病歴と身体所見は原因特定に重要である.

分 類

■ 片側性下肢浮腫

- 下肢の浮腫が一側性の場合は，深部静脈血栓症（DVT），がんによる静 脈やリンパの閉塞を考える.
- DVTは肺塞栓症を起こす. 未治療の悪性腫瘍，1ヵ月以内に行われた大 手術後の3日以上の安静，下肢の麻痺はDVTのリスクを高める.
- 有痛性のふくらはぎ腫脹の他の原因：蜂窩織炎，ベーカー嚢胞破裂，腓 腹筋損傷（肉離れ），May-Thurner症候群（左総腸骨静脈の圧迫）.
- 脛骨粗面から10cm末梢で，両側のふくらはぎの外周を計測する. 片方 が3cm以上太ければ深部静脈の閉塞を示唆する. 左総腸骨静脈は右総腸 骨動脈と脊柱によって圧迫されるので，左下腿は右下腿よりわずかに太い.
- DVTを疑えば，下肢エコー検査とDダイマーが有用である.
- Kaposi-Stemmerサイン：第2趾の基部をつまみ上げることができない. リンパ浮腫の所見である.

表Ⅱ-13-1 下肢浮腫の原因

● 慢性静脈不全
● 深部静脈血栓症
● 心疾患（心不全，肺高血圧症）
● 肝硬変
● 腎疾患（腎不全，ネフローゼ症候群）
● 甲状腺機能低下症
● リンパ浮腫
● 睡眠時無呼吸症候群
● 妊娠
● 肥満
● 薬剤

13 下肢の浮腫

● 両側性下肢浮腫

- slow edema（圧痕の回復が40秒以上）：毛細血管の静脈圧上昇による浮腫で，心不全や静脈不全でみられる．
- fast edema（圧痕の回復が40秒未満）：水を血管内に保とうとする血漿膠質浸透圧の減少が原因である．低アルブミン血症でみられる．
- 右心不全（頸静脈怒張，肝腫大，S3），肺高血圧（II音肺動脈成分の亢進，傍胸骨拍動，胸骨左縁下部での収縮期雑音→三尖弁逆流〔TR〕，吸気時に収縮期雑音が増強→Rivero-Carvallo徴候），肝硬変（クモ状血管腫，女性化乳房，脾腫，手掌紅斑，羽ばたき振戦〔asterixis〕）などの身体所見に注意する．
- 肝機能，腎機能，尿タンパク，血清アルブミンを測定する．
- 複数の原因が重なって浮腫を起こしていることも多い（例えば，心不全＋Ca拮抗薬＋静脈不全＋塩分過多＋歩行しない生活）．

🖊 疾患解説

● 静脈不全

▶病態生理

- 下肢深部静脈の弁機能が低下，または血栓による静脈流の閉塞，静脈ポンプの故障のために，血液が下肢に貯留し静脈高血圧を起こす．交通静脈を介して深部静脈から表在静脈に血液が流れるため，表在静脈の圧が高まり血管外に水分や赤血球，タンパク質が出てくる（図II-13-1）．

▶症　状

- 下肢腫脹，下肢痛，かゆみ，落ち着きのなさ．

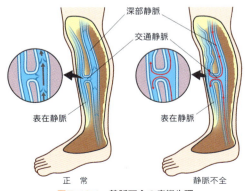

図II-13-1　静脈不全の病態生理

- DVTの合併症でもあるが，症状を訴える患者は少ない．
- 慢性的な浮腫は蜂窩織炎のリスクとなる．
- 下肢潰瘍の70％は静脈うっ滞性潰瘍である．下肢のふくらはぎから足首（特に内果）にできる．難治性である．
- 動脈の血流が悪くなるとできる潰瘍は，小さく，深く，もっと痛みがある．

▶ 診　断

- 徹底的な病歴聴取と丁寧な診察が重要である．立位で下肢観察を行うと表在血管が怒張し，わかりやすい．
- 表在静脈から遊走した赤血球が破壊され，ヘモジデリン沈着による褐色色素沈着が起こる．静脈瘤や内果付近に小血管の拡張，潰瘍治癒の跡がみられる．重症では脂肪皮膚硬化症（茶色の肥厚した皮膚）やatrophie blanche（高度色素沈着の中にみられる小さな白色病変）を認める．
- 静脈うっ滞性潰瘍は単発または多発性で，辺縁は不規則な形状で浅く，漿液の滲出を認める．潰瘍底は線維性または顆粒状である．非常に強い痛みはまれ．
- 診断は臨床的に行われるが，静脈の逆流や閉塞を評価する場合，または診断が不明確な場合には，ドプラエコー検査が有用である．
- 動脈疾患の併発を除外するため，足関節上腕血圧比（ABI）を測定する必要がある．

▶ 治　療

- 運動（歩行や踵上げは静脈ポンプの働きを促進する），下肢挙上，減量，弾性ストッキング（20 ～ 50mmHg）の着用．
- 静脈潰瘍があれば弾性包帯を使用し，30mmHg以上の圧迫をする．静脈の流れを改善し，浮腫を軽減し，線維素溶解を促進することができる．末梢動脈疾患が合併する患者には慎重に使用する．
- 抗菌薬の使用は，感染が疑われる患者を除いて推奨されない．蜂窩織炎との鑑別がときに難しいが，蜂窩織炎が両側同時に起こることはまれである．
- スキンケアのため保湿剤を毎日使用すると，皮膚バリアを保ち感染を防ぐことができる．うっ血性皮膚炎ではステロイド外用剤を控えめに使用する．潰瘍に対してはハイドロコロイド製剤やフォームドレッシングなどを用いて創傷ケアを行う．
- 静脈瘤には，硬化療法，熱凝固療法，レーザー療法を行うこともある．
- 利尿薬による治療は避ける．静脈不全の患者は比較的循環血液量が少なくなっている．利尿薬によりレニンとアンジオテンシンの分泌が増えるとNa貯留が起こり，乏尿や急性腎機能障害が起きる．

■ 薬剤性浮腫

- 浮腫を起こしやすい薬剤はCa拮抗薬（特にアムロジピン），ピオグリタゾン，ガバペンチン，NSAIDs，グルココルチコイド，経口避妊薬である．アムロジピンは血管拡張作用があるため毛細血管の静水圧を上昇させ，30％の患者に用量依存的に下肢浮腫を生じさせる可能性がある．

■ 好酸球性血管性浮腫

- NEAE（non-episodic angioedema with eosinophilia）はわが国に多く，一過性の四肢に限局した好酸球増多を伴う浮腫である．典型的には夏から秋にかけて若い女性に発症する．自然に軽快することが多い．
- EAE（episodic angioedema with eosinophilia）は再発性で顔面と四肢の浮腫，発熱，体重増加，血清IgM増加，蕁麻疹が特徴的である．ステロイドを必要とすることが多い．

skin lesion

14 皮　疹

皮膚の解剖

- 皮膚の解剖を正しく理解することが重要である（図Ⅱ-14-1）.

皮疹の記述

- 分布（びまん性，限局性，屈曲部）と色（赤，紫，黒），形態（平坦，隆起，水疱），二次性変化（びらん，潰瘍，痂皮，鱗屑）について述べる.
- バイタルサインの変化，皮疹の急速な進展，外見と一致しない強い痛み，水疱や血疱，粘膜病変，紫斑はred flag signである.

治療の原則

- 軟膏はクリームより効力が高く，クリームは溶液や懸濁液より効力が高い.

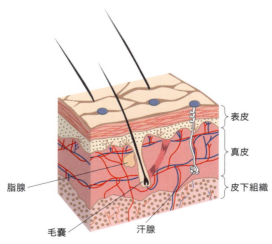

図Ⅱ-14-1　皮膚の構造

14 皮疹

- 体重70kgの成人の体全体に塗布するには30gの軟膏が必要である.
- ステロイド外用薬は，副作用として皮膚萎縮，皮膚萎縮線条，紫斑，毛細血管拡張を引き起こすことがある．顔などの皮膚が薄い部位や皮膚のひだに使用した場合，または閉塞下で使用した場合によくみられる．目の周りへの使用は，緑内障を悪化させ，白内障を引き起こす可能性がある.
- ステロイド外用薬と抗真菌外用薬との併用は，一部の白癬感染を悪化させる可能性がある．鼠径部に使用した場合，線条を引き起こすリスクが高い.
- 免疫抑制外用薬（タクロリムス軟膏）は長期間使用しても，萎縮や線条が生じることはないが，米国食品医薬品局（FDA）は皮膚がんやリンパ腫の可能性をブラックボックスで警告している.
- にきびや乾癬の治療によく用いられるレチノイド外用薬は，催奇形性のリスクがあるため妊娠中の使用は避ける.

  * DermNet™と呼ばれるサイトでは，多くの皮膚疾患の写真を無料閲覧でき参考になる（https://dermnetnz.org/）.

皮疹を起こす代表的な疾患とその治療

アトピー性皮膚炎（atopic dermatitis）

▶病態生理
- 皮膚バリア機能の低下や免疫調節機能の障害による．アレルギー性鼻炎や喘息を伴うことが多い（atopic triad）.

▶症状／所見
- 顔面および首，屈曲部（肘窩，膝窩）に好発する瘙痒性の炎症性疾患．掻破により皮膚の擦過傷および肥厚（苔癬化）を伴う.
- ほとんどの患者は5歳までに発症する.

▶治療
- 石けんは頭，肘，鼠径部，足にだけ使用する．入浴時にタオルを使用しない．入浴後，3分以内に保湿剤を塗布する.
- ステロイド外用薬は，病変が消失するまで1日2回使用する.
- タクロリムスや弱いステロイド外用薬を顔や皮膚のしわに用いる.
- 黄色ブドウ球菌やヘルペスウイルスによる二次感染は病変を悪化させる.

接触皮膚炎（contact dermatitis）

▶病態生理
- アレルギー性接触皮膚炎と刺激性接触皮膚炎の2つがある.

- アレルギー性接触皮膚炎は特定の抗原（うるし，ニッケル，日焼け止め，化粧品，香水，シャンプー，ゲンタマイシン〔ゲンタシン®〕軟膏など多数）に対するⅣ型遅延型過敏症反応である．刺激性接触皮膚炎は，アレルギー性接触皮膚炎よりも一般的で，化学物質，石けん，洗剤などによって皮膚が直接傷つけられることによって生じる．

▶症状／所見
- 曝露された部位に強い痒みを伴う線状の小水疱性丘疹が起こる．

▶治　療
- 詳細な問診やパッチテストで原因を見つけることが重要である．
- 重症ではステロイド外用薬や2～3週間のステロイド全身投与（プレドニゾロン〔PSL〕1mg／kg漸減）が必要．例えば，PSL 40mg，5日間→30mg，5日間→20mg，5日間→10mg，5日間→中止 [1]．

🖋 手の皮膚炎（hand dermatitis）

▶病態生理
- 過度の手洗い，接触皮膚炎，アトピー性皮膚炎または異汗性湿疹（汗疱）など複数の原因によって生じることが多い．
- 水や化学物質を扱う，または手袋を使用する仕事を行う患者に多い．

▶症状／所見
- 痒みのある紅斑で，慢性になると亀裂や苔癬化を生じる．
- 異汗性湿疹では，手掌および手指側面に小水疱ができる．
- 鑑別診断は白癬，乾癬，疥癬．白癬を疑えば，足白癬や爪白癬（two feet-one hand syndrome）を確認する．

▶治　療
- 保湿剤を用いる．症状が悪化した場合には，強力なステロイド外用薬を使う．
- 水や化学物質を扱う作業では，白い木綿の手袋をして外側にゴム手袋を使うとよい．

🖋 脂漏性皮膚炎（seborrheic dermatitis）

▶病態生理
- マラセチア（*Malassezia furfur*）などの酵母菌に対する感受性の亢進が原因である．

▶症状／所見
- 脂漏部位（頭皮，眉毛，鼻，耳，胸部，腋窩，鼠径部）に脂っぽくて黄色い，鱗状の紅斑ができる．
- 症状がひどい場合は，ヒト免疫不全ウイルス（HIV）検査を行う．

14 皮疹

▶治 療
- ミコナゾールを配合した市販のシャンプー(ココデオード®)を使用する.
- ケトコナゾールクリームまたは弱いステロイド外用薬.

間擦疹 (intertrigo)

▶病態生理
- 皮膚が互いにこすれ合う部位(間擦部)の皮膚が破綻して生じる. 肥満, 摩擦, 閉塞, 糖尿病などの免疫反応を阻害する因子が素因となる.

▶症状 / 所見
- 腋窩, 乳房下, 腹部および鼠径部に落屑を伴う紅斑やびらんを生じる.
- カンジダの二次感染がよく起こり, 主発疹の周囲に多数の紅色の小丘疹および膿疱(サテライト膿疱)を認める.

▶治 療
- 患部を乾燥させ湿潤と浸軟を減らし, カンジダの二次感染を防ぐ.
- 炎症がある場合は, 低用量のグルココルチコイド外用薬を短期間使用する.
- カンジダの二次感染が疑われる場合は, 抗真菌外用薬を使用する.

薬疹 (drug eruption)

- 薬剤に対する副作用として最も多い.
- ペニシリン, セファロスポリン, NSAIDsが原因として最も多い.
- ありとあらゆる形態の皮疹を起こす可能性がある.
- IV型遅延型過敏症である可能性が高い. 発疹は薬物曝露後の1〜2週間目に現れることが多いが, 2回目からはより迅速に出現する可能性がある.
- 固定薬疹は曝露のたびに, ピンクから紫色の環状斑が顔や口唇, 指, 生殖器の同じ場所に現れる. 中心部は浅黒く変色するか小水疱となる. 色素沈着を残して治癒する.
- 重症薬疹にはStevens-Johnson症候群(SJS) / 中毒性表皮壊死症(TEN), 薬剤性過敏症症候群(DIHS), 急性汎発性発疹性膿疱症(AGEP)がある.
- 疑いのある薬剤はすぐに中止することが大切である.

■ Stevens-Johnson症候群 (SJS) / 中毒性表皮壊死症 (TEN)

▶病態生理
- 粘膜浸潤を伴い表皮全層で壊死が起こる. 詳細なメカニズムは不明. 致死的な薬物有害反応である.
- 薬物は主要組織適合性複合体(MHC)クラス I とTリンパ球受容体に直接結合することで免疫系を刺激する. その結果, 薬剤特異的な細胞傷害性Tリンパ球の集団が増殖し, ケラチノサイトを攻撃すると考えられて

いる.

- 体表面積の10%未満が罹患した場合はSJS, 30%以上に病変が及ぶときはTEN, 10〜30%に病変がとどまるならSJS/TEN overlapと呼ぶ.
- TENは薬剤が原因だが, SJSの約25%は感染(マイコプラズマなど), またはワクチン接種が原因である.
- 抗菌薬, 抗痙攣薬, NSAIDs, アロプリノール, ネビラピンが原因であることが多い.
- HIV感染, 悪性腫瘍, HLA型がリスク上昇の一因となる.

▶症状/所見

- 誘因となる物質に曝露してから1〜3週間以内に始まることが多い.
- 発熱, 倦怠感, 上気道症状に続いて, 皮膚の痛み, 目の充血, 咽頭痛が出現する.
- 有痛性の標的様病変(targetoid lesion)が顔面, 体幹, 四肢に生じ, 小水疱, びらんおよび潰瘍へと進行する.
- 多くの患者で粘膜(口, 目, 性器)に痛みを伴うびらんが生じる.
- Nikolskyサイン(一見正常に見える皮膚を穏やかに牽引すると, 無傷の表皮が真皮から剥離し, びらんが生じる)が陽性となる.

▶治 療

- 原因薬剤の中止と皮膚科/眼科コンサルト, ICUでの支持療法.
- 死亡率:SJS(5〜10%), TEN(33%).
  * SCORTENスケールは, TENとSJSの死亡率を推測するための有効な重症度評価ツールである.
- ステロイドや免疫グロブリンの静注はよく使われるが, エビデンスは乏しい.

■ 薬剤性過敏症症候群(DIHS)

▶病態生理

- 好酸球増加と全身症状を伴う薬剤反応であり, DRESS(drug reaction with eosinophilia and systemic symptoms)とも呼ばれる. 好酸球増多が常にみられるわけではないため, DIHSと呼ばれることが多い.
- Tリンパ球を介する薬剤へのアレルギー反応と考えられている. アレルギー反応に免疫グロブリンの減少などの免疫異常が加わり, HIV-6の再活性化がみられる.
- 死亡率:10%.
- 原因薬剤は比較的限定されている(抗痙攣薬, アロプリノール, サルファ剤, バンコマイシン, ミノサイクリン, 抗結核薬).

▶症状／所見

- 薬剤曝露2〜6週間後に，発熱および麻疹様発疹，灼熱性の皮膚痛が起こる．典型的には顔面および体幹上部に始まり，遠位に広がる．顕著な顔面の浮腫および発赤，リンパ節腫脹が生じる．眼の周囲は蒼白となる．口腔粘膜病変はよくみられる．
- 好酸球増加，異型リンパ球増加，アミノトランスフェラーゼ上昇がみられる．

▶治　療

- 原因薬剤の即時中止．
- 数週間〜数ヵ月にわたって漸減するステロイド療法．

■ 急性汎発性発疹性膿疱症（AGEP）

▶病態生理／症状／所見

- 薬剤特異的Tリンパ球がIL-8（interleukin-8）や顆粒球マクロファージコロニー刺激因子（GM-CSF）を産生し病変部に好中球が重積すると考えられている．
- 急速に発現する膿疱性発疹で，曝露後数日以内に起こる．無数の密集した非毛穴性の膿疱を形成する．
- 80％が抗菌薬によって引き起こされる．
- 死亡率：＜5％．

▶治　療

- 原因薬剤を中止すれば，ほとんどのケースでは2週間以内に自然治癒する．
- 症状の緩和に抗ヒスタミン薬やステロイド外用薬が有効であることがある．

尋常性天疱瘡（pemphigus vulgaris）

- 粘膜の表面にあり接着を司るタンパク（デスモグレイン）に対するIgG自己抗体がつくられることによる表皮内自己免疫性水疱症．
- 容易に破裂してびらんを残す弛緩性口腔粘膜水疱，またはその他の粘膜水疱が特徴．
- 治療は，ステロイド内服，リツキシマブ（抗CD20抗体）．

水疱性類天疱瘡（bullous pemphigoid）

- 表皮と真皮の境である基底膜に対するIgG自己抗体が原因の表皮下自己免疫性水疱症．
- 緊張性水疱に進行する多様な瘙痒性蕁麻疹および湿疹性病変が特徴．尋常性天疱瘡に比べ粘膜疹の頻度は少ない．
- 治療は強力なステロイド外用薬，ステロイド内服，ドキシサイクリン．

🪶 白癬（tinea）

▶病態生理
- 真菌（皮膚糸状菌）が皮膚に寄生して生じる.
- 病変部位により頭部白癬, 顔面白癬, 体部白癬, 股部白癬, 手白癬, 足白癬, 爪白癬に分類されている.

▶症状 / 所見
- 顔面白癬や体部白癬, 股部白癬では, 環状または蛇行した鱗屑を伴う病変で中心部はクリアである.
- 股部白癬は間擦疹とは異なり, 陰嚢に病変が及ぶことはない. 足白癬と股部白癬の併発はよくある.
- 両側の足と片方の手（two feet-one hand）が白癬になることは典型的である. 慢性の足白癬では病変はモカシン靴状に分布する.
- 免疫抑制状態の患者では, 皮膚糸状菌が真皮または皮下組織に侵入し（Majocchi肉芽腫）, 毛包の真菌浸潤を示す紅斑性または色素沈着性の毛包周囲丘疹または小結節を発現する.

▶診　断
- 水酸化カリウム製剤（KOH）を用いた顕微鏡検査.

▶治　療
- テルビナフィン（ラミシール®）やミコナゾール（フロリード®D）などのイミダゾール系クリームを1日1〜2回, 2〜4週間, 進行境界から数cm離れた症状が現れていない範囲まで塗り局所的に使用する.
- 抗真菌薬とグルココルチコイドの併用は, 再発や治療失敗の原因となるため, 避けること.

🪶 帯状疱疹（varicella zoster）

▶病態生理
- 神経節に潜伏していた水痘帯状疱疹ウイルス（VZV）の再活性化.
- 飛沫により感染する.

▶症状 / 所見
- 灼熱感, 刺すような痛み, ヒリヒリ感が皮膚表面に出現し, その後, 紅斑を伴う小水疱または膿疱が群発する.
- 最もよく罹患する皮膚分節は胸部である.
- 三叉神経第一枝領域の鼻尖部病変（Hutchinson徴候）では, 眼症状（結膜炎, 角膜炎, ぶどう膜炎など）を引き起こす可能性があるため緊急で眼科コンサルトを行う.
- 外耳道に小水疱を認めた場合, 末梢性顔面神経麻痺および聴覚・前庭症状が生じることがある（Ramsay Hunt症候群）.

14 皮疹

- まれに皮疹を伴わず神経障害をきたすことがある (zoster sine herpete).
- 帯状疱疹後神経痛 (帯状疱疹の初発から3ヵ月以上持続する慢性の神経障害性疼痛) が起こることがあり, 脳血管障害のリスク上昇と関連している.

▶ 診 断
- 特徴的な皮膚所見に基づいて行う.
- 単純ヘルペスウイルスとVZVの区別が必要な場合は, 水疱を生理食塩水でしめらせた綿棒で水疱の底部をこすり, スライドガラスに塗りアルコールで固定する. それを蛍光抗体法を用いて染める.

▶ 治 療
- アシクロビル (ゾビラックス®), バラシクロビル (バルトレックス®), またはファムシクロビル (ファムビル®) の経口投与を発症後72時間以内に開始すれば治癒を早め, 帯状疱疹後神経痛を減らすことが可能である.
- ワクチン接種は, 帯状疱疹発症の可能性を減少させる効果的な手段である.

疥癬 (scabies)

▶ 病態生理 / 症状 / 所見
- ヒゼンダニ (*Sarcoptes scabiei*) による強い瘙痒性の丘疹, 小結節, 水疱が生じる. 接触により感染が広がる.
- 病変は指間, 手首, 乳房, 陰部など軟らかい部位に多い.
- 指間部や手掌にわずかに盛り上がった線状皮疹 (疥癬トンネル) が認められることがある.
- 高齢者施設や病院でよく発生する.
- 免疫不全患者では, 厚いコンクリート状の鱗屑を伴い伝染性が極めて高い角化型疥癬が発生する (ノルウェー疥癬).

▶ 診 断
- 疥癬トンネルや新鮮な丘疹から角層ごとピンセットでつまみ, KOH検鏡法で虫体や卵を顕微鏡で確認する.

▶ 治 療
- イベルメクチン (ストロメクトール®) を1回内服.
- フェノトリンローション (スミスリン®ローション5%), クロタミトンクリーム (オイラックス®クリーム10%).
- 瘙痒症は疥癬の根絶後も数週間持続することがあり, 必ずしも抵抗性や再感染を意味するものではない. 抗ヒスタミン薬, ステロイド外用薬で治療する.

トコジラミ (bedbugs)

▶病態生理
- トコジラミ (*Cimex lectularius*) は畳や壁の隙間, ベッドや絨毯の裏に生息する. 人体に寄生はしないが夜間に吸血する.

▶症状 / 所見
- 無痛性で, 痒みを伴う.
- 皮膚に線状に並ぶ数個の蕁麻疹様丘疹 (breakfast, lunch and dinner パターン) が特徴.

▶治　療
- 衣類やリネンの洗濯.
- 完全に除去するのは難しい.

乾癬 (psoriasis)

▶病態生理
- Th1優位の免疫反応, 角化細胞の増殖.

▶症状 / 所見
- 境界明瞭な厚い銀白色の鱗屑を伴った紅斑と丘疹.
- 頭皮, 肘, 膝, 手掌, 足底, 爪に起こる.
- 爪に点状陥凹 (pitting), 剥離 (onycholysis), 淡黄褐色の変色 (oil spots) が認められる.
- 蝋片現象 (皮疹表面をこすると白色蝋片がみられる), Auspitz現象 (鱗屑を剥がし続けると点状出血を認める), Köbner現象 (皮疹がない部位に刺激を加えると皮疹が出現する) を認める.
- 30%の患者は乾癬性関節炎を合併する.
- 心血管系疾患のリスクが高くなる.

▶治　療
- ステロイド外用薬, 活性型ビタミンD_3外用薬, 光線療法.

脂漏性角化症 (seborrheic keratosis)

- ケラチノサイト由来の良性腫瘍で高齢者によくみられる.
- 体のどこにでも発生する粘土細工を貼りつけた外観.
- メラノーマや扁平上皮がんに似ることがある.
- 症状がある場合は, 凍結療法やレーザー療法, 切除を行う.
- Leser-Trélatの徴候は多数の脂漏性角化症が急激に多発するもので, 内臓の悪性腫瘍と関連している.

14 皮 疹

光線角化症（actinic keratosis）

- 表皮にできる前がん病変．約1〜5%が扁平上皮がんになる．
- 境界のはっきりしないピンク色の鱗片状の丘疹や斑点．高齢者の日光露出部にできる．
- 治療は凍結療法，切除．

扁平上皮がん（SCC）

- 2番目に多い皮膚がん．有棘細胞がんともいう．光線角化症やBowen病から生じることもある．
- ピンク色の鱗屑を有する硬い斑点，丘疹，結節として現れ，しばしば壊死，潰瘍化し出血することがある．
- 危険因子は紫外線，電離放射線，化学発がん物質（コールタール，ヒ素），HPVウイルス，免疫抑制（臓器移植）である．
- 日光曝露部位や慢性損傷部位（熱傷痕，放射線照射部位，円板状エリテマトーデス）に発生する．
- 転移する可能性がある．
- squamous cell carcinoma *in situ*（Bowen病）では，異型細胞は表皮に限局している．境界が明瞭で紅褐色〜黒褐色の，扁平で隆起する病変で，鱗屑や痂皮を伴う．
- 治療はモース顕微鏡手術，放射線療法，化学療法．

基底細胞がん（basal cell carcinoma）

- 表皮の基底層から発生する悪性腫瘍．
- 皮膚がんの中で最も多いタイプ．
- 転移はほとんどないが，治療しなければ局所組織の著しい破壊を引き起こす．
- 紫外線などが誘因となり，顔面正中部に好発する．
- 結節性基底細胞がんは最も一般的なタイプ（> 80%）で，真珠光沢または半透明の結節または丘疹で，表皮に毛細血管拡張を伴う．中央は陥凹または潰瘍を有し，境界は蝋のように巻いている．顔面（特に鼻）に多く認められる．
- 診断は生検．
- 治療は手術（標準的切除術，モース顕微鏡手術），電気メスによる掻爬，凍結手術，局所化学療法，放射線療法．

悪性黒色腫（malignant melanoma）

- メラノサイトの悪性腫瘍．頻度は低いが，組織学的侵攻性や転移率が非

常に高い．皮膚がんによる死亡の大部分は，このがんによる．

- 危険因子は紫外線への曝露（慢性および断続的な水疱性日焼け），遺伝／家族歴，多数の母斑，異形成母斑，および色白の皮膚．
- 以前の母斑から発生することもあるが，大部分は *de novo* で発生する．
- 非対称（**A**symmetry），不規則な境界（irregular **B**order），複数の色（multiple **C**olors），6 mm を超える直径（**D**iameter greater than 6 mm），進化（**E**volution over time）という ABCDEs があれば，メラノーマの可能性が高い．
- 疑わしい色素性病変はすべて生検しなければならない．好ましい方法は，1〜2 mm のマージンをとった切除生検である．

🖋 多形紅斑（erythema multiforme）

▶病態生理
- SJS／TEN と類似の免疫介在性の紅斑．
- 原因は感染（HSV，マイコプラズマ）が 90％ だが，薬剤（NSAIDs，抗てんかん薬）のこともある．

▶症状／所見
- 淡い色調の小水疱または痂皮で覆われた中心部を，2 色の同心円（内輪は淡く，外輪は赤）で取り囲む皮疹が顔面，四肢，手掌，足底に出現する．
- 粘膜病変はあったとしても軽い．

🖋 結節性紅斑（erythema nodosum）

- 皮下脂肪の炎症（脂肪織炎）．
- 不明瞭な境界を有する有痛性の赤色または紫色の結節．両側下腿前面に最もよくみられる．
- 溶連菌感染症（最多），妊娠，経口避妊薬，炎症性腸疾患，サルコイドーシスが原因となるが，50％ の症例では原因がよくわからない．
- 4〜6 週間かけて自然消退する．NSAIDs，下肢挙上，圧迫ストッキングを使用する．

🖋 紅皮症（erythroderma）

- 瘙痒，末梢浮腫，びらん，鱗屑およびリンパ節腫大を伴う，体表面積の 80〜90％ に及ぶびまん性紅斑である．
- 鑑別診断には，アトピー性皮膚炎，乾癬，DIHS，トキシックショック症候群，皮膚 T 細胞リンパ腫，ブドウ球菌性熱傷様皮膚症候群（SSSS），移植片対宿主病（GVHD），毛孔性紅色枇糠疹がある．
- 治療は原因疾患のコントロール，体液および電解質の管理，保湿剤，ステロイド外用薬，抗ヒスタミン薬の内服．

14 皮 疹

Sweet症候群（Sweet syndrome）

- 顔面，頸部，四肢によくみられる，境界明瞭で有痛性の鮮紅色から暗紅色の浮腫性紅斑．
- 高熱，左方移動を伴う白血球増加，炎症反応の上昇，筋肉または関節痛を起こす．
- 組織学的には，好中球の真皮浸潤が認められる．
- しばしば上気道感染や胃腸感染の後に起こる．悪性腫瘍（骨髄異形成症候群〔MDS〕，急性骨髄性白血病〔AML〕，固形腫瘍）やGM-CSFとの関連がある．
- 全身性グルココルチコイドに対する反応が早いことが特徴．

★ memo 「昨日元気で今日ショック 皮疹があれば儲けもの」

　元気だった人が急にショック状態となることがある．この場合，皮疹が認められれば表II-14-1にあげた疾患を疑う．青木眞先生のパールである．

表II-14-1　皮疹を伴うショック状態で疑う疾患

- トキシックショック症候群（TSS）
- 髄膜炎菌菌血症
- リケッチア症（ツツガムシ病，日本紅斑熱）
- 脾臓がない人の肺炎球菌／インフルエンザ桿菌／髄膜炎菌／*Capnocytophaga* 感染症
- 肝臓が悪い人の *Vibrio vulnificus* / *Aeromonas hydrophila* 感染症
- 黄色ブドウ球菌などによる急性感染性心内膜炎
- 劇症型 *Clostridium perfringens* 感染症

Column

皮疹のみかた

　従来の「皮疹＋α」の症状や皮疹の分布による鑑別もよいが，解剖学や皮疹の発生の主座などの機序から病態を推定していく手法を身につけると，より深い診療ができる．

　わが国発の情報であるが，ざっと概要を紹介する．紙面の都合上，一部しか紹介できないため，皮疹のロジカルなみかたに興味をもたれた方は，巻末（p.397）にあげた文献を一読することをお勧めする．

🍀 皮疹，特に紅斑のみかたの例

鑑別に役立つ最低限の解剖生理学

① 皮膚は大きく3層に分かれ，体表側から順に表皮，真皮，皮下組織となる．

② 表皮の役割はバリア機能．体内と体外を分ける分水嶺となっている．すなわち体外からの異物や病原菌，紫外線の侵入を防ぎ，体内からの水分喪失を防ぐ（皮膚科専門医的には，表皮こそが人体最大の免疫細胞）．

③ 真皮には血管や神経が分布しており，生理機能の中心．表皮への酸素や栄養の供給もここから．

④ 表皮，真皮，皮下組織に炎症があると，毛細血管拡張，炎症細胞浸潤が血管のある真皮に起こる．これが紅斑の成り立ち．

紅斑の所見から主たる初発病変を想起する

▶ 表皮 vs 真皮

　表皮変化の有無で病変部位を想起できる（表皮がザラザラかツルツルか）．表皮病変が原発であれば，表皮変化（鱗屑や痂皮，びらんなどの変化）がみられる（図1）．真皮病変が原発であれば，表皮変化はない（正常，図2）．

⭐ memo 接触皮膚炎と蕁麻疹

　接触皮膚炎と蕁麻疹は一次診療でよくみかける疾患の代表であるが，典型的には前者は表皮病変もみられる紅斑を伴う．金属やうるしかぶれ（接触皮膚炎）にイメージしやすい通り，外因性曝露により発症する．それに対して，蕁麻疹は食物アレルギーなどで外的刺激のない箇所に真皮の浮腫として膨疹が起こる．ご存じの通り，膨疹には表皮変化はみられない．

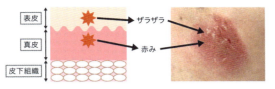

図1 表面ザラザラの紅斑は表皮に病変がある

(松田光弘:誰も教えてくれなかった皮疹の診かた・考えかた.p.10,医学書院,2022より転載)

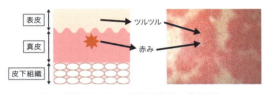

図2 表面ツルツルの紅斑は表皮に病変がない

(松田光弘:誰も教えてくれなかった皮疹の診かた・考えかた.p.11,医学書院,2022より転載)

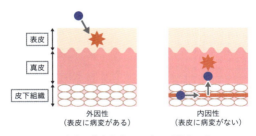

図3 病変の存在部位から病因が推定できる

(松田光弘:誰も教えてくれなかった皮疹の診かた・考えかた.p.11,医学書院,2022より転載)

　表皮と真皮を分け隔てる基底膜は強固な膜であるため,基本的に表皮病変があれば外因性(体外から曝露する病因)が主体となる.逆に,真皮病変は内因性が主で血流に乗って病因物質が運ばれてくる(図3).

　なお,真皮以下でも強い炎症,慢性経過の炎症であれば基底膜が壊れ二次的に表皮変化が起きることがある.その場合は,表皮変化の境界と紅斑の境界を比較するとよい.紅斑中心部には表皮変化があるが,

辺縁に1〜2mm以上の表皮変化のない紅斑がみられる(図4, 5).

蜂窩織炎vs壊死性筋膜炎の紅斑を超えた圧痛のイメージをもつとよいだろう.

病変推定の利点

▶治療の選択の一助となる

接触皮膚炎やアトピー性皮膚炎ならステロイド外用, 蕁麻疹なら抗ヒスタミン薬内服など, すでに治療の選択をされている先生方も多いかと思う. これもロジカルに考えると, 表皮病変か真皮病変かで治療薬を選択していることがわかる. 皮膚科外用薬は真皮浅層までしか届かないため, 基本的に表皮病変なら外用薬, 真皮以下の病変なら内服薬が治療の中心となる.

▶内科領域での応用例

両上眼瞼の紅斑がある40歳代の女性が「アイシャドウのかぶれですか?」と受診されたと仮定する. その際に, 紅斑の表皮変化を確認すると鑑別の一助となる. 接触皮膚炎であれば表皮変化があるはずである

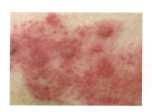
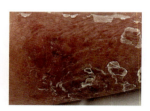

図4 表面がザラザラ

左:帯状疱疹, 右:蜂窩織炎

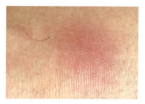
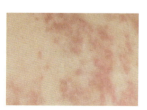

図5 表面がツルツル

左:結節性紅斑, 右:Still病

ため，表皮変化がなければ，Heliotrope疹がよりlikelyとなる（実臨床では，Gottron徴候や爪周囲紅斑，爪郭周囲毛細血管拡張（NFCC）など他の所見と併せて判断するかと思うが）．

　文献にはさらに詳細な内容，例えば，紅斑の境界の明瞭さによる病変の原発が真皮か皮下組織かの判断方法や，皮疹の機序による血管炎やlivedoの表現形の違いなどが紹介されている．

cancer pain

15 がん性疼痛

- がんの疼痛には，がん自体による痛み（がんの浸潤や転移に伴う痛み）だけでなく，がん治療に伴う痛み（手術療法，化学療法，放射線治療など抗がん治療に関連する痛み），がんやがん治療と無関係に，がん患者に偶発的に生じる痛みが含まれている．
- 遠隔転移が生じているような進行がん患者の6割以上，がん治療中の患者のおよそ半数に治療が必要な痛みが生じているといわれている．
- がん性疼痛の治療ではまず，こうした痛みの原因と病態を判別した上で，非薬物療法と合わせて，非オピオイド鎮痛薬やオピオイド，さらに鎮痛補助薬（抗うつ薬やガバペンチノイド，抗痙攣薬など）を組み合わせた薬物療法を実施する．

🖋 疼痛治療の目標

- がん疼痛は治療可能であり，治療されるべきである．
- 痛みを緩和することにより，その人らしい生活を取り戻すことができる．
- 最初から完全な鎮痛を得ようとすると，鎮痛薬が過剰となり副作用を招く危険性がある．
- 痛みの程度や疼痛の出現状況および頻度などによって，段階的目標を設定して疼痛管理を行う場合と，段階的目標を設定せず症状に合わせた疼痛治療を即時に選択する場合がある．例えば，腹部の鈍い痛みのために日常生活における意欲低下がみられている患者では，投与用量を段階的に調節して至適な疼痛緩和を目指すことになる．一方で疼痛のために満足な睡眠が得られない患者の場合には，はじめから強めの投薬設計を考慮するなど即応的な対応が必要となる．

🖋 疼痛の評価

■ 疼痛評価のポイント

- 痛みについて患者の訴えを信じ，過小評価しない．
- 患者の痛みの強さを測定し，把握する．
- 患者の心理状態にも心をよせる．
- 訴えている痛みの経過を把握する．
- 「どこが痛みますか？」と部位を確認し，丁寧に身体診察を行う．

15 がん性疼痛

- 痛みの原因となる病変があることを，必要に応じ画像検査などを用いて評価する．
- 新しく出現した症状は，新しい病変や合併症の出現の可能性を考える必要がある．
- 治療を開始したら，鎮痛効果と副作用を必ず判定する．
- がん患者の痛みが，すべてがんによる痛みとは限らない．

★memo WHOがん性疼痛に関するガイドラインと3段階除痛ラダー

「WHOがん性疼痛に関するガイドライン」が2018年に改訂され，WHO方式3段階除痛（鎮痛）ラダーは本文から削除された．しかし，現行のガイドラインでも「3段階除痛ラダーは疼痛マネジメントにおける1つの目安である」とされており，付録に引き続き掲載されている．

- **3段階除痛ラダー**
① 第1段階（非オピオイド鎮痛薬）：NSAIDsとアセトアミノフェンがある．
② 第2段階（弱オピオイド＋非オピオイド鎮痛薬）：弱オピオイドとしては，コデインとトラマドールがある．
③ 第3段階（強オピオイド＋非オピオイド鎮痛薬）：強オピオイドとして，モルヒネ，ヒドロモルフォン，オキシコドン，フェンタニル，タペンタドール，メサドンがある．
- **鎮痛薬使用の5原則（現在は4原則となっている）**
① By mouth（可能な限り経口的に）．
② By the clock（時間を決めて規則正しく）．
③ By the ladder（除痛ラダーに沿って）．
　※ガイドラインの改訂により基本5原則から「ラダーに沿って」が削除された．
④ For the individual（患者ごとの個別な有効量で）．
⑤ With attention to detail（その上で細かい配慮を）．

■ 疼痛の種類

- がん患者に生じる痛みの原因として，以下の4つがあげられる．
  - がん自体に起因する痛み：内臓や神経の破壊，虚血，圧迫，牽引．
  - がん治療によって生じる痛み：術後痛，化学療法や放射線治療の有害事象．
  - 消耗や衰弱によって生じる痛み：筋肉や関節の萎縮，拘縮，褥瘡．
  - がんとは直接関係のない痛み：変形性関節症，胃潰瘍や胆石などの偶発症．
- 痛みをその性質から分類すると，内臓や体性組織の損傷によって生じる侵害受容性疼痛（内臓痛，体性痛）と，神経自体が圧迫や障害を受けて生じる神経障害性疼痛に分けられる．

149

▶内臓痛

- 痛みの特徴：局在が曖昧．鈍い痛み．
- 障害を受けている部位：主に消化管などの管腔臓器．
- 痛みの原因：通過障害に伴う消化管内圧の上昇など．
- 治療戦略：オピオイドが効きやすい．

▶体性痛

- 痛みの特徴：局在がはっきりした鋭い痛み．ズキッとする．
- 障害を受けている部位：胸膜，腹膜，腸間膜，骨膜．
- 痛みの原因：骨転移による骨破壊など．
- 治療戦略：レスキューの使用が重要である．

▶神経障害性疼痛

- 痛みの特徴：体性感覚神経・神経叢への浸潤による．びりびり電気が走るような / 痺れる / じんじんする痛み．
- 障害を受けている部位：末梢神経，脊髄神経，大脳など．
- 痛みの原因：がんの末梢神経や神経叢への浸潤，中枢神経系への転移による知覚異常など．
- 治療戦略：鎮痛補助薬を必要とすることも多い．

■ 疼痛の程度

- 痛みは主観的なものであるが，アセスメントツールを利用することにより患者の痛みを外部の人間が同じ指標で共有，または評価することができる．
- 数字自体はもちろんだが，病状や治療などによりどのように疼痛が変化しているかを判断することも重要である．
- NRS（Numerical Rating Scale）：症状の程度を数値化して聞く．「症状が全くないときを0，これ以上ひどい症状が考えられないときを10とすると，今日の（症状の）強さはどれくらいになりますか？」

🔖 疼痛緩和に使用する薬剤

■ 非オピオイド製剤

- NSAIDs，アセトアミノフェン：内服薬，坐薬，注射薬がある．長期継続投与となる場合には，NSAIDsによる胃腸障害や腎障害などの副作用に注意する．

■ オピオイド製剤

- オピオイドとはオピオイド受容体と親和性を有する物質の総称で，モルヒネ様の薬理作用（鎮痛効果）を発揮する．
- オピオイドは体内に取り込まれて血中に移行し，中枢神経にあるオピオイド受容体に作用した後に肝臓で代謝され，腎臓を通じて尿中に排出される．

15 がん性疼痛

▶弱オピオイド製剤

- コデイン：アヘンから抽出される天然のオピオイドで，体内でモルヒネに変化して効力を発揮する．鎮咳作用を有する．主な副作用はモルヒネとほぼ同様である．
- トラマドール：モノアミン再取り込み阻害作用を有するため，神経障害性疼痛にも有効とされる．抗うつ薬などとの併用によりセロトニン症候群を生じる可能性がある．

▶強オピオイド製剤

- モルヒネ：剤形が豊富であり，経口や静注，皮下注，経直腸などさまざまな投与経路の変更に対応が可能である．呼吸困難感を和らげる効果もある．腎機能障害／低下時は代謝産物のM-6-Gが蓄積し，副作用につながりやすいため注意を要する．
- ヒドロモルフォン：構造的にはモルヒネと類似しているが，肝臓で代謝を受けた後の代謝産物にほぼ生理活性がないため，腎機能低下時でも使用しやすい．経口薬（速放性製剤，徐放性製剤）と注射薬がある．海外では古くから利用されてきたが，わが国では2017年に初めて認可された．
- オキシコドン：経口薬（速放性製剤，徐放性製剤）と注射薬がある．活性代謝産物が微量しか生成されず，腎機能障害による影響を受けにくい．肝臓でシトクロムP450により代謝されるため，薬物相互作用に関して留意が必要である．
- フェンタニル：注射薬，経皮吸収型貼付薬，口腔粘膜吸収薬，舌下薬がある．肝臓で代謝を受け，生理活性のない代謝産物になる．他のオピオイドと比較して，便秘や眠気などの副作用の頻度が低い．
- タペンタドール：μ受容体活性とノルアドレナリン再取り込み阻害作用により，鎮痛効果を発揮する．モルヒネやオキシコドンより鎮痛力価は小さい．他の強オピオイドと比較して便秘や嘔気・嘔吐を生じにくい．
- メサドン：オピオイド受容体に作用する他，痛みなどの侵害情報伝達に関わるNMDA受容体に対する拮抗作用をもつ．強オピオイドの中で最も鎮痛作用が高い薬剤である．半減期が長くその個人差も大きいため，タイトレーションが難しく，がん疼痛治療の専門家（有資格者）によってのみ使用されるべきオピオイドとされる．QT延長の報告があり，使用時は定期的な心電図の確認が必要である．

🖋 オピオイドの導入とレスキュー

■ オピオイド導入時のポイント

- 患者の状態や副作用などを考慮して，オピオイドの種類を選択する．
- 体格が小さい場合や高齢者の場合，あるいは全身状態が不良である場合

などには少量から開始する．

- オピオイドは時刻を決めて，定時に投与する．
- 非オピオイド鎮痛薬を継続するか中止するかは，個々の症例において判断する．

■ レスキュー

- がん性疼痛は痛みのパターンから，1日の大半で生じている持続痛と，定時薬で持続痛が良好にコントロールされている場合に突然生じる一過性の痛みである突出痛に分けられる．
- 持続痛に対しては定期的に服用する鎮痛薬（定時薬）を投与し，突出痛に対してはレスキュー薬で対処する．
- 突出痛の平均持続時間は15〜30分，90％は1時間程度で自然に消失するとされる．
- 定時オピオイドを使用していても，70％の患者は突出痛を経験すると報告されている．
- レスキュー薬としては短時間で増悪する痛みに速やかに対処するために，短時間作用型オピオイド（SAO）や即効性オピオイド（ROO）が使用される．
- 定時薬と同じ製剤の速放性製剤を処方することが多いが，速放性製剤がない薬剤の場合には異なるオピオイドの速放性製剤を処方することとなる．

⭐ **memo**

- 従来は，WHOの3段階除痛ラダーの1段階目であるアセトアミノフェンやNSAIDs を使用しても十分に除痛できない場合は，2〜3段階目のオピオイドを追加し，複数の鎮痛薬を併用することが推奨されてきた．しかし服用する薬剤が増えてしまうと内服に際しての負担が大きくなってしまうことから，オピオイド単独で除痛できる場合は，あえて他の鎮痛薬の併用はしないこともある．
- さらに弱オピオイドと低用量の強オピオイドでは，安全性に差がないことが示されている．
- 強オピオイドの低用量製剤も使用可能であることから，中等度以上の痛みがある患者には最初から低用量の強オピオイドを処方することもある．
- しかし，弱オピオイドの必要性がなくなったわけではない．例えば弱オピオイドに分類されているトラマドールは，オピオイド受容体の作動薬であると同時に下行性抑制系神経を活性化する作用があり，神経障害性疼痛には効果があるとされている．
- 患者の痛みを丁寧に評価した上で，鎮痛薬の強弱も含めてどのオピオイドが最もその患者に適しているかという視点で，薬剤を選択することが重要となる．
- 常に適切なアセスメントを行い，病状や痛みの程度（種類，部位，時間など）に合わせた，患者ごとの処方設計（適切な薬剤／投与量／投与経路）を行う．

15 がん性疼痛

- 突出痛の原因や出現パターンを評価し，体動時に痛みが出るなど突出痛が予測できる場合には予防的にレスキュー薬を服用するように説明する.
- 定時鎮痛薬の切れ目の痛み（end-of-dose failure）のある患者では，オピオイド定時投与量の増量や投与間隔の短縮を行う.
- 予測できない場合でも，痛みが強くなるときの身体の変化を患者自身につかんでもらい，レスキュー薬をなるべく早く使うよう説明することも重要である.
- レスキュー薬の使用により，鎮痛薬の必要量を早く見積もることができることや，突出痛による苦痛へ対応できることを説明する.
- レスキュー薬を使いこなせるようになれば，自分で痛みへの対応ができる感覚が高まり，生活や治療への意欲が増すことが期待できる.
- 1回量の目安：内服・坐薬は1日量の10〜20%（約1/6量）. 持続注射では1時間量を早送り. 内服は1時間以上あけて，持続注射では15〜30分以上あけて繰り返し使用可.

■ オピオイド初回開始時の処方例

① 速放性製剤のオキノーム®散2.5 mgをレスキュー薬として10包処方する.

② オキノーム®散2.5 mgを服用した1時間後に効果判定を行う. 痛みが残っていれば，オキノーム®散を追加内服してもらう.

③ 翌日に初日のレスキュー薬の総量を徐放性製剤のオキシコンチン®錠に置き換え，12時間ごとに定期内服させる.

④ レスキュー薬（1日量の1/6）を処方し（表Ⅱ-15-1），痛みがあれば1時間間をあけて飲んでもらう（投与回数に制限なし）.

⑤ 数日，経過を観察し，投与量調整（タイトレーション）を行う.

🖊 オピオイドスイッチングとタイトレーション

- オピオイドスイッチングとタイトレーションを行う目的は，患者のQOL向上である.

■ オピオイドスイッチング

- 投与中のオピオイドから他のオピオイドに変更することをいう. オピオ

表Ⅱ-15-1　オキシコンチン®錠投与量に応じたオキノーム®散レスキュー薬

オキシコンチン®錠 （1日量）	10	20	30	40	50	60	70	80
オキノーム®散 （1回量）	2.5	5	5	5-10	10	10	10-15	15

153

イドの副作用などにより鎮痛効果を得るために必要な量を投与できない場合，鎮痛効果が不十分なとき，などの理由による．
- オピオイド間の鎮痛力価比を勘案して，投与量を調整する．

タイトレーション
- 化学用語で「滴定」の意味．
- 医学用語として適切な日本語訳はないが，用量の調節，用量の最適化といった意味合いで一般的に使用されている．
- 薬剤を変更する場合や新たな薬物療法を開始するときに，効果と副作用のバランスを注意深く観察しながらその患者に合った至適用量を決定することを指す．
- 一般的にオピオイドスイッチングのときにはタイトレーションを行う．
- オピオイドスイッチングが必要となった際の病状の変化，および薬剤の特徴などを考慮する．
- 同種薬剤においても，投与経路を変更（経口から経直腸，経静脈，経皮など）する場合にも同様に施行する．

オピオイド製剤の副作用と対策
- 三大副作用：便秘，嘔気・嘔吐，眠気．
- その他：せん妄・幻覚，口渇，瘙痒感など．

副作用
▶便　秘
- ほとんどの患者に生じるため，オピオイド開始時にあらかじめ下剤を併用する．
- 耐性が生じないため，オピオイド使用中は継続的な対策が必要となる．
- 下剤には便を軟らかくする浸透圧下剤と，腸蠕動を亢進させる刺激性下剤がある．
- 便秘の状況により下剤を使い分ける．
- 水分や食物繊維の摂取を促すことも重要である．

処方例 センノシド（プルゼニド®）1日2錠，就寝前（下痢があれば減量）

▶嘔気・嘔吐
- オピオイド投与初期や増量時にみられる．
- 出現頻度は30%程度で，継続使用により1～2週間で耐性を生じる．
- いったん出現するとオピオイドの継続投与が困難になることが多く，予防策が大切となる．
- 制吐薬をオピオイドと同時に開始し，1～2週間で漸減や中止を検討する．

処方例 プロクロルペラジンマレイン酸塩（ノバミン®）1回1錠，1日2～3回，毎食前

15　がん性疼痛

- 末梢作用が強いドンペリドン(ナウゼリン®)やメトクロプラミド(プリンペラン®)では効果が不十分のことがある.

▶眠　気

- オピオイド開始時や増量時は,眠気や軽い傾眠がみられることが多い.
- 病期や体調によっては眠気が心地よいと感じられる場合もあり,そういった際には対応を必要としないこともある.

■対　策

- オピオイドの減量や種類・投与経路の変更.
- 他の薬剤との相互作用の有無などの見直し.
- 他の原因がないかを検索.

🖋 まとめ

- がん患者の痛みは身体的な苦痛だけではなく,心理的苦痛,社会的苦痛,精神的苦痛が複雑に絡み合っていると考えられる.
- よって疼痛緩和では,多職種がさまざまな角度から介入を行うことが重要となる.
- 昨今の疼痛緩和では,身体症状を担当する医師の他に,精神科医,看護師,薬剤師,理学療法士,ソーシャルワーカーなどがチームを組んで対応するようになってきている.
- がん患者の疼痛管理では複数の鎮痛薬を組み合わせることが多く,院外薬剤師の役割も重要である.

Ⅲ

疾　患

cerebrovascular disease

1 脳血管障害

一過性脳虚血発作（TIA）

- 定義：24時間（多くは1時間）以内に消失する一過性の局所神経症候．MRI検査で異常がない．
- 病態生理：微小塞栓と血流不全による脳の虚血．
- 症状：典型的には片麻痺性麻痺や構音障害．一過性黒内障，limb shaking（上下肢の振戦，舞踏運動，ミオクローヌス様の非特異的な不随意運動．動脈の高度狭窄による），一過性意識消失が起こることもある．
- 鑑別診断：片頭痛，てんかん発作，低血糖，一過性全健忘（TGA），失神，不安障害，amyloid spell.
- 症状発現後48時間以内に脳卒中を発症するリスクが高いため，速やかに評価を行う必要がある（表Ⅲ-1-1）[1]．
- 可能な限りMRI/MRA検査を行う（脳梗塞を起こしていないか確認する）．
- 原因検査のため，血液検査（CBC，生化学，血液凝固，BNP），頸動脈エ

表Ⅲ-1-1　ABCD^{2}スコア

A：Age	≧60歳	1点
B：Blood pressure	収縮期140 mmHg以上 and / or拡張期90 mmHg以上	1点
C：Clinical feature	片麻痺	2点
	麻痺のない言語障害	1点
D：Duration	10〜59分	1点
	≧60分	2点
D^2：Diabetes	有り	1点
	最高点数	7点

2007年に，ABCDスコアに2つ目のD（Diabetes：糖尿病）が追加され，5項目で7点満点の評価となった．TIA発症後2日以内の脳梗塞発症率は0〜3点で1.0%，4〜5点で4.1%，6〜7点で8.1%．3点以上は入院治療が望ましい．

(Lancet, 369 (9558)：283-292, 2007および臨床神経, 50：910-912, 2010より作成)

コー，心電図，心エコーを行う．
- アテローム血栓性の頻度が高い．心塞栓性は少ないが治療の点で鑑別が重要である．

脳梗塞

臨床病型による分類

アテローム血栓性脳梗塞

- 病態生理：主幹脳動脈のアテローム硬化が原因で起こる．発症機序として，以下の3つがある．
  ① 血栓性：動脈硬化による狭窄が徐々に進行し血栓により閉塞する．
  ② 塞栓性：不安定プラークが破裂し形成された血栓が，塞栓子となって遠位部の動脈を閉塞する（artery to artery embolism）．
  ③ 血行力学性：動脈近位部に閉塞または高度狭窄があり灌流域の側副血行が十分でないと，血圧低下や脱水が起こることがあり，血流の届きにくい部位に脳虚血が起こる．
- 急性期脳梗塞の1/3を占める．
- 急速に発症し階段状の進行が多い．
- TIAの既往があることが多い（20 ～ 30％）．
- 穿通枝起始部の小さなアテロームによる狭窄や閉塞はBAD（branch atheromatous disease）と呼ばれる．治療に反応せず麻痺が進行することが多い．

心原性脳塞栓症

- 病態生理：心臓内にできた血栓が脳動脈に塞栓症を起こす．心房細動は最も多い原因である．人工弁，左心房 / 心耳の血栓，最近発症の心筋梗塞，拡張型心筋症，感染性心内膜炎，心房粘液腫も原因となる．
- 急性期脳梗塞の1/3を占める．
- 日中活動時の突然発症が多い．
- TIAの既往があることはまれ．
- 高度の意識障害や失語を伴うことが多く，予後不良である．
- 出血性梗塞や高度の脳浮腫が起こることもある．
- 入院患者は心房細動を評価するために，心電図と心電図モニターが必要である．
- 経胸壁心エコー検査を行い，抗凝固療法の適応があるかどうかを判断する．
- 脳卒中の危険因子をもたない若い患者や，心内膜炎や左房粘液腫が疑わ

れる患者では，経食道心エコー検査を検討する.
- 卵円孔開存（PFO）が疑われる場合は，撹拌生理食塩水の注入（bubble study）が適応となる.
- 卵円孔は正常人の25～30％に開存している．肺塞栓症など右心負荷がかかる病態では，卵円孔を介して静脈血栓が右房から左房に入る[2].

✒ ラクナ梗塞
- 病態生理：脳穿通枝動脈が脂肪硝子変性（lipohyalinosis）や血管壊死（angionecrosis）により閉塞する．高血圧や糖尿病が危険因子である.
- 急性期脳梗塞の1/3を占める.
- ときにTIAの既往あり.
- 夜間睡眠中や起床時に発症することが多い.
- 穿通枝領域の径15mm以下の小さな梗塞．深部白質，基底核，視床，内包後脚に好発する.
- 純粋運動性片麻痺（最多．顔面を含む不全片麻痺），純粋感覚性発作（片側の顔面と上下肢を含む半身のしびれ），運動失調不全片麻痺（軽度の構音障害，眼振，一側へのよろめき），構音障害－手不器用症候群（構音障害，嚥下障害，一側の手の巧緻運動障害）を起こす.

✒ 頸部および脳血管の動脈解離
- 病態生理：内頸動脈または椎骨動脈の解離により血栓が形成される.
- 若年から中年に多い.
- 若年脳梗塞では頸動脈または椎骨動脈の解離，または奇異性肺塞栓症（PPE）を考える.
- 外傷が多いが，半数では明らかな外傷歴はない.
- 椎骨動脈によく起こり，後下小脳動脈領域が障害されWallenberg症候群となりやすい.

✒ 原因不明の塞栓性脳卒中
- 潜在性発作性心房細動，PFO，いろいろな心疾患，大動脈粥腫が原因として考えられる.
- 植込み型心電図モニターによる長時間の観察により，患者の1/3で心房細動が見つかる.
- 植込み型ペースメーカーを装着している患者では，ペースメーカーを調べることにより，心房細動と一致するエピソードが見つかるかもしれない.
- 自己免疫疾患および過凝固の評価を検討する.

診断と治療

診　断

- 診察により，神経学的に異常な部位を確認する（表Ⅲ-1-2）．
- 目撃者の証言からいつまで元気だったかを確認する．
- バイタルサインのチェック．
- 血液検査：血糖，Na，K，Cl，Cr，CBC，凝固，心筋マーカー．
- 心電図．
- 頭部CT（early CT sign：① 皮質・白質の境界消失〔皮髄境界消失〕，② シルビウス裂の狭小化，脳溝の狭小化・消失，③ レンズ核の不明瞭化，④ hyperdense MCA sign〔中大脳動脈にひっかかった塞栓性血栓〕）．
- 既往歴の確認（脳梗塞，てんかん）．
- 内服薬の確認（特に抗凝固薬，抗血小板薬，抗精神病薬）．

表Ⅲ-1-2　責任血管と症状

血管領域	症　状
内頸動脈 → 眼動脈	一過性黒内障
内頸動脈 → 前脈絡叢動脈（内包後脚，外側膝状体，大脳脚，視床）	対側の片麻痺＋感覚障害＋同名半盲
前大脳動脈	下肢の運動障害，abulia（刺激に対する反応↓），尿／便失禁，原始反射
中大脳動脈	顔面と上肢＞下肢の運動／感覚障害，失語（優位半球の前頭葉または側頭葉），失行／半側空間無視（劣位半球の頭頂葉），同名半盲（視放線）
後大脳動脈	同名半盲／変形視，反対側の感覚障害を伴う視床症候群
椎骨動脈	Wallenberg症候群（同側の顔面と対側の上下肢の感覚障害＝交叉性感覚障害，複視，構音障害，嚥下障害，同側のホルネル徴候〔縮瞳，眼裂狭小，発汗低下〕）
後下小脳動脈（PICA）	めまい，小脳失調
前下小脳動脈（AICA）	めまい，難聴
上小脳動脈（SCA）	小脳失調，構音障害＞めまい，眼振
脳底動脈	瞳孔（中脳：散瞳，橋：pinpoint），四肢麻痺，知覚障害，高度な意識障害，小脳失調，top of basilar症候群（意識障害，記憶障害，眼球運動障害，小脳失調）
ラクナ（細動脈）	純粋運動性不全片麻痺，純粋感覚性脳卒中，運動失調性不全片麻痺，構音障害-手不器用症候群，感覚運動性脳卒中

（Sabatine MS, et al.：Pocket Medicine, 8th ed. p.9-6, Wolters Kluwer, 2023 より作成）

● 頭部MRI.

治療

● t-PA製剤（アルテプラーゼなど）の静脈内投与.
● 3時間以内の投与は，3ヵ月後の障害の大幅な軽減と関連している.
● 合併症：頭痛，頭蓋内出血（4.5時間以降の治療と，治療前後の高血圧がリスクを高める）．治療前の血圧 <185/110mmHg.
● 大血管の閉塞では，脳卒中発症後24時間以内に血管内治療を行う.
● 血栓溶解療法や脳血管内治療が適応とならない急性期虚血性脳卒中患者には，アスピリンを投与する.
● 症状発現後24時間以内に開始し21日間継続するDAPT（抗血小板薬2剤併用療法，アスピリンとクロピドグレル）は，症状発現から最長で90日間，虚血性脳卒中の再発抑制効果がある.
● 脳卒中でSpO$_2$が93%以上の患者には酸素療法を開始しない（予後の悪化あり）．酸素療法を受けている患者ではSpO$_2$を96%未満に維持する[3].
● 脳卒中専門病棟への入院は，多職種からなるケアチームが，早期動員，尿路感染予防のための留置カテーテルの除去，嚥下障害への対処・誤嚥性肺炎の予防，口腔衛生を行うため予後の改善に有効である.

病因を明らかにするための検査

● 心電図モニター（心房細動を見つけるため）.
● 経胸壁心エコー：疣贅，心室内血栓，心房中隔瘤を確認する．PPEを疑えばbubble studyを行う.
● CTAまたはMRAによる頭部と頸部の血管評価.
● 血液検査：LDL，HbA1c，TSH，ホモシステイン，ESR，CRP.
● 過凝固の原因検索.
● 血液培養.
● MRI.

二次予防

● 生活習慣の改善（ダイエット，運動）.
● 危険因子の治療（高血圧，脂質異常症，糖尿病，禁煙）.
● 血圧 <130/80mmHg.
● LDL <70mg/dL.
● アスピリンの投与.
● アスピリン服用中の脳梗塞なら，クロピドグレルに変更する.
● 心房細動があれば，抗凝固薬を投与する.

1 脳血管障害

クモ膜下出血

- 病態生理：動脈瘤の破裂または動静脈奇形（Marfan症候群，多発性嚢胞腎），外傷，動脈解離．
- 症状と所見：錯乱および傾眠，硬直，後交通動脈瘤による動眼神経の圧迫による瞳孔拡張，または眼底検査における硝子体下出血．
- 最も多い原因は嚢状動脈瘤破裂．まれな原因として頭蓋内動脈解離，真菌性動脈瘤破裂，可逆性脳血管収縮症候群，硬膜洞血栓症，血管奇形，脳アミロイド血管症があげられる．

治 療

- 動脈瘤クリッピング術，またはコイル塞栓術．
- 血圧：＜140/80mmHgに維持．
- 合併症：再出血（＜24時間），脳血管攣縮（発症後3〜14日），水頭症，てんかん，抗利尿ホルモン不適合分泌症候群（SIADH）．

脳内出血

- 頭痛と意識障害を特徴とし，虚血性脳卒中と同様の症状を呈することがある．

表Ⅲ-1-3 ICHスコア

特　徴	所　見	点　数
GCSスコア	3〜4	2
	5〜12	1
	13〜15	0
年　齢	≧80歳	1
	＜80歳	0
血腫部位	テント下	1
	テント上	0
出血量	≧30cc	1
	＜30cc	0
脳室内出血	あり	1
	なし	0
点数の合計＝ICHスコア		

ICHスコアを基にした死亡率

ICHスコア	30日後死亡率
0	0%
1	13%
2	26%
3	72%
4	97%
5	100%
6	100%

(Stroke, 32 (4)：891-897, 2001 より作成)

- 病態生理：脳の深部（基底核，視床，大脳皮質，小脳）に出血する．最も一般的な原因は高血圧である．
- 症状：巣症状，頭蓋内圧亢進症状（意識障害，頭痛，嘔吐，徐脈，高血圧）．
- ICHスコア（**表Ⅲ-1-3**）[4]の算出と30日後の死亡率．
- 治療：凝固障害の治療，脳外科へのコンサルト，血圧＜160mmHgに維持．

脳卒中の予防：一次予防

- 内頸動脈の血行再建術は，80％以上の狭窄や急速な狭窄の進行などがない限り行ってはいけない．
- 頭蓋内動脈瘤の危険因子は，高血圧と喫煙である．
- 後方循環系では直径7mm以下，前方循環系では直径12mm以下の動脈瘤は破裂の危険性が低く，保存的に管理することが可能である．

hypertension

2 高血圧

🥕 治療介入の意義
- 高血圧は脳心血管疾患のリスクとなる．
- 収縮期血圧が10mmHg低下するごとに，冠動脈疾患，脳卒中，心不全のリスクが下がる[1]．

🥕 定　義
- 診察室血圧：140/90mmHg以上．
- 家庭血圧：135/85mmHg以上．

🥕 診　断
- 診察室血圧が複数回140/90mmHg以上であり，家庭血圧も135/85mmHg以上，もしくは測定できない場合を高血圧とする．家庭血圧が低い場合は白衣高血圧とする．
  * 家庭血圧は7日間（少なくとも5日間）の平均で判断する．また，測定のためには適切な測定方法の指導が必要となる．正しい血圧測定法は非常に重要なことであるが，医学部で教えてもらうことは少ないようだ．

---

① 上腕で血圧を測定する．手首や指での測定は上腕より高いことが多い．
② 静かで適切な室温の部屋で薄着で行う．
③ 原則として背もたれ付きの椅子に脚を組まずに座り，1〜2分の安静後に行う．
④ 測定前に喫煙やカフェインの摂取は行わない．
⑤ カフ位置を心臓の高さに維持する．
⑥ 起床後1時間以内，排尿後，朝食前，内服前に行う．
⑦ 2〜3回測定して，平均値をとる．

- 重症度（図Ⅲ-2-1），脳心血管疾患リスク評価を行った上で，治療介入を進める．
  * 脳心血管疾患に対する予後影響因子（赤字はリスク層別化〔表Ⅲ-2-1〕に用いる）
  ・危険因子：**高齢（65歳以上）**，**男性**，**喫煙**，**脂質異常症**，肥満，若年（50歳未満）発症の脳心血管疾患の家族歴，**糖尿病**．
  ・臓器障害：**脳出血**，**脳梗塞**，一過性脳虚血発作（TIA），左室肥大，狭

165

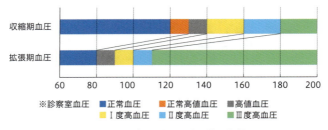

図Ⅲ-2-1　成人における血圧値の分類

＊重症度：Ⅰ度　140〜159/90〜99mmHg
　　　　　Ⅱ度　160〜179/100〜109mmHg
　　　　　Ⅲ度　180以上/110mmHg以上

(日本高血圧学会高血圧治療ガイドライン作成委員会編:「高血圧治療ガイドライン2019」
ライフサイエンス出版, p.18, 表2-5より改変作図)

表Ⅲ-2-1　診察室血圧に基づいた脳心血管病リスク層別化

血圧分類 リスク層	高値血圧 130-139/ 80-89 mmHg	Ⅰ度高血圧 140-159/ 90-99 mmHg	Ⅱ度高血圧 160-179/ 100-109 mmHg	Ⅲ度高血圧 ≧180/ ≧110 mmHhg
リスク第一層 予後影響因子がない	低リスク	低リスク	中等リスク	高リスク
リスク第二層 年齢(65歳以上), 男性, 脂質異常症, 喫煙のいずれかがある	中等リスク	中等リスク	高リスク	高リスク
リスク第三層 脳心血管病既往, 非弁膜症性心房細動, 糖尿病, 蛋白尿のあるCKDのいずれか, または, リスク第二層の危険因子が3つ以上ある	高リスク	高リスク	高リスク	高リスク

JALSスコアと久山スコアより得られる絶対リスクを参考に, 予後影響因子の組合せによる脳心血管病リスク層別化を行った. 層別化で用いられている予後影響因子は, 血圧, 年齢(65歳以上), 男性, 脂質異常症, 喫煙, 脳心血管病(脳出血, 脳梗塞, 心筋梗塞)の既往, 非弁膜症性心房細動, 糖尿病, 蛋白尿のあるCKDである.

(日本高血圧学会高血圧治療ガイドライン作成委員会編:「高血圧治療ガイドライン2019」
ライフサイエンス出版, p.50, 表3-2より転載)

心症，**心筋梗塞**，心不全，**非弁膜症性心房細動**，**タンパク尿のある慢性腎臓病（CKD）**，eGFR 60 mL／分／1.73 m²未満，CKD，動脈性疾患，高血圧性網膜症．

- 高血圧＋低，中等リスク層：生活習慣指導＋1ヵ月後フォロー．
  →十分な降圧がなければ生活習慣指導の強化と薬物療法を開始．
- 高血圧＋高リスク層：ただちに薬物療法を開始．
- 高値血圧でも高リスク層であれば，生活習慣指導＋1ヵ月後に再フォローを（以下，高血圧の低，中等リスク層と同様）．

🔦 検 査

- 尿一般検査，血球数算定，血液生化学検査，胸部X線，心電図は初診時，経過観察中に年に数回は実施すべき検査とされている．これらは健診のデータでも代用可能である．

表Ⅲ-2-2　降圧目標

	診察室血圧 （mmHg）	家庭血圧 （mmHg）
75歳未満の成人[*1] **脳血管障害患者** （両側頸動脈狭窄や脳主幹動脈閉塞なし） **冠動脈疾患患者** **CKD患者（蛋白尿陽性）**[*2] **糖尿病患者** **抗血栓薬服用中**	＜130／80	＜125／75
75歳以上の高齢者[*3] **脳血管障害患者** （両側頸動脈狭窄や脳主幹動脈閉塞あり， または未評価） **CKD患者（蛋白尿陰性）**[*2]	＜140／90	＜135／85

[*1] 未治療で診察室血圧130-139／80-89 mmHgの場合は，低・中等リスク患者では生活習慣の修正を開始または強化し，高リスク患者ではおおむね1ヵ月以上の生活習慣修正にて降圧しなければ，降圧薬治療の開始を含めて，最終的に130／80 mmHg未満を目指す．すでに降圧薬治療中で130-139／80-89 mmHgの場合は，低・中等リスク患者では生活習慣の修正を強化し，高リスク患者では降圧薬治療の強化を含めて，最終的に130／80 mmHg未満を目指す．
[*2] 随時尿で0.15 g／gCr以上を蛋白尿陽性とする．
[*3] 併存疾患などによって一般に降圧目標が130／80 mmHg未満とされる場合，75歳以上でも忍容性があれば個別に判断して130／80 mmHg未満を目指す．
降圧目標を達成する過程ならびに達成後も過降圧の危険性に注意する．過降圧は，到達血圧のレベルだけでなく，降圧幅や降圧速度，個人の病態によっても異なるので個別に判断する．

（日本高血圧学会高血圧治療ガイドライン作成委員会編：「高血圧治療ガイドライン2019」ライフサイエンス出版，p.53，表3-3より転載）

- 1〜2年ごとに高血圧性臓器障害の評価を行うことも提案されている．対象臓器は脳・眼底，心臓，腎臓，血管である．メタ解析で有用性が確認されている指標のうち，心電図，eGFR，タンパク尿（定性），眼底検査が臓器障害評価の一般検査としてあげられる．

治療

▶降圧目標
- 降圧目標を表Ⅲ-2-2に示した．

▶生活習慣指導
- 塩分制限：6g／日未満．
- 食事療法：野菜，果物，不飽和脂肪酸を多めに摂取する．
- 運動療法：週3回以上，30分以上の有酸素運動．
- 禁煙．
- 飲酒量：アルコール20g／日（女性はさらに半分）．
- BMI 25未満．
  - ＊上記介入で，それぞれ4〜5mmHg程度の降圧効果があるといわれている．
  - ＊なお食塩摂取量は，煩雑であるが随時尿を使い計算可能である．必要な項目は随時尿Na濃度，随時尿Cr濃度，年齢，身長，体重である．手計算は難しいため，「食塩摂取量推定」で検索すると見つかるサイトやアプリを利用する．

表Ⅲ-2-3　主要降圧薬の積極的適応

	Ca拮抗薬	ARB／ACE阻害薬	サイアザイド系利尿薬	β遮断薬
左室肥大	●	●		
LVEFの低下した心不全		●*1	●	●*1
頻脈	（非ジヒドロピリジン系）			●
狭心症	●			●*2
心筋梗塞後		●		●
蛋白尿／微量アルブミン尿を有するCKD		●		

＊1 少量から開始し，注意深く漸増する　＊2 冠攣縮には注意

（日本高血圧学会高血圧治療ガイドライン作成委員会編：「高血圧治療ガイドライン2019」
ライフサイエンス出版，p.77，表5-1より転載）

2 高血圧

▶薬物療法
- 第1選択：Ca拮抗薬，ARB／ACE阻害薬，サイアザイド系利尿薬（表Ⅲ-2-3）.
- 注意すべき点としてACE阻害薬とARBは併用しない．内服は就寝前に行う[2].
- 降圧薬の併用では効果と副作用に注意する[3].

🖋 補 足

▶高血圧緊急症
- 収縮期血圧180mmHg以上もしくは拡張期血圧120mmHg以上によって惹起される急性臓器障害のこと．入院の上，経静脈降圧薬による速やかな降圧が必要とされる．臓器障害を伴わない場合は，高血圧切迫症と診断され，内服による加療も可能である.
- 頭痛，意識障害，神経巣症状，嘔気・嘔吐，急性冠症候群（ACS）や大動脈解離を示唆するような胸痛，背部痛，心不全症状，腎機能障害などに注意する.

▶二次性高血圧[4]
- 高血圧患者の1～2割にみられる.
- 3種以上の降圧薬を服用しても低下しない場合，薬剤性高血圧，急激な増悪，高血圧緊急症・切迫症，高血圧に不釣り合いな重篤な臓器障害，30歳以下での発症，65歳以上発症の拡張期高血圧，低K血症，副腎偶発腫，原因不明のフラッシュ肺水腫，原因不明の急激な腎機能低下，腎臓のサイズの左右差などがみられたら原因を検索する．その他，二次性を疑うような病歴があれば精査をしていく．たとえば，日中の耐え難い眠気や早朝頭痛，いびきの指摘などあれば閉塞性睡眠時無呼吸症候群（OSAS）の評価を行う.

▶過降圧に注意
- 大規模コホート研究で有名なSPRINT試験では，血圧を下げれば下げるほどよいことが示された.
- 収縮期血圧120mmHg未満で血圧低下による有害事象が増える可能性がある．高齢者では起立性低血圧による転倒が心配である．患者の状況や背景に合わせて調整することが望ましい.

Ⅲ
疾
患

2
高
血
圧

dyslipidemia

3 脂質異常症

🖋 治療介入の意義

- 脂質異常症は脳・心血管疾患のリスクと考えられている.
- 日本の大規模RCTにより,低用量スタチンに投与でLDLコレステロールが18%ほど下がり,冠動脈疾患と脳梗塞の発症率を30%程度抑えたと報告されている[1].

🖋 診 断

- 表Ⅲ-3-1に脂質異常症の診断基準を示す.

表Ⅲ-3-1 脂質異常症診断基準

LDLコレステロール	140 mg/dL以上	高LDLコレステロール血症
	120～139 mg/dL	境界域高LDLコレステロール血症**
HDLコレステロール	40 mg/dL未満	低HDLコレステロール血症
トリグリセライド	150 mg/dL以上 (空腹時採血*)	高トリグリセライド血症
	175 mg/dL以上 (随時採血*)	
Non-HDLコレステロール	170 mg/dL以上	高non-HDLコレステロール血症
	150～169 mg/dL	境界域高non-HDLコレステロール血症**

*基本的に10時間以上の絶食を「空腹時」とする.ただし水やお茶などカロリーのない水分の摂取は可とする.空腹時であることが確認できない場合を「随時」とする.

**スクリーニングで境界域高LDL-C血症,境界域高non-HDL-C血症を示した場合は,高リスク病態がないか検討し,治療の必要性を考慮する.

- LDL-CはFriedewald式(TC－HDL-C－TG/5)で計算する(ただし空腹時採血の場合のみ).または直接法で求める.
- TGが400mg/dL以上や随時採血の場合はnon-HDL-C(＝TC－HDL-C)かLDL-C直接法を使用する.ただしスクリーニングでnon-HDL-Cを用いる時は,高TG血症を伴わない場合はLDL-Cとの差が＋30mg/dLより小さくなる可能性を念頭においてリスクを評価する.
- TGの基準値は空腹時採血と随時採血により異なる.
- HDL-Cは単独では薬物介入の対象とはならない.

(日本動脈硬化学会:動脈硬化性疾患予防ガイドライン2022年版.〈https://www.j-athero.org/jp/jas_gl2022/〉p.22より転載)

3 脂質異常症

🔍 検 査

- 脂質異常症の30〜40%が続発性といわれているため，治療介入前に評価をしておくことが望ましい．
- 原因として，甲状腺機能低下症，ネフローゼ症候群，原発性胆汁性胆管炎，閉塞性黄疸，糖尿病，クッシング症候群，褐色細胞腫，薬剤性などがあげられる．コレステロールに関与しないが，慢性腎臓病（CKD），肥満，アルコール多飲，喫煙で中性脂肪値が上がるといわれている[2]．

🔍 治 療

- 基礎疾患やリスクによって，リスクの層別化を行い，目標値を定める．
  * 動脈硬化性疾患発症予測ツール「これりすくん」を用いると便利である．

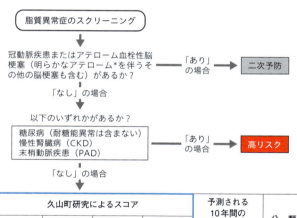

久山町研究のスコア（図Ⅲ-3-2）に基づいて計算する．
*頭蓋内外動脈に50％以上の狭窄，または弓部大動脈粥腫（最大肥厚4 mm以上）

図Ⅲ-3-1 動脈硬化性疾患予防から見た脂質管理目標値設定のためのフローチャート

注：家族性高コレステロール血症および家族性Ⅲ型高脂血症と診断された場合はこのチャートを用いずに第4章「家族性高コレステロール血症」，第5章「原発性脂質異常症」の章をそれぞれ参照すること．

（日本動脈硬化学会：動脈硬化性疾患予防ガイドライン2022年版，〈https://www.j-athero.org/jp/jas_gl2022/〉p.69より転載）

①性別	ポイント
女性	0
男性	7

②収縮期血圧	ポイント
＜120 mmHg	0
120〜129 mmHg	1
130〜139 mmHg	2
140〜159 mmHg	3
160 mmHg〜	4

③糖代謝異常 （糖尿病は含まない）	ポイント
なし	0
あり	1

④血清LDL-C	ポイント
＜120 mg/dL	0
120〜139 mg/dL	1
140〜159 mg/dL	2
160 mg/dL〜	3

⑤血清HDL-C	ポイント
60 mg/dL〜	0
40〜59 mg/dL	1
＜40 mg/dL	2

⑥喫煙	ポイント
なし	0
あり	2

注1：過去喫煙者は⑥喫煙はなしとする

①〜⑥のポイント合計	点

下の表のポイント合計より年齢階級別の絶対リスクを推計する.

ポイント合計	40〜49歳	50〜59歳	60〜69歳	70〜79歳
0	＜1.0%	＜1.0%	1.7%	3.4%
1	＜1.0%	＜1.0%	1.9%	3.9%
2	＜1.0%	＜1.0%	2.2%	4.5%
3	＜1.0%	1.1%	2.6%	5.2%
4	＜1.0%	1.3%	3.0%	6.0%
5	＜1.0%	1.4%	3.4%	6.9%
6	＜1.0%	1.7%	3.9%	7.9%
7	＜1.0%	1.9%	4.5%	9.1%
8	1.1%	2.2%	5.2%	10.4%
9	1.3%	2.6%	6.0%	11.9%
10	1.4%	3.0%	6.9%	13.6%
11	1.7%	3.4%	7.9%	15.5%
12	1.9%	3.9%	9.1%	17.7%
13	2.2%	4.5%	10.4%	20.2%
14	2.6%	5.2%	11.9%	22.9%
15	3.0%	6.0%	13.6%	25.9%
16	3.4%	6.9%	15.5%	29.3%
17	3.9%	7.9%	17.7%	33.0%
18	4.5%	9.1%	20.2%	37.0%
19	5.2%	10.4%	22.9%	41.1%

図Ⅲ-3-2 久山町スコアによる動脈硬化性疾患発症予測モデル

（日本動脈硬化学会：動脈硬化性疾患予防ガイドライン2022年版.
〈https://www.j-athero.org/jp/jas_gl2022/〉p.69より転載）

- わが国の『動脈硬化性疾患予防ガイドライン2022年版』[3]を**図Ⅲ-3-1,
  2**, **表Ⅲ-3-2**に示す.

3 脂質異常症

表Ⅲ-3-2 リスク区分別脂質管理目標値

治療方針の原則	管理区分	脂質管理目標値(mg/dL)			
		LDL-C	Non-HDL-C	TG	HDL-C
一次予防 まず生活習慣の改善を行った後薬物療法の適用を考慮する	低リスク	<160	<190	<150(空腹時)*** <175(随時)	≧40
	中リスク	<140	<170		
	高リスク	<120 <100*	<150 <130*		
二次予防 生活習慣の是正とともに薬物治療を考慮する	冠動脈疾患またはアテローム血栓性脳梗塞(明らかなアテローム****を伴うその他の脳梗塞を含む)の既往	<100 <70**	<130 <100**		

- *糖尿病において，PAD，細小血管症(網膜症，腎症，神経障害)合併時，または喫煙ありの場合に考慮する．(第3章5.2参照)
- **「急性冠症候群」，「家族性高コレステロール血症」，「糖尿病」，「冠動脈疾患とアテローム血栓性脳梗塞(明らかなアテロームを伴うその他の脳梗塞を含む)」の4病態のいずれかを合併する場合に考慮する．
- 一次予防における管理目標達成の手段は非薬物療法が基本であるが，いずれの管理区分においてもLDL-Cが180mg/dL以上の場合は薬物治療を考慮する．家族性高コレステロール血症の可能性も念頭に置いておく．(第4章参照)
- まずLDL-Cの管理目標値を達成し，次にnon-HDL-Cの達成を目指す．LDL-Cの管理目標を達成してもnon-HDL-Cが高い場合は高TG血症を伴うことが多く，その管理が重要となる．低HDL-Cについては基本的には生活習慣の改善で対処すべきである．
- これらの値はあくまでも到達努力目標であり，一次予防(低・中リスク)においてはLDL-C低下率20～30％も目標値としてなり得る．
- ***10時間以上の絶食を「空腹時」とする．ただし水やお茶などカロリーのない水分の摂取は可とする．それ以外の条件を「随時」とする．
- ****頸動脈内外膜の50％以上の狭窄，または弓部大動脈粥腫(最大肥厚4mm以上)
- 高齢者については第7章を参照．

(日本動脈硬化学会：動脈硬化性疾患予防ガイドライン2022年版.〈https://www.j-athero.org/jp/jas_gl2022/〉p.71より転載)

- アメリカやヨーロッパの心臓病学会のガイドラインでは，脂質異常症患者のマネジメントにおいて，LDLコレステロール値を50％以上下げることを推奨としており，わが国のように目標値を設定していない．
- わが国のガイドラインにおける目標値はあくまでも努力目標とされており，目標値設定に明確なエビデンスがあるわけではない．患者の動機づけ目的の利用にとどめ，そこまで固執しなくてもよい可能性がある．
- 一次予防では，まず生活習慣指導を行うが，LDLコレステロール180mg/dL以上の場合は，薬物療法も考慮する．
- 生活習慣指導を行っても，目標値を20mg/dL以上上回る場合に薬物療法を開始する．

173

- 40歳未満の患者は主治医の裁量に委ねられる．また，85歳以上に関しては一次予防の明確なエビデンスが示されていないため，ポリファーマシーの問題も念頭に休薬も検討するほうがよいかもしれない．

▶ **生活習慣指導**
- 食事療法：
  - 総エネルギー摂取量の制限（一般に目標とする体重×身体活動量）．
  - 加工肉や赤身肉，動物性脂肪を控え，魚や不飽和脂肪酸の摂取を増やす．
  - 未精製穀類やナッツ類，野菜，海藻類を増やす．
  - 食物繊維は25g/日以上を摂取する．
  - 食塩摂取量は6g/日未満を目標にする．
- アドヒアランスが重要．無理のない食事療法を提案する．
- 飲酒量：アルコール25g/日以下（女性はさらに半分）．
- 禁煙．
- 運動療法：週3回以上，30分以上で3 METs以上の運動を行う．できれば有酸素運動が望ましい．

▶ **薬物療法**
- 第1選択：スタチン系薬剤（表Ⅲ-3-3）．
- 第2選択：エゼチミブ．
- 第3選択：PCSK9阻害薬．

📌 補 足

▶ **嗜好品について**
- ダークチョコレートは10g/日までなら予防のために摂取してもよいかもしれない（ダークチョコレートとは，カカオ含有が55％以上のチョコレートのこと）[4]．

表Ⅲ-3-3　スタチン

	高強度 LDL低下50％以上	中強度	低強度 LDL低下30％未満
アトルバスタチン	40 mg	10 mg	
ロスバスタチン	20 mg	10 mg	
シンバスタチン		20 mg	
ピタバスタチン		1～4 mg	
プラバスタチン		40 mg	20 mg
フルバスタチン			20～40 mg

＊シンバスタチン，フルバスタチンは半減期が短いため就寝前か夕食後に服用する．
＊アトルバスタチン，シンバスタチンはCYP3A4酵素で代謝されるため，Ca拮抗薬や柑橘類との併用に注意する．

3 脂質異常症

▶家族性高コレステロール血症

- 以下のうち2つを満たすものを診断する.
  ① 高LDL血症（180mg/dL以上）.
  ② 腱黄色腫（手背，肘，膝またはアキレス腱肥厚）あるいは皮膚結節性黄色腫.
  ③ 家族歴（家族性高コレステロール血症あるいは早発性冠動脈疾患）.
  ＊早発性とは，男性55歳未満，女性65歳未満を指す.

- もしくは，LDL 250mg/dL以上の場合や，② または③ がありLDL 160mg/dL以上の場合，強く疑う.

▶中性脂肪は？ フィブラート系は？

- 高トリグリセリド血症の治療においてもスタチンが推奨される．スタチンとフィブラートの併用で横紋筋融解症が増えたとの報告や，フィブラートの使用により膵炎や総死亡率が増えたとの報告があるため，わが国のガイドラインで推奨されているが，使用を控えるほうがよい可能性がある.

▶CYP3A4酵素について

- Ca拮抗薬の代謝でもお馴染みである．グレープフルーツジュースとの併用で代謝が落ちることが知られているが，これはグレープフルーツに含まれるフラノクマリンという物質が関与している．グレープフルーツの皮に極めて多く含まれるが，果汁にはほとんど含まれないことが知られている.

- かつては皮ごと搾っていたため，ジュースにより代謝が落ちていたが，現在は流通しているジュースの多くが果実部分のみを搾っているため，実際には飲んでも問題ないかもしれない．またこのような理由から他の柑橘類でも皮を摂取すると危険かもしれない[5].

heart failure

4 心不全

定 義

- 「2021年JCS/JHFSガイドラインフォーカスアップデート版 急性・慢性心不全診療」[1]によれば，心不全は，「なんらかの心臓機能障害，すなわち，心臓に器質的および/あるいは機能的異常が生じて心ポンプ機能の代償機転が破綻した結果，呼吸困難・倦怠感や浮腫が出現し，それに伴い運動対応が低下する臨床症候群」と定義されている．
- 以前のガイドラインで記載されていた，急性・慢性の分類の意義は薄れてきている．
- 心不全の病期分類については，ACCF/AHAの心不全のステージ分類（図Ⅲ-4-1）[2]が用いられている．特筆すべきことは，心不全発症前の危険因子のみの病態から早期介入することで，心不全の発症を抑制し進行を遅らせることにある．

左室駆出率（LVEF）による心不全の分類

- 心不全の分類にはいろいろな方法があるが，大規模臨床試験で用いられ

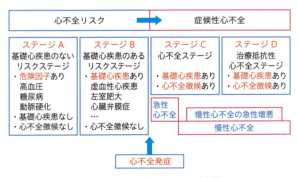

図Ⅲ-4-1　心不全のステージ分類

（厚生労働省：脳卒中，心臓病その他の循環器病に係る診療提供体制の在り方について（平成29年7月）．〈http://www.mhlw.go.jp/file/05-Shingikai-10901000-kenkoukyoku-Soumu-ka/000173149.pdf〉より作成）

る左室駆出率：ejection fractionによる分類が注目されている．
- LVEFが低下した心不全：heart failure with reduced EF：HFrEF
  LVEF ＜ 40％
  → 左室収縮能障害が主体．
- LVEFが軽度低下した心不全：heart failure with mid-range EF：HFmrEF
  40％≦LVEF＜50％
- LVEFが保たれた心不全：heart failure with preserved EF：HFpEF
  LVEF ≧ 50％
  → 左室拡張能障害が主体．

症状と身体所見（表Ⅲ-4-1, 2）

- 心臓のポンプ機能の破綻による，後方から汲み上げられないうっ血の症状・所見と前方に駆出できない低灌流の症状・所見が出現する．筆者は「うっ血性心不全」という言葉を使わないようにしているが，これは低灌流の存在を忘れないためである（図Ⅲ-4-2）．
- 心不全は，左心不全・右心不全・両心不全と分けて考えることもできる（右心不全の80％は左心不全が原因である）．

検査所見

- 心不全で重要な検査は，心電図，胸部X線，血中BNP／NT-proBNP，そ

表Ⅲ-4-1 心不全の症状

	右心不全	左心不全
低灌流	動悸 低血圧	動悸 冷汗 チアノーゼ 不穏・記銘力低下
うっ血	下腿浮腫 食欲不振 体重増加	発作性夜間呼吸困難 労作時呼吸困難 喘鳴

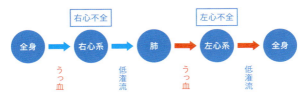

図Ⅲ-4-2 心不全症状・所見の考え方

表Ⅲ-4-2　心不全の身体所見

	右心不全	左心不全
低灌流	低血圧 頻脈 頻呼吸	Ⅲ音 頻脈 末梢循環不全 小さい脈圧
うっ血	頸静脈怒張 腹部頸静脈逆流 肝腫大 下腿浮腫 肝機能障害	起坐呼吸 Ⅲ音 心尖拍動の外側偏位 ラ音 bendopnea

* bendopnea：患者を椅子に座らせて靴ひもを結ぶように前かがみにさせる．息切れが起こるまで30秒未満であれば，陽性とする[3]．

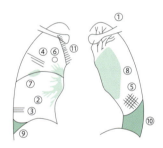

図Ⅲ-4-3　心不全の所見

①cephalization（角出し像）：肺尖部への血流の再分布所見（肺静脈圧15〜20 mmHg）
②perivascular cuffing（肺血管周囲の浮腫）：間質性肺水腫所見（肺静脈圧20〜30 mmHg）
③Kerley's B：間質性肺水腫所見（肺静脈圧20〜30 mmHg）
④Kerley's A：間質性肺水腫所見（肺静脈圧20〜30 mmHg）
⑤Kerley's C：間質性肺水腫所見（肺静脈圧20〜30 mmHg）
⑥peribronchial cuffing（気管支周囲の浮腫）：間質性肺水腫所見（肺静脈圧20〜30 mmHg）
⑦vanishing tumor（一過性腫瘤状陰影）：肺胞性肺水腫所見（肺静脈圧30 mmHg）
⑧butterfly shadow（蝶形像）：肺胞性肺水腫所見（肺静脈圧30 mmHg以上）
⑨⑩costophrenic angle（肋骨横隔膜角）の鈍化：胸水
⑪上大静脈の突出

して心エコーである．
- 胸部X線は，心不全の診断に今なお重要である．読影のポイントは，①心拡大，②上肺野への肺血管影の増強，③間質性肺水腫，④肺胞性

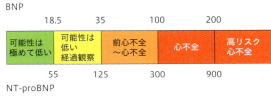

図Ⅲ-4-4 BNP・NT-proBNP

肺水腫の4つである（図Ⅲ-4-3）.
- 血中BNP/NT-proBNPだけで診断・除外してはならない（図Ⅲ-4-4）. 幅広く拾い上げる意味で「心臓機能障害はあるが心不全症状・徴候がない前心不全から症状を認める心不全の可能性がある」場合のカットオフ値は以下の通りに変更になった.
  - BNP：40 pg/mL
  - NT-proBNP：125 pg/mL
- BNP/NT-proBNPはもともと個人差が大きく，肥満では低下し，腎機能障害や心房細動，慢性閉塞性肺疾患（COPD），敗血症などで上昇する. またアンジオテンシン受容体ネプリライシン阻害薬（ARNI）使用時には，開始から2～3ヵ月間BNPが上昇し，その後落ち着いていく. NT-proBNPはネプリライシンの影響を受けない. 血中BNP/NT-proBNP値に応じた心不全治療で実際に予後を改善する結果は出ていないが，死亡率低下や心不全再入院率抑制が示唆されている.
- 心エコーは，EFによる心不全の分類，基礎心疾患の診断，心機能の経過観察などの点でとても有用である. 収縮能だけではなく，拡張能評価（E/A, E/e'，e'，三尖弁逆流最大血流速度〔TRV〕，左房容積係数〔LAVI〕）も重要である.

治療：急性心不全

- Step 1. 血行動態の安定化 → カテコラミン使用，機械的補助循環.
- Step 2. 呼吸不全の解消 → 酸素投与，非侵襲的陽圧換気（NPPV），気管挿管.
- Step 3. 基礎心疾患の治療：急性冠症候群・急性弁膜症など.

治療：標準治療薬（図Ⅲ-4-5）

- 重要なことは，
① HFrEFとHFpEFに分けて考える.

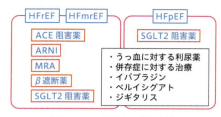

図Ⅲ-4-5 心不全の薬物療法

(J Card Fail, 28(5): e1-e167, 2022より作成)

② 患者さんの併存症・忍容性を十分考慮する.
③ 標準治療薬の禁忌・副作用・注意点を理解する.
④ 標準治療薬をできるだけ早期に標準用量を導入する.

▶アンジオテンシン変換酵素阻害薬(ACE阻害薬)

- 血管拡張作用とレニン・アンジオテンシン・アルドステロン(RAA)系を抑制することによって, 左室リモデリングを抑制・症状を緩和し生命予後を改善する. また心不全の発症・進展を抑制し, 早期より使用効果がある.
- 副作用:血圧低下, 腎機能障害, 高K血症, ブラジキニンによる咳嗽, 血管浮腫.

▶アンジオテンシン受容体ネプリライシン阻害薬(ARNI)

- 内因性のNa利尿ペプチドやキニン系を分解するネプリライシン阻害薬(サクビトリル)とARB(バルサルタン)の複合体. Na利尿ペプチド系活性化による心保護作用と, RAA系抑制による左室リモデリング抑制・予後改善効果がある. ただしHFpEFにおいては, 有効性は示されていない.
- 副作用:ACE阻害薬より頻度の高い血圧低下, 腎機能障害, 血管浮腫.

▶β遮断薬

- 交感神経系の抑制による致死性不整脈抑制・左室リモデリング抑制により生命予後を改善する.
- 導入・増量時に心機能抑制が起こりやすいため, うっ血を改善させてから導入・増量する. また, できるだけ最大投与量を目標に増量する.

> **memo アンジオテンシンⅡ受容体拮抗薬(ARB)**
>
> 咳嗽や血管浮腫のためACE阻害薬に忍容性がない場合にARBを使用する. 心不全治療に対してARBがACE阻害薬より優れているというエビデンスはなく, 薬価も高い.

4 心不全

- 副作用：徐脈，気管支喘息.

▶ ミネラルコルチコイド受容体拮抗薬（MRA）

- ACE阻害薬でRAA系を抑制しても，アルドステロンブレイクスルーのためアルドステロンが上昇している症例がある．このためACE阻害薬＋β遮断薬に加えてMRAを投与すると，死亡率が減少した[13].
- 非ステロイド系MRAフィネレノンは左室線維化を抑制し，HFpEFの心血管死・心不全の入院を改善した（FINEARTS-HF試験）.
- 副作用：腎機能障害，高K血症．スピロノラクトンでは女性化乳房.

  ＊アルドステロンブレイクスルー：ACE阻害薬やARBでレニン-アンギオテンシン-アルドステロン系（RAAS）を抑制しても一部の患者ではアルドステロンが再び増加することがある.

▶ SGLT2阻害薬

- 近位尿細管前半部に存在するSGLT2で，90％のグルコースは再吸収される．SGLT2を阻害することでNa利尿＋水利尿効果がある．また腎機能改善効果がある．これら腎臓に対する作用を介して心不全を抑制すると考えられている．現状ではHFpEFの治療でエビデンスがある唯一の薬剤である.
- 糖尿病薬として開発されたが，心不全の治療で低血糖が問題になることはなかった.
- 副作用：尿路感染症，正常域血糖ケトアシドーシス.

▶ GLP-1受容体作動薬

- インスリン分泌低下とグルカゴン分泌亢進を是正し血糖値を低下させる．また食欲抑制を介して体重減少作用がある肥満のあるHFpEFに対して併存症の改善から効果が期待される（SUMMIT試験）.

🖋 緩和ケア

- 心不全における緩和ケアは，決して心不全の治療をあきらめるものではない．むしろ心不全早期から導入し心不全の治療を最後まで並行して行うことで，患者や家族のQOLを改善するためのものである.
- 終末期心不全の60 ～ 88％に呼吸困難，69 ～ 82％に全身倦怠感，35 ～ 78％に疼痛，70％に抑うつが認められる.
- そのため患者や家族に十分な情報提供を行い，患者の意思（推定意思）を尊重し，人生の最終段階における医療とケアの方針を決定する.

coronary artery disease

5 冠動脈疾患

- 冠動脈疾患は症状の不安定性から，急性冠症候群（ACS）と安定冠動脈疾患に分類される．ACSと安定冠動脈疾患は連続した疾患群であるが，対応が異なるのでその診断は重要である．

急性冠症候群（ACS）

定　義
- ACSは，冠動脈粥腫（プラーク）の破綻とそれに伴う血栓形成によって冠動脈内腔が急激に狭窄・閉塞し，心筋が虚血・壊死に陥る症候群である．

分　類
- ACSは急性期の診断・治療の対応の違いにより，心電図所見と心筋トロポニンによって以下に分類される．

① ST上昇型急性心筋梗塞（STEMI）
② 非ST上昇型急性心筋梗塞（NSTEMI）
③ 不安定狭心症（UA）

- 心電図上，持続的ST上昇があればSTEMIとして診断できる．
- 心電図上，持続的ST上昇がなければNSTEMIとUAとなるが，病初期にこれらを区別するのは困難な場合がある．また心筋トロポニンの結果を待てない時間的制約がある場合もある．そのためこの2つを合わせて非ST上昇型急性冠症候群とする分類もある．

① ST上昇型急性心筋梗塞（STEMI）
② 非ST上昇型急性冠症候群（NSTE-ACS）

5 冠動脈疾患

診 断

- ACSの診断に時間的猶予はない．バイタルサインのチェック・安定化をしながら，10分以内に以下を確認する．
  ① 心電図．
  ② 攻める問診．
  ③ 心筋トロポニン．

▶① 心電図

- ACSを少しでも疑った場合は，可及的速やかに心電図をとる．
  - ・ST部分は必ずST上昇から探す．
  - ・解剖学的に隣り合う2つ以上の誘導でST上昇を探す．
  - ・ST上昇は場所を示す → 責任冠動脈を推測する．
  - ・後壁梗塞では$V_1 \sim V_3$誘導でST低下を認めることが多いが，STEMIとして対応する．
  - ・新規左脚ブロック・房室ブロックに注意！
  - ・初回の心電図で診断できない場合，5 〜 10分後に心電図を再検する．
  - ・以前の心電図と比較するのも診断に重要．
  - ・下壁梗塞の場合は右側胸部誘導（V_4R），後壁梗塞が疑われた場合は背側部誘導（$V_7 \sim V_9$誘導）を追加する．

▶② 攻める問診

- 発症から再灌流までの時間が長くなると予後が悪くなる．短時間で必要最低限の問診を行う．
  - ・症状（胸痛のOPQRST〔p.186〕を参照）．
  - ・発症時刻・何をしていたか？ 症状は持続しているか？
  - ・冠危険因子：高血圧，脂質異常症，糖尿病，喫煙．
  - ・冠動脈・心血管疾患の治療歴．
  - ・若年発症（男性＜55歳，女性＜65歳）の冠動脈疾患の家族歴．
  - ・アレルギー歴：造影剤アレルギーなど．

▶③ 心筋トロポニン

- ACSを疑った場合，速やかに心筋トロポニンT/Iを測定する．ただしSTEMIの場合，結果を待って治療に遅れが生じてはいけない．
  - ・心筋傷害発症後3 〜 5時間で上昇する．
  - ・NSTE-ACSの場合，初回の検査が**陰性・低値**でも1時間後の再検値からの診断が推奨されている．
  - ・心筋梗塞以外でも，心不全，腎不全，急性肺動脈血栓塞栓症，敗血症などで上昇する．
  - ・心筋トロポニンが測定できる条件下で，CK-MBやミオグロビン測定は推奨されない．

183

🖋 初期対応：専門医につなぐまでの対応

▶ STEMIの場合

① 速やかに，専門医コンサルト / 搬送を急ぐ！

② アスピリン 162 〜 324mg を噛み砕いて服用させる．
  ・重篤な血液疾患，アスピリンアレルギーには投与しない．
  ・低用量アスピリンを常用している場合も投与しない．
  ・抗凝固薬内服中の場合は投与する．

③ 緊急冠動脈インターベンションが決定した時点で，P2Y12阻害薬（プラスグレル 20mg，クロピドグレル 300mg）を投与する（※専門医の指示に従う）．

④ 心筋虚血による胸部症状に対して，ニトログリセリンを投与（0.3mg舌下投与，もしくは舌下スプレー 1噴霧）する．

⑤ 硝酸薬投与でも胸部症状が持続する場合，モルヒネ 2 〜 4mg を投与する．

⑥ SpO₂ < 90%，心不全徴候があれば酸素投与する．ルーチンで酸素投与は行わない．

▶ NSTE-ACSの場合

① 専門医コンサルト / 搬送．

② リスク評価を行い，短期予後予測をする．高リスクであれば，早期血行再建治療を考慮する（※以下のスコアをアプリで計算する）．
  ・TIMI risk score.
  ・GRACE ACS risk score.

③ 血行再建治療のタイミングについて，専門医と検討する．

安定冠動脈疾患

🖋 定　義

● 安定冠動脈疾患の臨床経過は多岐にわたるため，それを定義づけるのは難しい．不安定性を示すのは，① 新規発症，② 増悪傾向，③ 安静時に出現に当てはまる場合をいうことが多く，これらの所見がないものを安定と考える．

● 日本のガイドラインにおける安定冠動脈疾患は，欧州のガイドラインでは "chronic coronary syndrome"，米国のガイドラインでは "stable ischemic heart disease" を意味している．

🖋 診　断

① 年齢，性別，胸痛の性状から検査前確率を評価する．

② その他の患者背景，心電図，心エコー，血液検査から臨床的尤度（ゆうど：もっともらしさ）を評価する．
③ 検査前確率×臨床的尤度 → 検査前確率の修正．
- 低い検査前確率の場合，経過観察．
- 中等度以上の検査前確率の場合，専門医コンサルト / 次の非侵襲的検査へ．

🔖 検査前確率の評価（図Ⅲ-5-1）

- 典型的狭心症：以下の3つをすべて満たしたもの．
  ① 胸骨下（または頸部，顎，肩，腕）の絞扼感または締めつけられるような痛み．
  ② 運動や精神的ストレスによる増悪．
  ③ 安静もしくはニトログリセリンによる5分以内の症状緩和．
- 上記所見のうち1または2項目を満たしたものを非典型型狭心症，1項目も満たさないものを非心臓性という．

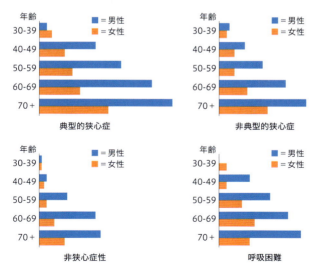

図Ⅲ-5-1 年齢，性別，および胸部症状の性状に従った改訂版閉塞性冠動脈疾患の検査前確率（PTP）

(Eur Heart J, 41 (3)：407-477, 2020を参考に作成)

🖋 臨床的尤度

- 検査前確率を以下の臨床的尤度で調整して修正する.
  - ① 患者背景：他の心血管疾患，糖尿病，脂質異常症，喫煙，慢性腎臓病，若年性冠動脈，疾患の家族歴.
  - ② 心電図.
  - ③ 心エコー.
  - ④ 血液検査：脂質，血糖など.

🖋 胸痛のOPQRST

▶ Onset：発症

- 典型的狭心症は，突然発症ではなく数分で徐々に増悪する.
- 新規発症（2ヵ月以内）の場合，不安定！

▶ Palliative factor：寛解因子

- 安静で5分以内に改善する.
- ニトログリセリン投与で5分以内に改善する. ただし胸痛の原因が食道疾患などの場合もニトログリセリンの投与で症状が緩和されることがある.

▶ Provocative factor：増悪因子

- 典型的狭心症は，労作や精神的ストレスで増悪する.
- 深呼吸や咳嗽で増悪する場合，胸膜痛の可能性が高い.
- 胸部圧痛がある場合，筋骨格系胸痛の可能性が高い.
- 体位で誘発される場合，筋骨格系胸痛の可能性が高い.

▶ Quality：性状

- 典型的狭心症は，絞扼感または締めつけられるような痛み.
- 鋭い痛みの場合，非心臓性の可能性が高い.
- 痛みの移動がある場合，大動脈解離も考慮する.

▶ Quantity：程度

- 「命の危険を感じる」程度のことが多い.
- 「何か変な感じがする」程度のこともある.
- 薬剤療法に抵抗性の場合，不安定！

▶ Region / Radiation：場所 / 放散痛

- 胸骨下・前胸部痛だけではなく，頸部，顎，肩，腕も含める.
- 痛みの範囲がピンポイントの場合，期外収縮や筋骨格系胸痛の可能性が高い.

▶ associated Symptoms：随伴症状

- 冷汗や嘔気・嘔吐を伴うこともある.
- 胸痛に頸部，顎，肩，腕に放散する場合も狭心症の可能性が高い.

5 冠動脈疾患

▶ Time course：時間経過

● 頻度が1日3回以上の場合，不安定！

● 典型的狭心症の場合，持続時間は3 〜 10分程度．

● 持続時間が30分以上の場合，不安定！

● 持続時間が瞬間的の場合，筋骨格系胸痛や不整脈の可能性が高い．

● 頻度が増加する場合，不安定！

● 労作閾値が低くなる場合，不安定！

非侵襲的検査

● 上記より修正検査前確率が中等度以上の場合，以下の非侵襲的検査を
行う．

① 冠動脈CT：修正検査前確率が中等度の場合，冠動脈疾患を除外する
目的で行う．

② 負荷イメージング：修正した検査前確率が高度の場合，冠動脈疾患の
リスク評価目的に行う．

治　療

① 生活習慣の改善（禁煙，減塩，血圧管理，減量，運動など）．

② 症状緩和：短時間作用型硝酸薬，β遮断薬，Ca拮抗薬．

③ 心血管イベント予防：低用量アスピリン，スタチン．

④ 安定冠動脈疾患では，原則，急いで冠動脈造影をする必要はない！

⑤ 左冠動脈主幹部病変，広範囲な虚血の原因となる冠動脈病変，薬物療法
抵抗性の冠動脈病変は，血行再建が推奨される．

6 深部静脈血栓症／肺血栓塞栓症

deep venous thrombosis/pulmonary embolism

病態生理

- Virchowの三徴：①血流のうっ滞（寝たきり，6時間以上のフライト），②血管内皮の損傷（外傷，DVTの既往，炎症），③凝固能亢進（ヘパリン，ピル，タモキシフェン）を有する病態や悪性腫瘍，血栓症の既往は危険因子となる．
- 深部静脈血栓症（DVT）：下肢のDVTは腸骨静脈，大腿静脈，膝窩静脈が関与している場合は近位型，ふくらはぎの静脈（前脛骨静脈，後脛骨静脈，腓骨静脈）のみが関与している場合は遠位型とされる．近位型では肺血栓塞栓症を起こしやすい．
- 肺血栓塞栓症（PE）：近位のDVTの50〜60％にPEが起こり，半数は無症状である．症状があるPEの50〜70％に下肢のDVTが見つかる．
- 予防のための明確な禁忌がない限り，機械的な予防よりも薬物的な治療が優先される．薬物療法による予防と空気圧による圧迫を併用することに，さらなる利点はない．

症 状

- DVT：四肢患側の腫脹，疼痛，熱感，紅斑，静脈拡張．
- PE：呼吸困難（50％），胸膜刺激痛（40％），咳（23％），血痰（8％）．失神を起こすことがある．

身体所見

- 頻呼吸（＞70％），crackles（51％），頻脈（30％），ショック，低血圧，発熱，Ⅱp亢進．

診 断

- 表Ⅲ-6-1，2のWellsスコアや検査結果を用いて，静脈血栓塞栓症（VTE）の可能性を推定することができる．
- Dダイマー：＜500ng/mLなら，PEの事前確率が低い場合にはPEを否定できる可能性がある．
- 心電図：洞性頻脈が最も多い異常．右脚ブロック，ＳⅠＱⅢＴⅢ（Ⅰ誘導：S波，Ⅲ誘導：Q波と陰性Ｔ波），$V_{1〜4}$誘導：陰性Ｔ波．

6 深部静脈血栓症／肺血栓塞栓症

表III-6-1 Wellsスコア（DVT用）

臨床的特徴	点数
活動性がん（6ヶ月以内の治療，または緩和療法を施行中）	1
下肢の麻痺，不全麻痺，最近下肢を動かしていない	1
3日以上の寝たきり，最近12週以内の麻酔を必要とした大手術	1
下肢全体の腫脹	1
深部静脈の走行に沿った圧痛	1
健側と比較して患側のふくらはぎが3cm以上太い（脛骨粗面から10cm下方で計測）	1
患側だけの圧痕性浮腫	1
表在の側副血管あり（静脈瘤は除く）	1
DVTの既往	1
他の鑑別診断あり	−2

0-1：DVTらしくない．Dダイマーを確認し陰性なら検査は終了．
Dダイマーが上昇していれば，ドップラーエコーを施行する．
＞1：DVTらしい．ドップラーエコーを施行する．

（N Engl J Med, 349：1227-1235, 2003をもとに著者訳）

表III-6-2 modified Wells criteria

	臨床的特徴	点数
症状と所見	喀血	1
	心拍数＞100回/分	1.5
	DVTを示唆する症状や所見	3
既往歴	DVT/PEの既往	1.5
	悪性腫瘍あり	1
	4週間以内に大手術，または3日以上寝たきりだった	1.5
その他	PE以外に積極的に疑う疾患なし	3

＜4点：PEの可能性は低い→Dダイマーをチェック．
4〜6点：PEの可能性は中程度．
＞6点：PEの可能性は高い．

（Thromb Haemost, 83（3）：416-420, 2000より作成）

- 胸部X線検査：正常（12％），無気肺，胸水，浸潤影．
- 肺のCTアンギオグラフィ：診断のゴールドスタンダードである．感度90％，特異度95％．
- 肺換気血流（V/Q）スキャン：造影剤が使えないとき（腎機能低下，アレルギー）に造影CTの代用として使う．感度98％，特異度10％．PEの事前確率が低く，検査が正常ならば否定できる．
- 非常にリスクの低い患者では，以下のPERC（pulmonary embolism rule-

表Ⅲ-6-3　PERCスコア

- 年齢＜50歳
- 心拍数＜100回/分
- SpO_2＞94％
- 片側の下肢腫脹がない
- 血痰がない
- 4週間以内の手術もしくは外傷がない
- PEやDVTの既往がない
- エストロゲン製剤などのホルモン剤を使用していない

＊点数が0点なら検査前確率は＜1％

(Ann Intern Med, 163 (9)：701-711, 2015 より作成)

out criteria) スコア (**表Ⅲ-6-3**)[2] を用いて検査の必要性を判断することができる.

- PERCスコアがゼロの場合, Dダイマー検査やCTアンギオグラフィは実施しなくてよい.
- PERCスコアが0を超える低リスクの患者では, Dダイマー検査を実施する. 結果が陰性であれば, 画像診断の必要はない. 結果が陽性であれば画像検査を考慮する.
- 検査前確率が中程度以上の場合は, 画像検査を行う.
- 造影剤が使用できない患者では, V/Qスキャンを行う. 正常であればPEは除外される. 疾患の可能性が高い患者における検査結果の異常は, PEの可能性を高める.

治　療

- DVT患者の多くは, 入院せずに効率的かつ安全に診断・治療することができる. 予後良好なPE患者の一部も, 入院治療を避けることができる.
- PESIスコアは, PE患者の重症度と転帰を予測する有効なツールである (**表Ⅲ-6-4**). PESIスコアで判定された低リスクのPE患者を対象としたランダム化比較試験では, VTE再発, 大出血, 90日死亡率において外来と入院での管理に差は認められなかった.
- PESIスコアの簡易版では, 80歳以下で重大な合併症がなく, 脈拍が110/分未満, 収縮期血圧が100mmHg以上, 酸素飽和度が大気圧で90％以上のPE患者を有害事象の低リスクと定義している.
- ほとんどの患者にとって, 抗凝固療法はVTEに対する主な治療である. 急性VTEに対する抗凝固薬の選択肢としては, 直接経口抗凝固薬 (DOAC), 未分画ヘパリン (UFH), 低分子ヘパリン (LMWH), フォンダパリヌクス, ワルファリンなどがあり, CHESTガイドラインではワルファリンよりもDOACが推奨されている.

6 深部静脈血栓症／肺血栓塞栓症

- ワルファリン，ダビガトラン（プラザキサ®），エドキサバン（リクシアナ®）では，最初にヘパリンの非経口投与を併用する必要がある．
- アピキサバン（エリキュース®）およびリバーロキサバン（イグザレルト®）は単独療法として有効である．
- VTEに対して抗凝固療法を受けている患者で大出血を起こした場合，米国血液学会は90日以内に経口抗凝固療法を再開することを推奨している．

▶ **VTEにおける抗凝固療法の期間**（表III-6-5）

- 下大静脈（IVC）フィルターはPEによる死亡を防ぐために使用されるが，DVTのリスクを高める．急性の近位DVTや抗凝固薬が禁忌の急性のPEには，IVCフィルターを使用することがある．装着する場合は一時的なフィルターを使用し，フィルターの適応がなくなったらすぐに取り外す必要がある．

表III-6-4 簡易版PESIスコア

臨床的特徴	点 数
年齢＞80歳	1
がんの既往	1
慢性心不全や慢性肺疾患	1
脈拍≧110/分	1
収縮期血圧＜100 mmHg	1
SpO_2＜90％	1

0：低リスク
≧1：高リスク

（Acad Emerg Med, 22：299-307, 2015より作成）

表III-6-5 DVTにおける抗凝固の期間

		抗凝固の期間
DVT（遠位型），中等症または重度の症状		3～6ヵ月
DVT（近位型）	誘因あり（手術，外傷，寝たきり）	3～6ヵ月
	誘因なし	長期（1年に1度再評価して治療継続の是非を検討
	再発	誘因のある，なしにより判断する
DVT（上肢，近位型）		3ヵ月または中心静脈カテーテルの留置中
がんに関連したDVTまたはPE		がんが活動的な間または治療終了までLMWHまたはDOACが好ましい

community-acquired pneumonia

7 市中肺炎

概　要
- 定義：病院外で発症あるいは入院後48時間以内に発症した肺炎.
- 2021年の日本の統計において，肺炎，誤嚥性肺炎を合わせた死因は悪性新生物，心疾患，老衰に次ぐ第4位である.
- 「患者背景の理解→感染臓器の特定→起炎菌→適切な抗菌薬の選択→適切なパラメーターによる経過観察」という感染症診療の原則に則って診療する.
- 米国のATS／IDSAガイドライン2019[1]では，軽症肺炎の喀痰のグラム染色，培養は行わないよう推奨している.
- NEJMの市中肺炎（clinical practice）でも，軽症の市中肺炎ではSARS-CoV-2とインフルエンザの検査は行うが，細菌学的な検査は行わずに経験的治療をすることを勧めている[2].
- しかしガイドライン通りの診療では，併存疾患のある軽症肺炎球菌性肺炎に対し，アモキシシリンとマクロライド系抗菌薬などの併用か，ニューキノロン系抗菌薬を投与することになり，耐性菌を増加させる危険性がある.
- 起炎菌を明らかにするという原則を順守し，グラム染色という地道な努力を積み重ねることが耐性菌を減らすことにつながると考える.
- グラム染色には，よい痰を得ることが困難である，感度が低いなどの批判もあるが，実際にやってみると有用である．臨床検査技師に任せっきりにせず，自分で染めてみよう！
- 市中肺炎の約20％はウイルスが原因である[3].

問　診（表Ⅲ-7-1）
- 発熱，悪寒，食欲不振などの全身症状，咳，痰，呼吸困難などの局所症状の経過を聞く.
- 免疫不全の有無や抗菌薬使用歴，ワクチン接種歴，暴露歴などを確認する.

身体所見
- バイタルサイン（特に呼吸数，SpO_2），脱水（腋窩の乾燥），呼吸音の左右差，肺胞呼吸音の気管支音化（呼気が強く，延長して聞こえる），ラ音（crackles, rhonchi），ヤギ音（イーと言わせるとエーと聞こえる）.

7 市中肺炎

表Ⅲ-7-1 **起炎菌の推定**

● 糖尿病，アルコール依存症→クレブシエラ
● 結核の既往歴，曝露歴，亜急性の経過→結核
● 最近のインフルエンザやCOVID-19の既往→肺炎球菌，黄色ブドウ球菌
● 温泉，土壌への曝露→レジオネラ
● 鳥，野生動物との接触→オウム病，野兎病，Q熱
● 東南アジア渡航歴→類鼻疽[4]

検　査

- 感染状況により，インフルエンザ抗原検査，COVID-19の抗原検査，PCR検査などを行う．
- 血液ガス，血算，生化学．
- 喀痰の塗抹，培養検査．
- 血液培養：悪寒戦慄（毛布をかぶってもガタガタふるえる）や強い悪寒のとき，抗菌薬を点滴するときには行う．
- 抗酸菌検査：曝露歴，高齢者，免疫不全，上肺野の陰影，亜急性の経過では考慮する．
- マイコプラズマ抗原（リボテスト）：感度62.5％，特異度90.9％[5]．より感度と特異度の高いLAMP法（核酸同定検査）も用いられる．
- 尿中抗原：肺炎球菌（感度60％，特異度99.7％）[6]，レジオネラ（感度70〜80％，特異度99％）[7]．
- 胸部X線：浸潤影やコンソリデーションを認める．胸水があれば穿刺を検討する．
- 胸部CT：ルーチンには行わない．肺炎を疑うが，胸部X線上で肺炎像がない，膿胸などの合併症を疑うときなどに行う．

診　断

- 発熱などの全身症状，咳，痰などの呼吸器症状，胸部X線の所見より診断する．次いで起炎菌の同定の検査を行う．主な起炎菌のグラム染色の所見は以下の通りである．
  - 肺炎球菌：グラム陽性双球菌（GPDC）．莢膜を有する．
  - インフルエンザ桿菌：グラム陰性球桿菌（GNCB）．パラパラッとばらけて存在するため，見逃しやすい．
  - モラキセラ：グラム陰性双球菌（GNDC）．
  - クレブシエラ：グラム陰性桿菌（GNR-L）．莢膜を有する．
  - プロカルシトニンは細菌感染症で増加する．しかし，出血性ショックや腎機能障害では偽陽性になり，マイコプラズマ感染症では上昇しな

193

い．細菌性肺炎の改善によりプロカルシトニン値は速やかに下降するので抗菌薬中止の決定に役立つ可能性がある[2]．

重症度判定[7]

- 重症度の判定は第一に臨床判断によるが，CURB-65（表Ⅲ-7-2），Pneumonia severity index（PSI）（表Ⅲ-7-3）といった重症度スコアで補うこともできる．免疫不全者の場合，重症度スコアの値は定義されていないことに注意を要する．
- 外来か一般病棟入院かの選択法として，ATS/IDSAガイドライン2019ではPSIを推奨している[1]（UpToDate®などのcalculatorを用いて計算できる）．
- 検査はCURB-65ではBUNのみ，PSIでは血液ガス，血算，生化学検査，胸部X線が必要である．
- 入院か否かはCURB-65やPSIの数値から機械的に判断するのではなく，経口摂取が可能か，ケアしてくれる家族はいるかなどを含め，総合的に判断する．
- また，表Ⅲ-7-4の大基準1つか小基準3つ以上を満たすとICU適応とされる．ICUに直接入院したほうが一般病棟を経由するよりも予後はよい．

治　療

- 外来で治療できると判断した場合の処方を以下に述べる．

▶起炎菌が判明した場合

- 肺炎球菌：アモキシシリン 1回1,000mg，1日3回，保険適用外．
- インフルエンザ桿菌：アモキシシリン 1回1カプセル＋オーグメンチン 1回1錠，1日3回．β-ラクタマーゼ非産生アンピシリン耐性（BLNAR）をカバーするためにはレボフロキサシン1回500mg，1日1回．
- モラキセラ：アモキシシリン 1回1カプセル＋オーグメンチン1回1錠，

表Ⅲ-7-2　CURB-65

C（Confusion）：意識レベルの異常	1点
U（Urea）：尿素窒素＞20 mg/dL	1点
R（Respiratory Rate）：呼吸数≧30回/分	1点
B（Blood Pressure）：収縮期血圧＜90 mmHg，拡張期血圧≦60 mmHg	1点
A（Age）：年齢65歳以上	1点

解釈：合計点　0〜1点：外来診療可能
　　　　　　　2点以上：入院

（Thorax 58（5）：377-382, 2003より作成）

7 市中肺炎

1日3回.

● マイコプラズマ：アジスロマイシン 1回500mg，1日1回，3日間，また

表Ⅲ-7-3 PSI

因　子	ポイント
人口統計学的因子	
年　齢	1歳ごとに1
女　性	－10
介護施設入所中	＋10
併存疾患	
腫　瘍	＋30
肝疾患	＋20
うっ血性心不全	＋10
脳血管疾患	＋10
腎臓病	＋10
身体所見	
意識障害	＋20
呼吸数≧30回 / 分	＋20
収縮期血圧＜90 mmHg	＋20
体温＜35℃または≧40℃	＋15
脈拍≧125回 / 分	＋10
検査，胸部X線所見	
動脈のpH＜7.35	＋30
BUN≧30 mg / dL	＋20
Na＜130 mEq / L	＋20
血糖≧250 mg / dL	＋10
ヘマトクリット＜30％	＋10
PaO_2＜60 mmHgまたはSpO_2＜90％	＋10
胸　水	＋10

解　釈

スコア	リスククラス	死亡率	推　奨
＜51	Ⅰ	0.1％	外　来
51〜70	Ⅱ	0.6％	外　来
71〜90	Ⅲ	0.9％	注意深く評価
91〜130	Ⅳ	9.3％	入　院
＞130	Ⅴ	27.0％	入　院

（N Engl J Med, 336（4）：243-250, 1997 より作成）

表Ⅲ-7-4　重症市中肺炎の判定基準

大基準
　昇圧剤を必要とする敗血症性ショック
　機械的換気を必要とする呼吸不全

小基準
　呼吸回数≧30回／分
　PaO_2/FiO_2比≦250
　複数の肺葉の浸潤影
　意識障害
　尿毒症（BUN≧20 mg/dL）
　白血球減少*（白血球数＜4,000/μL）
　血小板減少（血小板数＜100,000/μL）
　低体温（深部体温＜36℃）
　多量の輸液を必要とする低血圧

＊感染症のみによる（つまり，化学療法により引き起こされたもの
　は含まない）．

(Am J Respir Crit Care Med, 200 (7)：e45-e67, 2019 より作成)

はドキシサイクリン1回100mg，1日2回，7〜14日間．
- レジオネラ：レボフロキサシン1回500mg，1日1回，5〜14日間．

▶ **起炎菌が不明の場合：ATS/IDSAのガイドライン[1]に準じる**

① 下記②の併存疾患がなく，メチシリン耐性黄色ブドウ球菌（MRSA）や緑膿菌の危険因子（喀痰よりMRSAや緑膿菌が検出または90日以内の入院歴と抗菌薬の静注歴）がない：
- アモキシシリン1回1g，1日3回．
- またはドキシサイクリン1回100mg，1日2回．

② 併存疾患（慢性の心・肺・肝・腎疾患，糖尿病，アルコール依存症，悪性腫瘍，無脾症）がある：
- アモキシシリン／クラブラン酸とマクロライドかドキシサイクリンの併用：1回にオーグメンチン1錠，アモキシシリン1カプセル，1日3回＋アジスロマイシン初回500mg，以後250mg 1日1回，4日間．またはドキシサイクリン1回100mg，1日2回．
- またはレスピラトリーキノロン単独：レボフロキサシン1回500〜750mg，1日1回．

- 治療期間の考え方：
  - 副作用や耐性菌を防ぐため，できるだけ短いほうがよいとされる．
  - 軽症〜中等症で治療後の反応がよく，48〜72時間解熱しており，肺外病変がない場合：3〜5日[10]．

7 市中肺炎

表Ⅲ-7-5 肺炎球菌ワクチンの接種対象者

リスク群	特徴, 基礎疾患
高齢者	65歳以上
併存症	慢性心疾患 慢性肺疾患(COPD, 喘息など) 糖尿病 髄液漏 人工内耳 アルコール依存症 慢性肝疾患, 肝硬変 喫煙
機能的あるいは解剖学的無脾症	鎌状赤血球症 / 他のヘモグロビン異常症 先天性, 後天性無脾症
免疫不全	先天性, 後天性免疫不全 HIV感染 慢性腎不全 ネフローゼ症候群 白血病 リンパ腫 ホジキン病 全身に進展したがん 医原性の免疫抑制(長期のステロイド内服など) 臓器移植者 多発性骨髄腫

予 防

- 65歳以上や表Ⅲ-7-5にあげた基礎疾患がある場合, 肺炎球菌ワクチン接種を行う. その他に, インフルエンザワクチンは毎年, コロナワクチンは接種可能な場合に行う.
- 肺炎球菌ワクチンには免疫原性を高めたタンパク結合ワクチンである肺炎球菌結合型ワクチンと莢膜多糖体ワクチンの2種類がある.
- CDCは20価の肺炎球菌結合型ワクチン(PCV20)の1回接種を推奨している.
- 15価の肺炎球菌結合型ワクチン(PCV15)を接種した場合は1〜4年以内に23価の莢膜多糖体ワクチン(PPSV23)を接種する.
- 日本では沈降15価と20価の肺炎球菌結合型ワクチン(PCV15バクニュバンス®, PCV20プレベナー20®)と莢膜多糖体ワクチン(PPSV23, ニューモバックス®)がある. 図Ⅲ-7-1に接種法の例を示す.

197

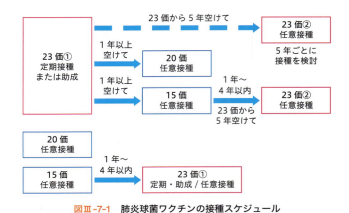

図Ⅲ-7-1 肺炎球菌ワクチンの接種スケジュール

bronchial asthma

8 気管支喘息

病態生理[1]

- 慢性の気道炎症と気管支の過敏反応, 可逆的な気道閉塞が特徴である.
- 人口の 5 ~ 10％が罹患している. どの年齢でも発症するが, 40歳までに85％が発症する.

症　状[2]

- 咳, 喘鳴, 呼吸困難（息を吐くのが苦しい）.
- 喘息三徴：喘鳴, 鼻ポリープ, アスピリンに対する過敏性.
- アレルゲン（ほこり, ペット, 花粉）, ウイルス性呼吸器感染症, 運動, 冷気, 薬剤（アスピリンを含む NSAIDs）が誘因となる. 肥満も危険因子である.
- 症状は日内変動があり, 夕方から早朝にかけて悪化することが多い. 症状は改善や悪化を繰り返す.

喘息症候群

- 喘息には多くのサブタイプが存在する.

▶ アレルギー性喘息
- 最も多いタイプ. 子どもの頃に発症し, アトピー性皮膚炎, アレルギー性鼻炎, 食物アレルギーを有する.
- Th2細胞が関与しIgEが上昇する.

▶ 咳喘息
- 気道の過敏性亢進による慢性咳嗽が主症状である.
- 胃食道逆流症や鼻炎による上気道咳症候群が併存していることがある.

▶ 運動誘発性気管支収縮
- 運動に反応して起こる急性の気道閉塞.
- 喘息の既往がない競技大会に出場する運動選手に発生することがある.

▶ 職業性喘息
- 成人喘息の15％は仕事に関連しているので, 詳細な職業歴の聴取は重要である.
- 動物および植物アレルゲン, ラテックス, 穀物, ジイソシアネートが感作性物質となるので, 農家および畜産業者, 医療従事者, ラテックス手

袋の使用者，パン屋，ポリウレタン製品の製造業者は危険性がある．
- いったん感作されると，初回反応時より低いアレルゲン濃度で発症する．
- 週末や休職中に症状が改善する．職場で仕事の前後にスパイロメトリーを行い診断する．

▶反応性気道機能不全症候群
- 喘息の既往のない患者が，ガスなどの刺激物を吸入し発症する．重篤なことが多い．

▶アスピリン増悪型呼吸器疾患
- アスピリンまたはNSAIDsへの曝露により増悪した喘息および鼻副鼻腔炎．
- 成人発症，気道および末梢の好酸球増多，ポリープを伴う副鼻腔炎，持続的でしばしば重症の喘息が特徴である．鼻漏，結膜充血，顔面紅潮を伴うことがある．

▶アレルギー性気管支肺アスペルギルス症
- アスペルギルスに対する慢性の過敏反応であり，繰り返す喘息の悪化，末梢血の好酸球増多，IgE上昇，アスペルギルス特異的IgEおよびIgG値の上昇，中心性の気管支拡張または上葉の浸潤影が特徴である．
- コントロールの難しい喘息，ひどい咳，粘液栓の排痰あり．

🖋 鑑別診断
- 心不全，慢性閉塞性肺疾患（COPD），上気道閉塞，声帯機能不全，好酸球性多発血管炎性肉芽腫症（EGPA），パニック発作．

🖋 診 断
- スパイロメトリーでFEV_1（1秒量）低下とFEV_1/FVC（1秒率）の低下あり．
- 気管支拡張薬を使用すると測定数値が10%以上改善する．
- 気流閉塞が認められない場合は，気管支チャレンジテスト（吸入メタコリン）を試行する．
- 呼気一酸化窒素（NO）濃度測定検査は，喘息の診断が不確かな場合，スパイロメトリーが実施できないとき，持続性のアレルギー性喘息で適応がある．
- 胸部X線写真は心不全，COPD，肺炎，気管支拡張症などを疑うときには有用である．

🖋 慢性喘息の管理（図Ⅲ-8-1）[3]
- 喘息症状をコントロールし，増悪を予防し，持続的な気道閉塞を発症するリスクを最小にすることが重要である．
- 患者は喘息コントロールテスト（ACT：asthma control test）によりコン

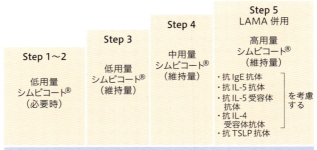

図Ⅲ-8-1 慢性喘息の管理（成人，12歳以上）

ICS-ホルモテロール（シムビコート®）を発作時に使用すると悪化を防ぐことができる．SABAを頓用で用いるより安全でよりシンプルである（SMART療法）．
(Global Initiative for Asthma：Global Strategy for Asthma Management and Prevention. Updated 2023より作成)

トロールの状態を評価することができる．(https://videos.gskstatic.com/pharma/Health/Japan/asthma/support-tools/act-adult/index.html)
- 胃食道逆流症（GERD），副鼻腔炎，閉塞性睡眠時無呼吸症候群，声帯機能不全，肥満は喘息によく併存する．

即効性のある薬物療法

- 喘息の重症度にかかわらず，吸入ステロイドとブデソニド・ホルモテロール（シムビコート®）の併用による維持療法と救援療法を行う．

喘息増悪時の治療[3]

① 重症度の確認：文章を話すことが困難，座位で前傾姿勢，混乱，心拍数＞120回／分，呼吸数＞30回／分，酸素飽和度＜90%（room air）なら重症．呼吸補助筋の使用があれば救急室に搬送する．
② 酸素投与：SpO_2＞93〜95%．
③ 吸入短時間作用型β_2刺激薬（SABA）：定量噴霧式吸入器（MDI）（4〜6パフ）またはネブライザーを20分ごとに1時間．
④ ステロイド：プレドニゾロン40〜50mg内服．
⑤ 60分後に再評価．

chronic obstructive pulmonary disease

9 慢性閉塞性肺疾患 (COPD)

病態生理[1]

- 気道や肺胞の慢性炎症により，持続的な呼吸器症状や気流制限，閉塞が起こる．
- 典型的には40歳以上で発症する．
- 先進国では原因のほとんどはタバコである．煙やその他の刺激物が，気道内のマクロファージと上皮細胞を活性化し，肺実質の破壊を引き起こしプロテアーゼを放出する．
- 最終的には，小気道の線維化や肺の弾性反発の低下により過膨張が起こり，さらにムチン濃度が異常に上昇する．
- 気流閉塞が悪化すると，息を十分に吐き出すことができなくなり肺の過膨張が起こる．
- 横隔膜が扁平化し労作時の呼吸量を増加させる能力を制限する．

種類

- 慢性気管支炎：2年以上にわたり，年に3ヵ月以上，痰を伴う咳がある．
- 肺気腫：肺実質の過膨張と破壊による進行性の呼吸困難を訴える．
- 気管支喘息とCOPDがともに存在することもある（asthma-COPD overlap syndrome）．

症状

- 息苦しさ，痰を伴う慢性咳，喘鳴．
- 筋力低下，体重減少．

併存疾患

- 心不全，肺がん，糖尿病，骨粗鬆症，うつ病．

身体所見（図Ⅲ-9-1）

① 口すぼめ呼吸：呼気時に口をすぼめることにより口腔内が陽圧となり，呼気時の気道虚脱を防ぎ，肺の中に貯留した空気を出しやすくしている．
② 呼吸補助筋の発達：胸鎖乳突筋，中斜角筋が肥厚する（図Ⅲ-9-2）．
③ 吸気時の鎖骨上窩陥凹：大きく深呼吸した時に鎖骨上窩が凹む．

9 慢性閉塞性肺疾患（COPD）

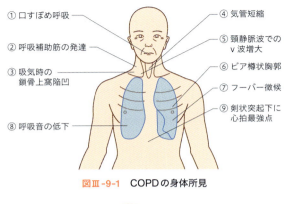

図Ⅲ-9-1　COPDの身体所見

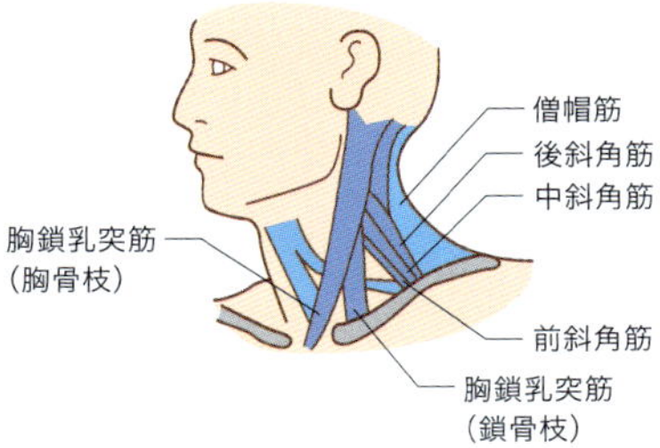

図Ⅲ-9-2　呼吸補助筋

④ 気管短縮：肺が過膨張するために，甲状軟骨下端から胸骨柄までの距離が短くなる．正常では2横指は楽に入る．
⑤ 頸静脈波でのv波増大：肺性心のために，右室圧が上昇し三尖弁逆流が起こる．
⑥ ビア樽状胸郭（打診で過剰共鳴音）：胸郭の前後径が大きくなる．横から眺め，体の前後に手を当ててみるとよくわかる．肺に空気がたくさん入っているため，打診をすると太鼓を叩いているような音がする．
⑦ フーバー徴候（吸気時に肋間が内方へ陥凹）：進行したCOPD患者の所見．
⑧ 呼吸音の低下：呼吸音が聞きにくい．
⑨ 剣状突起下に心拍最強点：膨張された肺に押されて心臓が滴状になる．心窩部で心拍動を触れるようになる．
⑩ 末梢の浮腫：高CO_2血症のために末梢は温かくなる．右心不全や中心静脈圧の上昇のために静脈不全が起こり，下肢に浮腫が生じる．

診　断

- FEV$_1$/FVC比 < 0.7
- 胸部X線写真のCOPD診断に対する感度は50%.
- 心不全，気管支拡張症，閉塞性細気管支炎，結核，びまん性汎細気管支炎など，慢性呼吸器症状の他の原因を除外する.

病態の評価

- 診断確定後に患者の症状，予後，重症度分類のスコアリングシステムを用いて病態を評価する.

▶症状の評価

- COPDアセスメントテスト（CATスコア）[2].
- mMRC (modified medical research council) スコア[3].

▶予後の推定

- BODE index to estimate prognosis of COPD (表Ⅲ-9-1).

▶重症度分類

- 表Ⅲ-9-2をもとに重症度を分類する.

COPDの管理

- 治療の目標は，症状の軽減，運動耐容能とQOLの向上，増悪の予防と治療，疾患の進行防止，死亡率の減少である.
- 過去1年以内に2回以上の急性増悪を経験した患者，FEV$_1$が予測値の50%未満の患者，急性増悪で入院したことのある患者は，急性増悪を再発するリスクが高い.

治療 (図Ⅲ-9-3)

- 薬物治療は以下のような段階で進めていく.
  ① 短時間作用型β$_2$刺激薬（SABA）または短時間作用性抗コリン薬（SAMA）の頓用で開始する.
  ② 長時間作用性抗コリン薬（LABA）＋長時間作用型β$_2$刺激薬（LAMA）を用いる.
  ③ 吸入ステロイド薬（ICS）を追加する. 肺炎のリスクが上昇する点に注意.
- 禁煙，在宅酸素（PaO$_2$ < 55 mmHg），肺容量減少術は生存期間を延ばす.

禁煙外来

- 禁煙は，FEV$_1$の低下を遅らせることができるため，COPDの管理には不可欠である.
- 臨床医は患者に禁煙を勧め，カウンセリングと薬物療法を併用すること

9 慢性閉塞性肺疾患（COPD）

表Ⅲ-9-1 BODE index

	0点	1点	2点	3点
％1秒量	予測値の65％以上	予測値の50〜64％	予測値の36〜49％	予測値の35％以下
6分間歩行距離	350 m以上	250〜349 m	150〜249 m	149 m以下
mMRCスケール	0〜1	2	3	4
BMI（kg/m²）	21を超える	21以下		

BODEスコアと52ヵ月死亡率

0〜2点	20％
3〜4点	35％
5〜6点	43％
7〜10点	80％

（倉原 優：ポケット呼吸器診療2023. p.125, シーニュ, 2023より転載）

表Ⅲ-9-2 スパイロメトリーによる重症度分類

分類		定義
GOLD1	軽症	％FEV_1 ≧ 80％
GOLD2	中等症	50％ ≦ ％FEV_1 < 80％
GOLD3	重症	30％ ≦ ％FEV_1 < 50％
GOLD4	極めて重症	％FEV_1 < 30％

GOLD：Global Initiative for Chronic Obstructive Lung Disease

増悪歴	mMRC 0〜1 もしくは CAT < 10	mMRC ≧ 2 もしくは CAT ≧ 10
増悪なしもしくは入院を必要としない増悪が1回	グループA 気管支拡張薬	グループB LABA + LAMA
2回以上もしくは入院を必要とした増悪が1回以上	グループE LABA + LAMA 末梢血好酸球数 ≧ 300/μL なら LABA + LAMA + ICS を考慮	

図Ⅲ-9-3 COPDの治療

＊グループEは従来のグループCとグループDが合わさったものである．

（Global Initiative for Chronic Obstructive Lung Disease：Global strategy for the diagnosis, management, and prevention of Chronic obstructive pulmonary disease. 2023 reportより作成）

で禁煙の成功率が高まることを意識しておく必要がある.

🖋 急性増悪 [2,3]

- 増悪の多くは，呼吸器感染症（ウイルス性または細菌性），喫煙，環境曝露が引き金となって起こる.
- 増悪が起きた場合は，次のような対処を行う.
  ① 酸素投与：$SpO_2 > 88 \sim 92\%$（CO_2ナルコーシスに注意）.
  ② 胸部X線写真で気胸，肺水腫，肺がんを除外する.
  ③ SABA：メプチン®エアー　2吸入　20分あけて3回まで.
  ④ ステロイド：プレドニゾロン40mg/日　5日間，またはメチルプレドニゾロン125mg静注　6時間毎　72時間.
  ⑤ 抗菌薬：セフトリアキソン（ロセフィン®），ドキシサイクリンなど.
  ⑥ 非侵襲的陽圧換気（NPPV）.

🖋 予　防

- 禁煙，肺のリハビリテーション・プログラムへの参加，推奨される予防接種，適切な吸入方法と薬剤の使用.
- アジスロマイシンの長期使用は，頻繁に増悪したことのある患者の将来の増悪を予防する.

10 糖尿病

diabetes mellitus

診断

- 糖尿病の診断はフローチャート（図Ⅲ-10-1）に基づいて行われる．

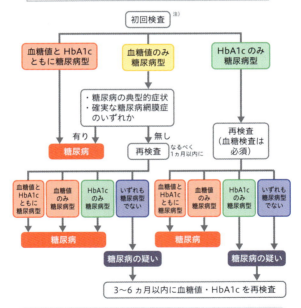

注）糖尿病が疑われる場合は，血糖値と同時にHbA1cを測定する．同日に血糖値とHbA1cが糖尿病型を示した場合には，初回検査だけで糖尿病と診断する．

日本糖尿病学会：「糖尿病の分類と診断基準に関する委員会報告（国際標準化対応版）」，糖尿病55（7），494頁，2012より一部改変

図Ⅲ-10-1　糖尿病の臨床診断

（日本糖尿病学会 編・著：糖尿病治療ガイド2024．文光堂，2024．p16，図3より転載）

- 無症状の場合，図Ⅲ-10-1の検査を繰り返す．または，同一の血液検体を用いて異なる種類の検査で異常を確認する．
- 高血糖症状（口渇，多尿，食欲はあるのに体重減少）があれば，1回の随時血糖＞200 mg/dLで診断できる．

🖊 分　類

▶ 1型糖尿病（5%）

- インスリンを分泌する膵臓のβ細胞が破壊され，インスリンの絶対的欠乏が起こる．自己免疫性，特発性，後天性のインスリン欠乏症（膵がん，膵炎，膵切除）に続発することがある．自己免疫性（1A型糖尿病）では抗GAD-65抗体や抗IA-2抗体が陽性となる．
- インスリンを開始することで糖毒性を減らし，β細胞のインスリン分泌能力を数週間〜数年間回復させることができる（honeymoon period）．
- 急激な発症経過をたどる激症1型糖尿病がある（血糖＞800 mg/dL，HbA1c上昇なし，抗GAD抗体陰性）．
- 他の自己免疫疾患のリスクが高くなる．

▶ 2型糖尿病（90%）

- インスリン抵抗性，相対的インスリン欠乏，肝臓での糖新生が原因である．
- 遺伝的要因と環境要因の両方が影響する多因子性である．2型糖尿病と診断された人の第一度近親者によくみられる．

▶ 緩徐進行1型糖尿病

- 自己抗体の発現によりβ細胞の破壊が起こり，最終的にインスリン欠乏症となる．初期にはインスリン依存はなく，しばしば2型糖尿病と診断される．
- 自己抗体（抗GAD抗体，抗IA-2抗体）が陽性であれば，診断後，数ヵ月〜数年かけてゆっくりとインスリンが必要になることがある．

▶ 家族性若年糖尿病（MODY）

- インスリン分泌を制御する遺伝子の障害により糖尿病を発症する．常染色体顕性（優性）遺伝．まれである．
- 非肥満＋インスリン分泌不全．
- 発症は25歳未満で自己抗体は通常，認められない．1型または2型糖尿病の非典型的な臨床経過が特徴である．

▶ 妊娠糖尿病

- 糖尿病の診断を受けたことがないにもかかわらず，妊娠中期または妊娠後期に発症する．
- 妊娠後は血糖値が正常化することが多い．妊娠糖尿病の再発や2型糖尿病の発症リスクが高くなる．

治療

非薬物療法と予防
- 和食を中心とし、野菜を多くとる。ナッツ類もよい。
- 週に150分の運動(早足ウォーキングなど)。
- ＞5%体重を減らす。
- 予防接種(インフルエンザワクチン、肺炎球菌ワクチン、B型肝炎ワクチン、帯状疱疹ワクチン)。
- 年齢に応じたがんスクリーニング。
- 禁煙。

薬物療法(図Ⅲ-10-2)
- HbA1cは糖化ヘモグロビンがどのくらいの割合で存在しているかを示し、過去1～2ヵ月間の血糖値と相関がある(表Ⅲ-10-1)。
- 赤血球寿命が短縮(鉄欠乏性貧血の治療時、肝硬変、妊娠など)するとHbA1cは低値になる。
- 健康状態と年齢に応じて目標となるHbA1cが決まる(表Ⅲ-10-2)。
- 米国内科学会は、80歳以上で余命が10年未満の患者、老人ホームに居住している患者、慢性疾患をもつ患者では、特定の目標HbA1c値を設定しないよう勧告している。

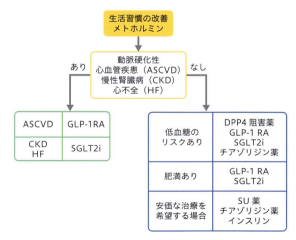

図Ⅲ-10-2　2型糖尿病の薬物治療

(Diabetes Care, 44：S11-S124, 2021より作成)

表Ⅲ-10-1　HbA1cと血糖平均値

HbA1c (%)	血糖の平均値(mg/dL)
6	126
7	154
8	183
9	212
10	240
11	269
12	298

（Diabetes Care, 46：S97-S110, 2023 より作成）

表Ⅲ-10-2　ADAの糖尿病外来患者への血糖コントロール推奨

健康状態		患者の状況	HbA1c
健　康		糖尿病初期 少ない併存症 生命予後＞10年	＜7.0%
複雑な健康問題あり		心血管疾患を含む合併症あり 血糖コントロールが難しい長期の糖尿病患者 頻回の低血糖発作 生命予後＜10年	＜8.0%
高齢者	健　康	少ない併存症 認知機能正常	＜7.5%
	複雑症例	多くの併存症 低血糖のリスクあり 転倒リスクあり 認知機能やADLに問題あり	＜8.0%
	健康状態 不良	終末期の併存症あり 施設入所中 中等度以上の認知機能障害 ADL不良 短い生命予後	設定なし
妊　婦			6.0〜7.0%

（Diabetes Care, 46：S97-S110, S216-S229, S254-S266 より作成）

▶メトホルミン

- 期待できるHbA1c低下：1.0〜2.0%.
- 新規に診断された2型糖尿病の第1選択薬.
- 肝臓での糖新生を抑制し，インスリン抵抗性を改善する.
- 体重を増やさない.
- 低血糖を起こさない.
- 副作用で消化器症状（下痢，嘔気・嘔吐，腹痛）がよく起こるので，ゆっ

くり増量する.

- 投与開始は，推定糸球体濾過量(eGFR)が45mL/分/1.73m^{2}以上であることが推奨される．eGFRが30mL/分/1.73m^{2}未満では禁忌.
- まれに乳酸アシドーシスを起こす．心不全，肝機能障害，および腎疾患で危険性が高まる.
- ヨード造影剤投与前は使用を中止し(緊急検査は除く)，検査後48時間過ぎたら再開する.
- 長期の内服でビタミンB$_{12}$欠乏を起こす(5～10%).

▶ SGLT2阻害薬

- 期待できるHbA1c低下：0.5～0.7%.
- 近位尿細管でブドウ糖の再吸収を抑制し，尿糖排泄を増やす.
- 心血管疾患，心不全による入院，心筋梗塞を減少させる．腎疾患の悪化を防ぐ．心不全，タンパク尿のある慢性腎臓病ではHbA1cの値にかかわらず第1選択.
- 低血糖を起こさない.
- 体重を減少させる.
- 尿糖が増加するため，特に女性で尿路感染症や性器感染を増やす.
- 腎機能に応じた調整が必要である.
- 正常血糖ケトアシドーシス(euglycemic diabetic ketoacidosis)をまれに起こす.

▶ GLP-1受容体作動薬

- 期待できるHbA1c低下：0.5～1.5%.
- インスリン分泌を促すホルモン(GLP-1)によりインスリン分泌を増加させる．食物が胃から排出されるのを遅らせる.
- 動脈硬化性心血管疾患のある患者では，脳血管障害や心筋梗塞が減少する.
- 動脈硬化性心血管疾患やリスクが高い症例(55歳以上，左心不全，動脈狭窄＞50%)ではHbA1cの値にかかわらず第1選択.
- 低血糖を起こさない.
- 体重を減少させる.
- 尿タンパク排泄の進行を遅らせる．嘔気や嘔吐あり.
- eGFRが30mL/分/1.73m^{2}未満の患者には使用を避けるべきである.
- 注射と内服薬あり.

▶ その他

- その他の薬剤について，その特徴を表Ⅲ-10-3に示す.

▶ インスリン

- 期待できるHbA1c低下：1.5～3.5%.

表Ⅲ-10-3　その他の薬の特徴

薬　剤	HbA1c 低下(%)	作用機序	長　所	短　所
DPP-4 阻害薬	0.5〜0.8	膵β細胞での インスリン合 成と放出⬆	・体重➡ ・副作用が少ない	・SU薬との併用で重 篤な低血糖が起き ることあり ・心不全⬆の可能性 あり ・関節痛
SU薬	1.0〜2.0	膵β細胞での インスリン放 出⬆	・即効性あり ・安価	・低血糖が遷延する ・体重⬆
チアゾリ ジン薬	0.5〜1.4	筋肉や脂肪, 肝臓でのイン スリン抵抗性 ⬇	・脂質の数値改善 ・心不全がない患 者における動脈硬 化性心血管疾患 によい作用がある 可能性がある	・浮腫⬆ ・心不全⬆ ・体重⬆ ・骨折⬆ ・膀胱がんのリスク⬆
αグルコ シダーゼ 阻害薬	0.5〜0.8	腸での炭水化 物の分解⬇	・体重➡	・消化器症状(下痢, 放屁, 腹部膨満)⬆ ・1日3回内服

＊週1回皮下投与の超持効型インスリン イコデク(アウィクリ®)も発売された.

(Huppert LA : Huppert's Notes : Pathophysiology & Clinical Pearls for Internal Medicine.
p.156-160, McGraw-Hill, 2021 より作成)

- 適応：① 糖尿病ケトアシドーシス，または高浸透圧高血糖，② 抗GAD抗体陽性(1型糖尿病)，③ 食事療法＋運動療法＋3種類以上の経口血糖降下薬でもHbA1c≧8%が3ヵ月以上続く，④ 妊娠，⑤ 肝硬変，⑥ 腎機能低下(eGFR＜30mL/分/1.73m²).
- 1型糖尿病では，β細胞の破壊とそれに伴うインスリンの欠乏によりインスリン治療が必要である.
- 1日あたりのインスリン総投与量：1型糖尿病患者では0.4〜1.0U/kg/日. 基礎インスリン：食後インスリン＝1：1.
- インスリン補正量の計算：食前の血糖を測定し，インスリン感受性者では目標グルコース値より50mg/dL(2.8mmol/L)ごとに1単位，インスリン抵抗性者では25mg/dL(1.4mmol/L)ごとに1単位のインスリンを追加投与する.
- 製剤ごとに効果の持続時間が異なる(図Ⅲ-10-3).

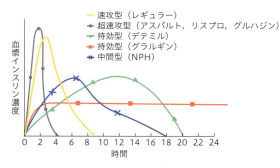

図Ⅲ-10-3 インスリン製剤ごとの効果持続時間

● 内因性インスリン分泌の推定

> Cペプチドインデックス＝空腹時血清Cペプチド（ng/mL）／空腹時血糖（mg/dL）×100
> （≧1.2：インスリン不要，＜0.8：インスリンが必要）

- 肥満患者で内因性インスリンが分泌されている場合は，GLP-1受容体作動薬がよい適応となる．認知症がある高齢者には，週1回の注射薬を家族に打ってもらうのも便利である．

処方例 デュラグルチド（トルリシティ®）皮下注0.75 mgを週1回．

▶ BOT（basal-supported oral therapy）
- 経口血糖降下薬を継続しながら，持効型インスリンを1日1回加えることにより血糖値を24時間低下させる．
- BOTと速効性インスリン分泌促進薬（グリニド薬）を用いても食前や寝る前に高血糖となる場合は超速効型インスリンを加えた強化療法を行う．
- インスリン デグルデクはインスリン グラルギンよりさらに持続時間が長いので，夜間低血糖の頻度が低く確実に血糖値が下がる．効果発現には3日程度かかる．

処方例 インスリン デグルデク（トレシーバ®）夕食前＋インスリン リスプロ（ヒューマログ®）夕食前
　　　→血糖コントロールが不良なら，インスリン リスプロの投与を2回または3回に増やす．

- **dawn phenomenon**：夜間の成長ホルモン分泌が増加するため，朝の血糖値が高くなる．

→午後のインスリンを増やす.

- somogyi effect：夜間の低血糖により朝の血糖値が高くなる.

→午後のインスリンを減らす.

🌱 合併症（表Ⅲ-10-4）

▶心血管疾患

- 糖尿病患者死亡の主な原因である.
- 心血管疾患があれば，エビデンスがあるSGLT2阻害薬またはGLP-1受容体作動薬を用いる.
- 目標血圧＜140/90mmHg.
- 40〜75歳の糖尿病患者には，中強度スタチンの投与を開始する．動脈硬化性疾患のリスクが高い場合には，高強度スタチンを用いる.
- 糖尿病および動脈硬化性心血管疾患（ASCVD）患者の二次予防には，アスピリンによる抗血小板療法（75〜162mg/日）が推奨されている.

▶糖尿病性網膜症

- 予防可能な失明の主要原因である.
- 非増殖性網膜症：毛細血管瘤，点状/斑状出血，硬性白斑，軟性白斑（綿花様白斑），静脈拡張，網膜内最小血管異常.
- 増殖性網膜症：新生血管，網膜前出血，硝子体出血，網膜剥離.
- 発症から5年以上経過した1型糖尿病と2型糖尿病では，毎年の眼科受診が必要である.
- 血圧，血糖，脂質をコントロールすると，網膜症の進行を遅らせることができる.
- 治療：網膜レーザー光凝固術，抗血管内皮増殖因子（抗VEGF）硝子体内注射.

▶糖尿病性腎症

- 早期発見のため，初診時と年2回は随時尿で血清Crと尿中Alb/Cr比を測定する.
- eGFRが30mL/分/1.73m²未満であれば，腎臓専門医への紹介が必要.
- ACE阻害薬またはARBによる血圧コントロール.

表Ⅲ-10-4 慢性合併症

微小血管合併症（＊血糖コントロールにより発症を遅らせることができる）	大血管合併症（＊血糖コントロールをしても進行する）
・神経障害（末梢神経，自律神経） ・眼の障害（白内障，網膜症，緑内障） ・腎障害（タンパク尿）	・心筋梗塞 ・末梢動脈疾患 ・脳梗塞/一過性脳虚血発作（TIA）

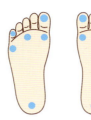

図Ⅲ-10-4　10gモノフィラメント試験

10gモノフィラメントを足潰瘍が生じやすい左右6ヵ所ずつの部位にあてて圧がわかるかを調べる．わからない部位では将来，足潰瘍を起こす可能性が高い．

(Wexler DJ：Evaluation of the diabetic foot. UpToDate, 2024を参考に筆者作成)

- 2型糖尿病，慢性腎臓病，尿中Alb/Cr比が300mg/g以上なら，慢性腎臓病の進行と心血管イベントを抑制するためにSGLT2阻害薬を用いる．

▶糖尿病性神経障害
- 分野別問題(p.295)を参照．

▶糖尿病性足潰瘍
- 少なくとも年1回は包括的な評価を行う．
- 潰瘍の危険因子：高血糖，末梢動脈疾患，足潰瘍(切断)の既往，足の変形，末梢神経障害，視力障害，喫煙，糖尿病性腎症．
- 診察：皮膚と足の変形を確認，10gモノフィラメント試験(図Ⅲ-10-4)，温痛覚検査，振動覚検査，末梢動脈の触診．
- 患者教育：患者自身に毎日，足をチェックさせる．靴の選び方(サイズ，素材，つま先の形状，インソール)や履き方(靴の中の異物をチェック，靴ベラの使用，糖尿病患者用靴下)を指導する．

acute kidney injury

11 急性腎障害（AKI）

定義[1]
- 以下のいずれかを満たせばAKIと診断する．定義は腎臓病ガイドラインを作成する国際機関であるKDIGO（Kidney Disease Improving Global Outcomes）による．
  ① 48時間以内に血清Crが0.3 mg/dL（26.5 μmol/L）以上増加．
  ② 7日間で血清Crがベースラインの1.5倍以上増加．
  ③ 6時間尿量が0.5 mL/kg/時以下になる．

Stage分類
- 表Ⅲ-11-1にもとづき病期を分類する．

病態生理
- 腎前性（腎灌流の低下），腎性（腎実質の損傷），腎後性（尿路閉塞）の3つの原因に分けられる（表Ⅲ-11-2）[3]．
- 入院患者のAKIの約65〜75％は，腎前性AKIと急性尿細管壊死（ATN）である．

表Ⅲ-11-1　AKIのStage分類

病期	血清Cr	尿量
1	基礎値の1.5〜1.9倍 または ≧0.3 mg/dLの増加	6〜12時間で＜0.5 mL/kg/時
2	基礎値の2.0〜2.9倍	12時間以上で＜0.5 mL/kg/時
3	基礎値の3倍 または ≧4.0 mg/dLの増加 または 腎代替療法の開始 または，18歳未満の患者では eGFR＜35 mL/min/1.73 m²の低下	24時間以上で＜0.3 mL/kg/時 または 12時間以上の無尿

（Kidney Int Suppl, 2：19-36, 2012より作成）

11　急性腎障害（AKI）

表Ⅲ-11-2　AKIの分類と診断

| | 腎前性 | 腎　性 | | | 腎後性 |
		急性尿細管壊死	急性間質性腎炎	急性糸球体腎炎	
原　因	腎潅流量減少	虚血腎毒素	アレルギー, 薬剤, 感染症, 自己免疫	免疫反応	尿路の閉塞
疾患・代表的薬剤	膀胱出血, 敗血症, NSAIDs	敗血症アミノグリコシド, 横紋筋融解症, 多発性骨髄腫	抗菌薬, PPI, 溶連菌, シェーグレン症候群	感染関連糸球体腎炎, ANCA関連腎炎, IgA腎症	前立腺肥大症, 尿路結石, 神経因性膀胱
BUN/Cr	＞20	＜20	＜20	＞20	＞20
FENa	＜1	＞1（乏尿時）	さまざま	＜1	さまざま
尿浸透圧(mOsm/kg)	＞500	250〜300	さまざま	さまざま	＜400
尿沈渣	正常硝子円柱	顆粒円柱（muddy brown cast), 上皮円柱	白血球, 好酸球白血球円柱	赤血球円柱変形赤血球	正常非変形赤血球

(Dirkx TC, Woodell TB：Current Medical Diagnosis & Treatment 2024, p.914, McGraw-Hill, 2024 を参考に作成)

症　状

● 腎機能がかなり低下するまで症状がないことが多い.

● 尿毒症の症状：意識障害, 痙攣, 食欲不振, 嘔気・嘔吐, 倦怠感, 知覚障害, restless leg, かゆみ.

身体所見

● 高血圧, 頸静脈虚脱：循環血液量減少（腎前性腎障害）.

● 頸静脈怒張：循環血液量増加（腎性または腎後性腎障害）, 心膜摩擦音（心膜炎）, 心タンポナーデ, 肺雑音（肺水腫）, 出血（血小板機能低下）, asterixis（尿毒症）, 膀胱拡張.

検　査

● 高K血症（ショック＋徐脈なら, 必ずこの可能性を考える）, 高リン酸血症, 貧血, 血小板機能低下.

● 高Kを疑う心電図：テント状T波（左右対称で狭い基部）, P波の消失, QRS間隔の延長, サインカーブ状QRS波.

● 尿検査：一般, 沈渣.

診 断

- 過去の血清Cr値を調べて，AKIなのか慢性腎臓病（CKD）なのかを判断する．
- 3ヵ月以上にわたってCr値が同様に上昇している場合は，腎不全が慢性化していることを示唆する．しかし，血清Cr濃度は脱水，心不全，筋肉損傷など腎機能とは無関係な要因で上昇することがある．
- AKIの原因となる造影剤，薬剤，サプリメントの使用を確認する．
- FENa＝尿Na濃度／血清Na濃度÷尿Cr濃度／血清Cr濃度×100％
- 利尿薬の使用時は，FEurea＝尿BUN濃度／血清BUN濃度÷尿Cr濃度／血清Cr濃度×100％を用いる．
  - ＊FEurea＜35％なら腎前性，＞50％なら急性尿細管壊死を示唆する．
- エコー検査：尿閉，水腎症を確認する．皮質エコーの増加および／または菲薄化を伴う腎臓の大きさの減少はCKDを示唆する．糖尿病，HIV関連腎症，アミロイドーシス，多発性骨髄腫などの浸潤性疾患によるCKD患者では，腎臓の大きさは増大または正常．

AKIに対する戦略

① 緊急性を要する状況に対処する（高K血症，低酸素血症）．
② 過去のCr値を確認する．
③ エコー検査を行い腎後性かどうか確認する．腎後性ならば，尿バルーンを留置する．
④ 腎前性が疑われれば補液を行う．
⑤ 緊急透析の適応：代謝性アシドーシス（pH＜7.2），中毒（リチウム，エチレングリコール，メトホルミン），高K（K＞6.5），肺水腫，尿毒症（意識障害，心外膜炎，痙攣）．

疾患解説

■ 腎前性急性腎障害（prerenal AKI）

- AKIの最も多い原因（40～80％）である．
- 原因：循環血液量減少（出血，下痢，膵炎，利尿薬，SGLT2阻害薬），心拍出量減少（慢性心不全），血管拡張（敗血症），腎灌流量低下（NSAIDs，ACE阻害薬／ARB，造影剤，カルシニューリン阻害薬）．
- 原因を除去できれば可逆性である．

■ 腎性急性腎障害（intrinsic AKI）

- AKIで最大50％の原因を占める．
- 尿細管，間質，糸球体，血管の損傷，または尿細管内閉塞から起こる．
- 原因：急性尿細管壊死，急性間質性腎炎，急性糸球体腎炎，小～中程度血管の障害．

11 急性腎障害（AKI）

▶ 急性尿細管壊死（ATN）

- 腎性AKIの85％の原因である.
- 原因：虚血（循環血液量減少，敗血症），薬剤（アミノグリコシド系薬剤，バンコマイシン*[1]，リチウム，アムホテリシンB，シスプラチン，造影剤），ヘモグロビン（溶血性貧血），ミオグロビン（横紋筋融解*[2]），免疫グロブリン（多発性骨髄腫）.

  *[1]：バンコマイシンは腎毒性を有する薬剤（特にアミノグリコシド系薬剤またはタゾバクタム・ピペラシリン）との併用で発生する.

  *[2]：横紋筋融解症によるAKIは，血清クレアチンキナーゼ値が5,000U／Lを超えると発生しやすい.

- 尿沈渣：尿細管上皮細胞，茶色の顆粒円柱（pigmented granular muddy brown cast）が特徴的である.
- 腎前性腎障害からATNに移行することはある.
- 腎前性AKIとは異なり，ATNは腎臓への血流を回復させても急速に改善することはない. 対症療法を行う. 腎機能の回復には数日〜数週間かかる.

▶ 急性間質性腎炎（AIN）

- 腎性AKIの10〜15％の原因となっている. 間質の炎症と浮腫が特徴である.
- 発熱，発疹，関節痛という古典的三徴は10〜15％にしか起きない.
- 尿所見：白血球，赤血球，白血球円柱. 尿中好酸球は感度も特異度もよくないため，診断のために検査を行うことは推奨されない.
- 原因：薬剤（抗菌薬，PPI，NSAIDs，免疫チェックポイント阻害薬），感染症（溶連菌，レプトスピラ，サイトメガロウイルス），自己免疫疾患（シェーグレン症候群，全身性エリテマトーデス〔SLE〕）.
- 一般的には，原因となる薬物曝露後7〜10日で血清Crは徐々に増加する.
- NSAIDsによる薬剤誘発性AINは通常，発熱，発疹，好酸球増加を伴わず，薬剤曝露6〜12ヵ月後に発症する.
- PPIによるAINは，典型的には曝露後10〜13週で発症する. CKD発症の危険因子であると考えられている.
- すぐに薬剤を中止すれば腎機能は完全に回復するが，数週間〜数ヵ月かかることもある.
- 薬剤を中止して5〜7日経過しても腎機能の改善がみられない場合は，腎生検を考慮する.
- ステロイドの投与は有効かもしれない.

▶急性糸球体腎炎 (acute glomerulonephritis)

- 糸球体への免疫反応によって障害が起こる.
- 尿所見：タンパク尿, 変形赤血球, 赤血球円柱.
- 原因：感染関連糸球体腎炎, クリオグロブリン血症, IgA腎症, ループ ス腎炎, 抗好中球細胞質抗体 (ANCA) 関連腎炎, 抗糸球体基底膜腎炎, 薬剤性ANCA関連血管炎.
- 薬剤性ANCA関連血管炎を起こす薬剤は, 抗菌薬 (ミノサイクリン, セ フォタキシム), 抗甲状腺薬 (チアマゾール, プロピルチオウラシル), 降圧薬 (ヒドララジン, トリクロルメチアジド), TNF阻害薬 (インフリ キシマブ, エタネルセプト, アダリムマブ), 抗てんかん薬 (フェニトイ ン), 痛風治療薬 (アロプリノール) が知られている.

▶血管性

- 大血管 (大血管, 中血管) または細小血管 (細小血管) 疾患がAKIの原因 となる.
- 原因：急性腎動脈閉塞, 急性腎静脈血栓症 (ネフローゼ症候群, 膜性腎 症), コレステロール塞栓症 (血管手術, 血管カテーテル検査), 結節性 多発動脈炎, 血栓性微小血管症 (TMA).
- コレステロール塞栓症
  - 動脈硬化の強い患者に自然に起こることもあれば, 大動脈の操作の数 日後〜数週間後に起こることもある. プラークの破綻により遠位の中 小動脈にコレステロール栓が詰まり, 虚血性臓器障害 (皮膚, 筋肉, 消化管, 肝臓, 眼球および中枢神経系) を起こす.
  - 身体所見：網状皮斑 (下脚に多い), Hollenhorst斑, 潰瘍, blue toe syndrome (虚血のため足指が紫色に変化する).
  - 検査所見：血清補体の低下, 末梢好酸球増多, 尿所見 (好酸球, タン パク尿, 血尿, 赤血球沈渣).
- 血栓性微小血管症 (TMA)
  - 全身の微小血管に血栓が形成され, 微小血管症性溶血性貧血, 血小板 減少症, 糸球体毛細血管血栓症を起こす.
  - 血栓性血小板減少性紫斑病 (TTP), 非典型溶血性尿毒症症候群 (atypical hemolytic uremic syndrome), 溶血性尿毒症症候群 (HUS), HELLP症候群 (Hemolysis, Elevated Liver enzyme, Low Platelet), 強皮症腎 (scleroderma renal crisis), 抗リン脂質抗体症候群 (APS), 高血圧緊急症 (hypertensive emergency) が代表的疾患である.

▶尿道管内閉塞

- 尿細管内腔にタンパク質または結晶が析出する.
- 原因：多発性骨髄腫 (免疫グロブリン軽鎖), 腫瘍崩壊症候群 (尿酸), エ

チレングリコール（シュウ酸カルシウム）.

腎後性急性腎障害（postrenal AKI）

- AKIの原因として最も少ない（5～10%）が，迅速に治療を行えば腎機能は元に戻るため診断は重要である.
- 腎盂から尿道までのどこの閉塞でも起こりうる．閉塞により尿路内の圧が高まり，腎機能を障害する.
- 原因：前立腺肥大症，尿路結石（両側性，片腎なら片側性でも起こる），神経因性膀胱（糖尿病），骨盤内悪性腫瘍による尿路圧迫，過去の後腹膜放射線療法，腹部または骨盤内手術，後腹膜線維症，尿道結石，両側の腎乳頭壊死.
- 症状：無尿，乏尿，多尿，腹部膨満感，腹痛，頻尿，尿意切迫，夜間頻尿，溢流性尿失禁.
- 閉塞が1～2週間以内に解除されれば，腎機能は回復する.

造影剤関連腎症

- 造影剤曝露後24～48時間以内の血清Cr値の上昇.
- 危険因子：糖尿病，CKD，高齢，脱水，心不全，多発性骨髄腫.
- 発症頻度はこれまで考えられていたよりも低い．必要ならば，造影剤の使用を躊躇すべきでない.
- 予防：生理食塩水500～1,000mL（または1～3mL/kg）を6時間かけて造影検査の前後に補液する.

心腎症候群（cardiorenal syndrome）

- 心臓および腎臓の障害であり，一方の臓器の急性または長期の機能不全が他方の臓器の急性または長期の機能不全を誘発する.
- Type 1：急性心疾患が原因のAKI，Type 2：慢性心疾患が原因のCKD，Type 3：AKIが原因の急性心疾患，Type 4：CKDが原因の慢性心疾患，Type 5：他の全身疾患（例えば敗血症）が原因で心機能と腎機能が悪化.
- 心機能の改善を意図した治療（利尿薬，ACE阻害薬／ARB，血管拡張薬，強心薬）は腎機能を悪化させることがあるため管理は困難である.

肝腎症候群（hepatorenal syndrome）

- 肝硬変や急性肝不全による門脈圧亢進の際に生じる可逆的な腎機能障害．腎血管収縮と末梢および脾動脈の血管拡張の亢進が特徴である.
- 診断：① 腹水を伴う肝硬変，② 48時間以内に血清Crがベースラインから少なくとも0.3mg/dL（26.5μmol/L）および／または50%以上の上昇，③ 利尿薬を中止し，アルブミンを2日間静脈内投与しても腎機能の改善がみられない，④ ショック，腎毒性がある薬剤を使っていない，腎実質の障害なし.
- 肝移植を行わなければ全体的に予後不良である.

acid-base disorders

12 酸−塩基異常

🖋 ポイント

- 基準値：動脈血　pH 7.4 ± 0.04
　　　　　　　　$PaCO_2$ 40 mmHg ± 4 mmHg
　　　　　　　　HCO_3^- 24 ± 2 mEq/L
- 静脈血ではpHはほぼ同じ，$PaCO_2$は6mmHg高く，HCO_3は1mEq/L上昇する（心肺蘇生中でなければ，静脈血ガスで動脈血ガスの数値を推定できる）．

🖋 酸塩基状態の解釈（図Ⅲ-12-1）

▶ Step 1：pHを確認
- pH＜7.37ならアシデミア（酸血症），pH＞7.44ならアルカレミア（アルカリ血症）．

▶ Step 2：HCO_3^-を確認
- 代償作用だけで説明は可能かを計算する（表Ⅲ-12-1）．
- 肺が代謝性変化を，腎臓が呼吸性変化を代償する．

▶ Step 3：anion gap（AG）を計算
- 細胞外液は電気的に中性→外液中の陽イオンの総量＝外液中の陰イオンの総量．
- 外液中の陽イオン：Na^+，K^+，Ca^{2+}，Mg^{2+}，グロブリンなど
　　　　　　　　　→Na^+＋その他の陽イオン

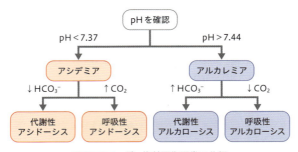

図Ⅲ-12-1　酸−塩基平衡異常の分類

12 酸-塩基異常

表Ⅲ-12-1　肺や腎での代償作用

	代償作用	代償に要する時間
代謝性アシドーシス	HCO_3^-が1 mEq/L下降するごとに$PaCO_2$は1.3 mmHg下がる	12〜24時間
代謝性アルカローシス	HCO_3^-が1 mEq/L上昇するごとに$PaCO_2$は0.7 mmHg上がる	24〜36時間
呼吸性アシドーシス	急性：$PaCO_2$が10 mmHg上昇するたびにHCO_3^-は1 mEq/L上がる	数分〜数時間
	慢性：$PaCO_2$が10 mmHg上昇するたびにHCO_3^-は3.5 mEq/L上がる	数日
呼吸性アルカローシス	急性：$PaCO_2$が10 mmHg下降するたびにHCO_3^-は2 mEq/L下がる	数分〜数時間
	慢性：$PaCO_2$が10 mmHg下降するたびにHCO_3^-は5 mEq/L下がる	数日

代償作用でpH7.4を超えて変化することはない.

(山中克朗, ほか 編：UCSFに学ぶ できる内科医への近道. 改訂4版. p.156. 南山堂, 2012.)

外液中の陰イオン：Cl^-，HCO_3^-，アルブミン，有機酸，リン酸など
$$\rightarrow Cl^- + HCO_3^- + その他の陰イオン$$

以上より，下記が成り立つ.

- Na^+＋その他の陽イオン＝Cl^-＋HCO_3^-＋その他の陰イオン

  $Na^+ - (Cl^- + HCO_3^-)$＝その他の陰イオン－その他の陽イオン

- したがってAGとはその他の陰イオンとその他の陽イオンの差である.

$$AG = Na^+ - (Cl^- + HCO_3^-)（基準値：12 \pm 2mEq/L）$$

＊低アルブミンやグロブリン増加（多発性骨髄腫），ブロム中毒ではAGは低下する. アルブミンは陰イオン，グロブリンは陽イオンである. ブロム中毒ではCl^-が増加する.

- 低アルブミンの患者では補正が必要.

$$アルブミン補正AG = AG + 2.5 \times （正常アルブミン〔4.0〕－測定されたアルブミン g/dL）$$

▶ **Step 4：Δ－Δ比の計算**（表Ⅲ-12-2）

$$Δ－Δ比 = \varDelta AG / \varDelta HCO_3^- = (AG - 12) / (25 - HCO_3^-)$$

223

表Ⅲ-12-2　delta-delta（Δ－Δ）比

＜0.5～1	AG非開大性アシドーシスの併存
1～2	AG開大性アシドーシス
＞2	代謝性アルカローシスの併存

代謝性アシドーシス

■AG開大性代謝性アシドーシス

▶乳酸アシドーシス（最多）

①Type A乳酸アシドーシス：ショックに伴う組織の低酸素が原因である．

②Type B乳酸アシドーシス：毒素や代謝障害によってミトコンドリアが酸素を利用することができなくなる．

③D-乳酸アシドーシス：短腸症候群の患者の大腸で，消化不良の炭水化物が細菌によりD-乳酸となる．

▶ケトアシドーシス

①**糖尿病性ケトアシドーシス（DKA）**：絶対的または相対的なインスリン不足による．

●ケトンにはアセトン，アセト酢酸，βヒドロキシ酪酸の3種類がある．

●DKAではβヒドロキシ酪酸とアセト酢酸が増加する．しかし，尿のケトン検査ではβヒドロキシ酪酸を検出できない．したがって，尿のケトン検査で偽陰性となることがある．

②**アルコール性ケトアシドーシス（AKA）**：アルコールのせいで糖新生が抑制され，βヒドロキシ酪酸とアセト酢酸が産生される．

●低カロリー状態のアルコール多飲者が，大量の飲酒をしたのちに頻回の嘔吐をすると発症する．

●生理食塩水の補液とブドウ糖を補充すると急速に改善する．Wernicke脳症を起こさないよう，ブドウ糖の補充前にチアミンを投与する．

●代謝性アルカローシス（嘔吐のため）＋呼吸性アルカローシス（アルコール離脱のため）を合併することが多い．

③飢餓によるケトアシドーシス：飢餓状態では肝臓でケトンが産生される．

▶**毒物：メタノール，エチレングリコール**

●plasma osmolal gap（血漿浸透圧）＝測定された浸透圧と計算で求められた血漿浸透圧の差が＞10mOsm/kg H_2O ならば，アルコールやメタノール，エチレングリコールが血中に存在することを示唆する．

血漿浸透圧＝〔2×Na^-（mEq/L）〕＋血糖（mg/dL）/18＋BUN（mg/dL）/2.8

12 酸-塩基異常

▶**薬剤：サリチル酸**

● 代謝性アシドーシスと呼吸性アルカローシスを合併する.

▶**尿毒症**

● 水素イオンの排出低下とリン酸塩や硫酸塩の蓄積による.

● AG非開大性アシドーシス

▶**消化管からのHCO₃⁻喪失**

● 下痢, 瘻孔.

▶**尿細管性アシドーシス (RTA)（表Ⅲ-12-3）**

● 尿AGを計算する.

● $Na^+ + K^+ +$ その他の陽イオン $= Cl^- +$ その他の陰イオン
  $Na^+ + K^+ - Cl^- =$ その他の陰イオン $-$ その他の陽イオン

● これが尿AGである. すなわち, 尿AGは次のようにあらわせる.

$$尿AG = (尿Na^+ + 尿K^+) - 尿Cl^-$$

● アシデミアに対する反応として, 腎臓はNH_3を産生し過剰なH^+はNH_4^+として尿中に排泄される. 尿における, その他の陽イオンの代表はNH_4^+なので, 尿中へのH^+排泄機構に異常がない消化管からのHCO_3^-喪失やType 2 RTAは尿AGが< 0になる.

● 尿中へのH^+排泄に異常があるType 1 RTAとType 4 RTAは尿AGが> 0になる.

● Type 1 RTA：
  ・低K血症, 高Ca血症, 高リン血症が起こる.
  ・リン酸カルシウム結石, 腎石灰化症のリスクが高くなる.
  ・原因：シェーグレン症候群, 尿細管間質性疾患, 薬剤（アムホテリシンB, リチウム）.

● Type 2 RTA：
  ・Fanconi症候群（糖, リン, アミノ酸の尿への排泄や低尿酸血症）を合併することあり.

表Ⅲ-12-3　尿細管性アシドーシスのタイプ

	障害部位	尿pH	血清K
Type 1	遠位尿細管でのH⁺排出	> 5.5	低
Type 2	近位尿細管でのHCO₃⁻吸収	さまざま	低
Type 4	アルドステロン↓	< 5.5	高

（山中克朗, ほか 編：UCSFに学ぶ できる内科医への近道. 改訂4版. p.158. 南山堂. 2012.）

225

- 原因：多発性骨髄腫(軽鎖)，重金属，シェーグレン症候群，薬剤(アセタゾラミド，トピラマート)
- **Type 4 RTA**（最多）：
  - アルドステロンの欠乏または抵抗性により高K血症が起こる.
  - 原因：糖尿病，原発性副腎不全，尿細管間質性疾患，薬剤(ACE阻害薬，ARB，スピロノラクトン，ヘパリン，NSAIDs).

🖊 代謝性アルカローシス

- 酸の喪失，またはアルカリ(HCO_3^-)の増加により起こる.

▶ 尿中Cl^-＜15 mEq/L

- 原因：嘔吐，経鼻胃管吸引，利尿薬.
- 低K血症を伴う.
- 生理食塩水の投与とKの補充を行う.

▶ 尿中Cl^-＞15 mEq/L

- 原因：原発性アルドステロン症，続発性アルドステロン症(心不全，肝硬変)，Bartter/Gitelman症候群，甘草(偽性アルドステロン症).
- 高血圧，低K血症を起こす.
- Kの補充と基礎疾患の治療を行う.

🖊 呼吸性アシドーシス

- 低換気による$PaCO_2$↑.
- 原因：動脈—肺胞ガス交換障害(重症肺炎，肺水腫，間質性肺疾患)，気道閉塞(上気道閉塞，気管支喘息，慢性閉塞性肺疾患〔COPD〕)，換気調節障害(睡眠時無呼吸症候群)，換気不全(神経筋疾患，筋骨格疾患).

🖊 呼吸性アルカローシス

- 過換気による$PaCO_2$↓.
- 原因：呼吸ドライブの亢進(敗血症，不安，肝硬変，妊娠，サリチル酸中毒)，低酸素血症(肺炎，肺塞栓症).

urinary tract infection

13 尿路感染症

ポイント

- 尿路感染症は，腎，尿管，膀胱，尿道，前立腺などに細菌が侵入して起こる感染症である．頻度も比較的高く，女性で有意に多い[1]．
- 単純性か複雑性かによって，起炎菌や再発頻度が異なり，また治療の方針も変わるため，どちらなのか見極めることが重要である．特に男性の尿路感染症を疑った場合は，前立腺や精巣の疾患，尿路系の異常を見落としがちであるため注意を要する．
- 発熱，腰部痛，尿道痛，排尿障害などの症状により日常生活に支障をきたし，ときには敗血症を引き起こすこともあるため，早期の診断，適切な治療を要する．

問 診

- 尿路感染症を疑う症状は，頻尿，残尿感，排尿時痛，背部痛を伴った発熱，血尿，混濁尿，尿臭の悪化である．加えて複雑性の危険因子（表Ⅲ-13-1）を確認し，該当する場合は複雑性の要素が否定できるまで単純性と決めつけないようにする．

表Ⅲ-13-1 複雑性尿路感染症の危険因子

- 小児
- 男性
- 妊娠女性
- 院内感染
- 尿路奇形の存在（重複尿管，膀胱尿管逆流など）
- 尿路閉塞因子の有無（尿路結石，前立腺肥大症，神経因性膀胱など）
- 尿路異物の有無（尿道カテーテル，腎瘻，膀胱瘻など）
- 脊髄損傷患者
- 易感染状態か（糖尿病，免疫抑制薬使用，AIDSなど）
- 抗菌薬治療に反応しない尿路感染
- 再発性尿路感染症

*小児，男性，院内感染の尿路感染症は原則的に複雑性として対応するのが望ましい．

代表的な疾患の診療ポイント

- 成人女性の尿路感染症の診断において，排尿障害（LR + 1.0 - 2.1），頻尿（LR + 2.3），血尿（LR + 1.4 - 1.6），肋骨脊柱角（CVA）叩打痛（LR + 1.4 - 2.0），腟分泌物（LR + 0.3 - 0.4）である[2]．
- 排尿障害，頻尿，血尿，背部痛，CVA叩打痛，尿混濁，尿悪臭の所見が多く揃うほど尿路感染症の可能性が高まり（排尿障害＋頻尿で腟症状がない場合，LR + 24.6[3]），排尿障害の欠如や帯下・腟症状を認める場合は，尿路感染症の可能性が低下するという判断材料になる．

▶膀胱炎

- 頻尿，排尿障害／排尿終末時痛，血尿，下腹部痛などの膀胱刺激症状を認めれば疑う．
- 膀胱刺激症状があっても，女性で帯下の増量，陰部瘙痒感，性交時痛などの腟症状を認める場合は，尿路感染症より生殖器感染症の存在を考える．

▶尿道炎

- 排尿時に焼けつくような痛み，頻尿，尿意切迫感，尿道分泌物異常を認めれば疑う．性感染症の評価も行う．

▶腎盂腎炎

- 急性の発熱，嘔吐，背部痛，CVA叩打痛を認めれば疑う．膀胱炎症状があるとは限らない．
- CVA叩打痛は必ずしも明確な疼痛ではなく，「何となく重い感じ」「違和感がある」程度の訴えもあることに注意をする．また，腎盂腎炎以外でもCVA叩打痛が陽性となる疾患*があることにも注意する．
  *腎梗塞，脾梗塞，胆嚢炎，胆管炎，肝炎，肝周囲炎（Fitz-Hugh-Curtis症候群），膵炎，肺炎，胸膜炎，肋骨骨折，帯状疱疹など．

▶前立腺炎

- 男性の尿路感染では常に疑う．
- 会陰部の違和感や痛み，尿閉を伴うことが多く，CVA叩打痛がなければ疑いが強くなる．
- 直腸診で腫大，熱感を伴う前立腺を触知できるか確認する．

▶精巣上体炎

- 「前立腺炎」と同様に男性の尿路感染では常にその可能性を考え，陰嚢腫大，疼痛，発熱を認めれば疑う．

検 査

- 病歴，身体所見から尿路感染症を疑えば，検査でより診断を強固にする．
- しかし各検査の感度，特異度にはばらつきがあり，偽陰性となることもあるため，検査結果は必ずしも疾患を確定するものではない．あくまで

病歴，身体所見と合わせて総合的に判断する．

尿検査

▶尿定性

- 尿中白血球エステラーゼや亜硝酸塩が陽性の場合は尿路感染症を支持する（感度75〜84%，特異度82〜98%）[4]が，白血球エステラーゼは高比重尿・尿糖で偽陰性となり，亜硝酸塩はアスコルビン酸の存在下や尿貯留時間が短い場合，原因菌が連鎖球菌や腸球菌の場合などに偽陰性となることがあるため注意を要する[2]．

▶尿沈渣

- 尿を遠心分離して得られた沈渣を，顕微鏡で強拡大（400倍）にして観察し，1視野（high power field:HPF）内に白血球を認めれば膿尿と判断する．
- 細菌尿（10^5 CFU/mL以上）予測の参考値は以下のとおりである[5]．
  - カットオフ　5/HPF：感度80%，特異度83%．
  - カットオフ　10/HPF：感度63%，特異度90%．
- 膿尿なら必ず尿路感染症というわけではない！ 尿路結石，間質性腎炎，虫垂炎でも膿尿となる．無菌性膿尿，無症候性細菌尿の判別をしっかり行う．

▶尿グラム染色・尿培養

- 起炎菌の推定・確定のために重要である（表Ⅲ-13-2）．特に複雑性尿路感染症を疑う場合は必ず行う．白血球の細菌貪食像が認められれば非常に有用な情報となる．

血液培養

- バイタルサイン異常や重症感がある，敗血症を疑う病歴などの場合は必須である．

画像検査

▶エコー

- 腎盂腎炎において水腎症や腎腫大，腎実質の輝度変化，カラーまたはパワードプラでの病変部腎小葉の楔状あるいは扇形の血流低下領域などを確認する[6,7]．

表Ⅲ-13-2　代表的な起炎菌

単純性尿路感染症	複雑性尿路感染症
• *Escherichia coli* • *Staphylococcus saprophyticus* • *Enterococcus faecalis* • *Klebsiella*属	• *Escherichia coli* • *Pseudomonas aeruginosa* • *Enterococcus faecalis* • *Klebsiella*属 • *Citrobacter*属，*Enterobacter*属，*Serratia*属，*Proteus*属

▶ CT検査

- 病歴，身体所見，尿検査，エコーで判断がつかない場合や，腎膿瘍，気腫性腎盂腎炎，複雑性尿路感染症の原因を評価するための，造影を含めた施行が必要な場合に検討する．尿路感染症全例に必須なわけではない．

▶ MRI検査

- CT検査が困難な事情がある場合に，腎形態や膿瘍病変の評価目的に代用することがある．機会は少ない．

🖋 治 療

- 感染臓器，起炎菌，重症度を総合的に判断して抗菌薬を選択する．特に薬剤耐性や基質特異性拡張型 β-ラクタマーゼ（ESBL）産生菌の可能性を考えながら，治療反応性や培養結果に伴い適切な抗菌薬への de-escalation を行うことを常に心がけ，漫然と広域抗菌薬を続けないようにする．なお，尿路感染症では腎機能障害を併発することも多いため，抗菌薬の投与量は腎機能に応じて調整することを肝に銘じておく．

- また，閉塞機転のある腎盂腎炎や膿瘍形成など，外科的処置が必要な複雑性尿路感染症では，抗菌薬投与・全身管理と同時に泌尿器科へのコンサルトも検討する．

■ 主な疾患への抗菌薬治療例 [5, 8)]

▶ 膀胱炎

- ST合剤 or アモキシシリン（AMPC）/クラブラン酸（CVA）（＋アモキシシリン）or セファレキシン（CEX）or シプロフロキサシン（CPFX）内服．

  ＊キノロン系抗菌薬は有用であるものの，耐性菌の問題や重症例への治療に温存しておくのが望ましい．また，β-ラクタム系抗菌薬は膀胱炎に対しST合剤と比してやや効果が劣る可能性もある [9)]．

▶ 腎盂腎炎

- 単純性の場合，腸内細菌属のカバーが主要となる．原則入院加療だが，やむを得ない場合は外来加療も行いうる．

  ・セフトリアキソン（CTRX）静注．

  ・ST合剤 or アモキシシリン/クラブラン酸（＋アモキシシリン）or セファレキシン or シプロフロキサシン or レボフロキサシン（LVFX）内服．

- ESBL産生菌や緑膿菌をカバーする必要がある場合，複雑性の場合は以下も検討する．

  ・ESBL産生菌カバー：セフメタゾール（CMZ）or メロペネム（MEPM）静注．

  ・緑膿菌カバー：セフタジジム（CAZ）or ピペラシリン（PIPC）/ タゾバ

13 尿路感染症

クタム（TAZ）静注.

- 腎盂腎炎は，通常では抗菌薬治療開始後48 〜 72時間で臨床的改善を認め，抗菌薬投与期間は7 〜 10日間が一般的である．72時間を超えて改善を認めない場合は，抗菌薬の種類・投与量の誤り，膿瘍形成，尿路感染症の診断が異なっていたなどの要因を検討し治療方針の再考を行う.

▶ **前立腺炎，精巣上体炎**

- 基本的に腎盂腎炎に準じて大腸菌や緑膿菌，クレブシエラなどをターゲットに治療するが，性感染症リスクがある場合は淋菌やクラミジアのカバーも考慮する.
- キノロン系抗菌薬も推奨されているが，耐性化も高率になっているため注意する.
  - セフメタゾールorセフトリアキソン静注.
  - シプロフロキサシンorレボフロキサシンor ST合剤内服.
- 性感染症が疑われる場合.
  - セフトリアキソン単回静注＋アジスロマイシン（AZM）単回内服orドキシサイクリン（DOXY）内服.
- 前立腺炎は通常2 〜 6週間程度の治療期間を要する.

▶ **無症候性細菌尿**

- 妊娠女性，泌尿器科処置前，就学前の小児は治療対象となる.
- 特に妊娠女性では低出生体重児，腎盂腎炎，貧血，妊娠高血圧のリスクとなるため注意深く判断する.

III

疾患

13

尿路感染症

231

hypokalemia & hyperkalemia

14 カリウム異常

低カリウム血症

- 血清カリウム (K) ＜ 3.5 mEq/L

症 状
- ほとんどは無症状である.
- 筋力低下, 麻痺, イレウス, 不整脈などの症状がみられる.

検 査
- 心電図：T波平定化, ST低下, U波. 特徴的な所見が出ないこともある.
- CK上昇 (横紋筋融解).

診 断 (図Ⅲ-14-1)
- Step 1. 血清Kを再測定する.
- Step 2. スポット尿で尿中K (U_K) と尿中Cr (U_{Cr}) を測定する.
  → U_K/U_{Cr} ＞ 13 mEq/g なら腎性喪失, U_K/U_{Cr} ＜ 13 mEq/g なら腎外性喪失.
- Step 3. 血液ガス分析を行う.
- Step 4. 病歴からKの細胞内移動を除外する.
- Step 5. 必要に応じて, 尿中Cl, レニン, アルドステロンを測定する.
  *偽性低K血症：白血病では検体処理が遅れると, 代謝が活発な白血球が大量にKを取り込んでしまうことがある.

病 因
▶食事摂取の不足
- 拒食症, アルコール多飲.
- 腎臓からのK排出をかなり低く (＜15 mEq/L) 抑えることができるので, 摂取不足だけで低Kになることは少ない.
- 低マグネシウム (Mg) を合併すると, 腎臓からのK排泄が増える. Mgの補正なくしてはKの補正は難しい. ループ利尿薬は腎臓からのKとMgの喪失を促進する.

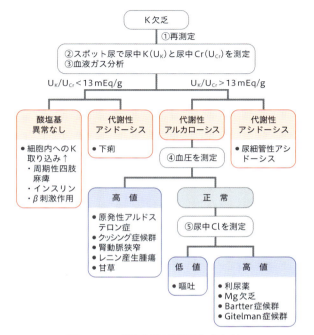

図Ⅲ-14-1 低K血症の診断アルゴリズム

(Arora N and Jefferson JA：Disorders of potassium concentration. Current Medical Diagnosis & Treatment 2024. p.889, McGraw-Hill, 2024を参考に作成)

▶細胞内移動

- インスリンやβ_2受容体作動薬（気管支拡張薬）はKを細胞内に移動させ，急性で一過性の緩やかな低K血症を引き起こす．通常は無症状である．
- 低K性周期性麻痺は常染色体顕性（優性）遺伝性疾患，または甲状腺機能亢進症患者にみられる後天性疾患である．重度の筋力低下と麻痺を呈する．
- ビタミンB_{12}や葉酸が欠乏している患者にビタミンB_{12}や葉酸を補充すると，細胞の産生が増加し低K血症を引き起こすことがある．
- アルカレミア，低体温，カテコラミン産生の増加（心筋梗塞，アルコール離脱）．

▶消化管からの喪失

- 下痢，嘔吐，下剤の乱用．
- 下痢と下剤の乱用はアニオンギャップ非開大性代謝性アシドーシスとなる．
- 嘔吐は二次性アルドステロンによる腎臓からのK排出と代謝性アルカ

ローシスを起こす.

▶ **腎臓からの喪失**

● 利尿薬(最多).

● アルドステロン過剰,低Mg血症.

● Liddle症候群,Bartter症候群,Gitelman症候群.

● 近位および遠位尿細管性アシドーシス.

● アンホテリシンB.

治 療

● 1mEq/Lの血清K低下は,体全体では200mEqのK喪失を意味する.

● 軽度の低K血症(2.5～3.5mEq/L)なら,塩化カリウムを経口補充する.

[処方例] 塩化カリウム徐放錠(600mg=K8mEq/錠)1回1,200mg 1日2回食後

● 低Mg血症があれば治療する.

● 血清K<3mEq/LならKの静脈内投与(10mEq/時)を考える.

● 目安として10mEqのKClにより血清Kは0.1mEq上昇する.腎不全があれば,半量を補正する.

● 中心静脈からの注入はモニタリングを行いながら,20mEq/時まで増やすことができる.

高カリウム血症

● 血清K>5.0mEq/L

・6.0mEq/Lを超えると,致命的な不整脈を引き起こすことがある.

症 状

● 感覚異常,線維束性攣縮,筋力低下,麻痺.

検 査

● 病歴,身体診察,投薬歴,腎機能の評価,心電図検査が必要である.

● 心電図:テント状T波→ST低下→PR間隔延長とP波の消失→QRS拡大→サインカーブ→心室細動または心静止がみられる.これらの所見は血清K値と必ずしも相関しない.致死的不整脈の直前まで心電図は正常ということがある.

病 因

● K摂取量が増加し,腎排泄量が減少することによって生じることが多い.

14 カリウム異常

- 偽性高 K 血症：白血球増多（＞10万／μL）または血小板増多（＞50万／μL）では，遠心分離時に細胞破壊が起こり K 値が上昇する．きつい止血帯を用いた採血や過度に握りしめた拳，細い針を用いての採血も，局所的な K 放出を引き起こすことがある．

  →血清 K 値を再検する．

- 急性腎障害（AKI），慢性腎臓病（CKD）．通常は eGFR＜20 mL／分／1.73 m².
- 細胞外シフト：インスリン欠乏，組織破壊（溶血，腫瘍崩壊，横紋筋融解，高体温，低体温からの復温），高血糖，代謝性アシドーシス，高 K 性周期性四肢麻痺（まれ）．
- 薬剤：K 保持性利尿薬（スピロノラクトン，カンレノ酸 K，トリアムテレン），NSAIDs，ACE 阻害薬，アンジオテンシン受容体拮抗薬（ARB），β遮断薬，ジゴキシン，ST 合剤，ペンタミジン，ヘパリン，カルシニューリン阻害薬．
- Ⅳ型尿細管性アシドーシス（糖尿病性腎臓病でよくみられる）．
- 原発性副腎不全．
- 尿細管間質性疾患：糖尿病，全身性エリテマトーデス（SLE），アミロイドーシス．

治療

- 血清 K 値が 6.5 mEq／L（6.5 mmol／L）以上，または心電図変化を伴う 6.0 mEq／L（6.0 mmol／L）以上の上昇は，薬剤を投与（表Ⅲ-14-1）するな

表Ⅲ-14-1　高 K 血症の治療

薬剤	投与法	発現までの時間	持続時間	作用機序
グルコン酸カルシウム	8.5％グルコン酸カルシウム（カルチコール®）20 mL を 5 分かけて静注	0〜5 分	1 時間	細胞膜の安定化
インスリン	50％ブドウ糖液 50 mL＋レギュラーインスリン10単位を静注	15〜60 分	4〜6 時間	K を細胞内に取り込む
炭酸水素ナトリウム	炭酸水素ナトリウム（メイロン®）40 mL を 5 分以上かけて静注	15〜30 分	1〜2 時間	K を細胞内に取り込み，H^+ を細胞外に出す
透析	血液透析	1〜8 時間	透析後のリバウンドあり	K を体外に排出．重症高 K 血症と乏尿性腎不全の患者で選択

（Arora N and Jefferson JA：Disorders of potassium concentration. Current Medical Diagnosis & Treatment 2024. p.892, McGraw-Hill, 2024 を参考に作成）

ど速やかに治療する必要がある.

- サルブタモールを大量に噴霧することで，Kを細胞内に移行させることができる.
- 炭酸水素ナトリウム療法は，Kの再分配を促進しないため，好まれなくなった.
- 原因となる可能性のある薬剤は，可能であればすべて中止する.
- ループ利尿薬：フロセミド（ラシックス®）40mg静注．重症腎不全がない患者に有効である.
- K吸収抑制薬：①ジルコニウムシクロケイ酸ナトリウム（ロケルマ®）懸濁用液10gを水で懸濁して内服する．消化管内でKと結合しKを低下させる.

  ＊ポリスチレンスルホン酸ナトリウム（ケイキサレート®）は心不全や腸穿孔の副作用あり.

- 慢性高K血症で心毒性の徴候がない場合は，緊急の介入を必要としない．Kの摂取量を制限することは有益である．サイアザイド系利尿薬またはループ利尿薬とともにナトリウムの摂取量を増やすと，Kの排泄が増加する.

hyponatremia & hypernatremia

15 ナトリウム異常

● ナトリウム (Na) 基準値：135 〜 145 mEq／L.

低ナトリウム血症（＜135 mEq/L）

● 最も多い電解質異常である.
● 多くの原因は体内の水の過剰であり，ナトリウム (Na) の欠乏ではない.
● 水の過剰により血清浸透圧が下がると，細胞外液から細胞内液に水が移動し，脳の浮腫が起こる.
● 症状は血清 Na 減少の速さと程度による. 無症状のこともあるが，頭痛，嘔気，せん妄，痙攣，昏睡が起きる可能性がある.

🖋 診 断

■ Step 1：血清浸透圧の測定

▶ 高張性低 Na 血症（浸透圧＞295 mOsm／kg）
● 高血糖，最近の D-マンニトールや D-ソルビトール，経静脈造影剤の使用.

▶ 等張性低 Na 血症（浸透圧 280 〜 295 mOsm／kg）
● 重度の高トリグリセリド血症や多発性骨髄腫.

▶ 低張性低 Na 血症（浸透圧＜280 mOsm／kg）
● 真の低 Na 血症 → Step 2 に進む.
　＊血清浸透圧 ＝ 2 ×［Na⁺］＋ グルコース (mg／dL)／18 ＋ 血中尿素窒素 (mg／dL)／2.8 ＋ エタノール (mg／dL)／3.7（存在する場合）
　＊正常な血清浸透圧は 275 〜 295 mOsm／kg H_2O である. 測定された浸透圧と計算された浸透圧の差（オスモラルギャップ）は 10 mOsm／kg H_2O 未満であることが望ましい. この値が大きい場合は，低分子量アルコールの存在を示唆している.

■ Step 2：尿浸透圧の測定

▶ 尿浸透圧＜100 mOsm／kg
● 心因性多飲症または溶質摂取量の不足.
● 腎臓は純水を排泄できないので，50 mOsm／kg H_2O の最小溶質濃度が必要である. 溶質の摂取量が少なく，水分の摂取量が多い場合（ビールを大量に飲む beer potomania や慢性的な食事量の減少），腎臓の水分排泄

237

能力が制限され体内は水過剰となる.

▶尿浸透圧 ≧ 100 mOsm / kg

- Step 3に進む.
  - ＊尿浸透圧は尿比重から推定できる.
    尿浸透圧 = (尿比重 − 1) × 1,000 × 20 〜 30

■Step 3：体液量の推定と尿中Naを測定

▶循環血液量が減少

- 尿中Na < 20mEq / L：腎臓以外でのNa喪失(嘔吐, 下痢, 発汗)→治療は生理食塩水の点滴.
- 尿中Na > 20mEq / L：腎臓でのNa喪失(サイアザイド系利尿薬, cerebral salt wasting).

▶循環血液量が増加

- 尿中Na < 20mEq / L：心不全, 肝硬変, ネフローゼ症候群.
- 尿中Na > 20mEq / L：末期腎不全.

▶循環血液量は正常

- Step 4に進む.

■Step 4：循環血液量が正常な場合の原因を検討する

- 抗利尿ホルモン(ADH)が分泌されている状態.
- 副腎不全と甲状腺機能低下症を除外する(ADHを抑制するには, コルチゾールと甲状腺ホルモンが必要).
- 抗利尿ホルモン不適合分泌症候群(SIADH)は, いろいろな原因によって起こる. 疾患(中枢神経疾患, 肺疾患, 悪性腫瘍, 特に肺小細胞がん), 薬剤(SSRI, 抗てんかん薬, 抗がん剤, NSAIDsなど多数), その他(痛み, 嘔気・嘔吐ストレス).
- SIADHではBUN < 10mg / dL, 血清尿酸値 < 4.0mg / dLとなることが多い.
- SIADHと似た症状に中枢性塩類喪失症候群, 鉱質コルチコイド反応性低Na血症, Reset osmostat syndromeがある.

🔖 治 療

- 48時間以内に生じた急性の低Na血症(多くは術後)や重大な中枢神経症状(痙攣や錯乱)を伴う状態でなければ, 補正は6 〜 8mEq/24時間とする.
- 急激な補正は浸透圧性脱髄症候群(ODS)(以前はcentral pontine myelysisと呼ばれていた)を起こす. ODSは2 〜 6日後に起こり, 構音障害や嚥下障害, 四肢麻痺, 行動異常などの症状を引き起こし, 通常不可逆的である. 危険因子はNa < 120mEq/L, アルコール多飲, 肝疾患,

栄養不良である.

- Na＜120mEq/Lなら補正開始後は2〜4時間ごとに血清Naの確認が必要である（頻回の血清Na測定は非常に重要）.
- Na＜120mEq/Lまたは痙攣や錯乱がある場合，100mLの3％NaClを10分以上かけて投与する．2回まで繰り返すことができる．それぞれ血清Na濃度を1〜2mEq/L上昇させることができる．症状が軽ければ，3％NaClを0.5〜2mL/kg/時で投与する.
- 3％NaClの作り方：生理食塩水400mLに10％NaClを120mL加える.
- バソプレシン V_2 受容体拮抗薬（トルバプタン〔サムスカ®〕）の同時投与は，3％NaClによる補正速度をより予測しやすくし，予期せぬ水利尿や血清Naの急激な上昇を防ぐため，患者にとってより安全な方法である．しかし高価であり，肝機能障害を起こす可能性がある（FDAブラックボックス警告）．連続使用は30日までとする.

▶ 循環血液量が減少している場合

- 生理食塩水をゆっくり投与する.
- 急速にNaが補正されないように注意する.

▶ 循環血液量が正常な場合

- 原因疾患を考える.
- 水分制限は安全かつ有効であるが，水分摂取量を24時間当たり800mL未満に制限することは患者にとってしばしば耐え難い.
- ループ利尿薬と食塩摂取.
- 低Na血症を繰り返すならバソプレシン V_2 受容体拮抗薬を投与する.

▶ 循環血液量が過剰な場合

- 水分制限，ループ利尿薬，基礎疾患の治療，バソプレシン V_2 受容体拮抗薬は心不全では有用かもしれない.

    ＊食事と輸液を考慮しなければ，尿中（Na＋K）濃度＞血清（Na＋K）濃度であれば，低Na血症は進行する.

高ナトリウム血症（＞145mEq/L）

- 詳細な病歴および身体検査と，尿中電解質および浸透圧の測定が，高Na血症の病因を見分けるのに役立つ.

症　状

- 意識障害，落ち着きのなさ，筋力低下，混乱，痙攣.

原　因

▶尿量低下（＜0.5 mL／分）の場合

①水分摂取量の減少（口渇を訴えることができない，自由に水が飲めない）.

②腎臓以外での水分喪失（発汗，下痢，人工呼吸装着時）.

③細胞への水分シフト（痙攣，横紋筋融解症）.

▶尿量低下なし（≧0.5 mL／分）

①尿浸透圧＜250 mOsm／kg（中枢性尿崩症，腎性尿崩症）.

● 中枢性尿崩症の原因：脳損傷，脳腫瘍，サルコイドーシスにより下垂体からのADHの分泌が低下する.

● 腎性尿崩症の原因：リチウム，尿閉解除後，慢性間質性腎炎，高Ca血症，低カリウムにより，腎臓でのADHに対する反応が悪くなる.

● バソプレシンに反応すれば，中枢性尿崩症である.

②尿浸透圧＞300 mOsm／kg（部分型尿崩症，糖や尿素による浸透圧利尿，ループ利尿薬）.

治　療

● 可能なら経口または胃管を用いて水分を補給する（＞1L／日）.

● 補正のスピード：10 〜 12mEq/L／日.

● 水は5％ブドウ糖として投与することができる.

（体内総水分量）×〔（現在のNa−理想のNa）／理想のNa〕の式で自由水欠乏量を推定する.

● 輸液1L当たりの血清Naの変化量は，以下の式で計算できる.

〔（輸液Na）−（血清Na）〕÷（体内総水分量＋1）

● 体内総水分量は通常，若い男性と女性では体重のそれぞれ約60％と50％，高齢の男性と女性ではそれぞれ約50％と45％と推定される.

hypercalcemia & hypocalcemia

16 カルシウム異常

高カルシウム血症

- 徹底した病歴と身体診察が大切である．サプリメントを含む薬剤歴に注意する．
- カルシウム（Ca）の再測定を行う．
- 軽度（＜12 mg/dL）：無症状，中等度（12 ～ 14 mg/dL）：急性なら症状あり，高度（＞14 mg/dL）：症状あり．
- 外来患者では副甲状腺機能亢進症が原因であることが多く，入院患者では悪性腫瘍が原因であることが多い．

症　状

- 多尿，多飲，夜間頻尿．
- 食欲不振，嘔気，腹痛，便秘．
- 精神状態の変化（倦怠感，うつ，混乱，昏睡）．
- 尿路結石，腎石灰化症．
- 骨減少，骨痛，線維性嚢胞性骨炎（高度の副甲状腺機能亢進症では）．

診　断

■ Step 1：イオン化Ca値の推定

- 血清Ca＝タンパク質と結合したCa＋イオン化Ca．生理活性があるのはイオン化Caであるが，測定が難しいので以下の方法で推定する．
- 低アルブミン（Alb）なら補正Ca濃度を計算する（KDIGO式）．低Albではタンパク質と結合したCaの量が下がる．

  補正Ca（mg/dL）＝実測Ca（mg/dL）＋0.8×（4 － 血清Alb〔g/dL〕）

- アルカローシスではCaはタンパク質と結合しやすくなるので，血清Ca値が正常でもイオン化Caは減少していることがある．

  ＊血清Albや補正Caが正常である場合，または急性の酸塩基異常がない場合には，イオン化Caの測定は必要ない．正確な評価が必要な場合にはイオン化Caの測定が望ましい．

■ Step 2：副甲状腺ホルモン（PTH）の測定

- PTHの値により，表Ⅲ-16-1[1]のような鑑別疾患が挙げられる[2〜4]．

表Ⅲ-16-1　高Caの原因疾患とPTH値

PTH：正常または高値	PTH：正常または低値
・原発性副甲状腺機能亢進症（最多） 　① 腺腫（85％） 　② 過形成（15〜20％） 　③ がん（＜1％） ・家族性低Ca尿性高Ca血症（FHH） ・二次性副甲状腺機能亢進症（慢性腎不全患者） ・リチウム	・悪性腫瘍 　① PTHrP（PTH-related protein） 　　分泌（80％）：成人T細胞白血病 　　（ATL），頭頸部がん，肺（扁平上皮） 　　がん，乳がん，腎がん，卵巣がん 　② 骨破壊（20％）：骨転移（肺がん， 　　乳がん），多発性骨髄腫 　③ 1,25-(OH)$_2$ビタミンD[*1]を産生 　　する悪性リンパ腫（まれ） ・ビタミンD[*1]過剰摂取 ・Caの大量摂取（ミルクアルカリ症候群[*2]） ・骨代謝回転↑（寝たきり，Paget病，甲状腺機能亢進症，サイアザイド系利尿薬[*3]，ビタミンA）

[*1] ビタミンDは骨吸収および腸管からのCa吸収を亢進させる.
[*2] ミルクアルカリ症候群：高齢者で活性型ビタミンDと酸化マグネシウムを内服している患者に多い.
[*3] サイアザイド系利尿薬：遠位尿細管でのNaとClの再吸収を抑制すると，Caの再吸収が促進される.

（Huppert LA：Hypercalcemia, Hypocalcemia. Huppert's Notes：Pathophysiology & Clinical Pearls for Internal Medicine. p.184-185, McGraw-Hill, 2021 より作成）

■ Step 3：FECaの計算

$$FECa（％）=（24時間 尿Ca／血清Ca）／（24時間 尿Cr／血清Cr）×100$$

● ＜1.0％ならばFHHを疑う.

● PTHが正常または低値なら血清／尿の免疫電気泳動，CT検査（肺，腹部，骨盤），マンモグラフィ，ACE，IGRA（interferon-gamma release assay）を行う.

🖊 疾患解説

■ 原発性副甲状腺機能亢進症

● 70歳代の女性に多い.

● ほとんどは副甲状腺腺腫が原因である．4つの副甲状腺のうち，1つが腫大する.

● 過形成では4つの副甲状腺のすべてが異常となる．多発性内分泌腫瘍症（MEN）によることが多い.

- PTH↑，血清Ca↑，尿Ca↑，尿P↑，血清P↑または→，ALP↑または→．
- 二重エネルギーX線吸収測定法（DEXA）：脊椎ではなく，最も所見が認められやすい橈骨の利き手でない側の遠位1/3を調べる．

■ 家族性低Ca尿性高Ca血症（FHH）

- 常染色体顕性（優性）遺伝．
- Ca感知受容体（CaSR）遺伝子の変異により，副甲状腺が血清Ca濃度を低いと認識し，PTH分泌が増加し血清Ca濃度が高くなる．腎臓では変異したCaSRがCa吸収を増加させ低Ca尿をもたらす．

■ 肉芽をつくる疾患

- 真菌感染，結核，サルコイドーシス，リンパ腫に伴う肉芽組織では，25-OHビタミンDから1,25-(OH)$_2$ビタミンDへ変換が起こり，Caの腸内吸収が増加する．

治 療

■ Ca＜12mg/dL

- 症状がなければ経過観察．
- 基礎疾患の治療を行う．

■ Ca＞12mg/dL

- 積極的な水分補給（生理食塩水4〜6L/日）．
- 体液過剰がない場合は，ループ利尿薬は推奨されない．
- カルシトニン製剤皮下注．即効性はあるが，効果は48時間後に消失する．
- ビスホスホネート製剤静注．効果が出るまでに2日くらいかかる．十分な腎機能が必要．
- グルココルチコイドは悪性腫瘍，肉芽腫疾患，ビタミンD過剰に有効である．
- 血液透析は乏尿のある患者の重度の高Ca血症の治療においてのみ行う．

低カルシウム血症

- 補正血清Ca＜7.0mg/dL．

症 状

- 多くは無症状である．
- 手足の知覚異常，口周囲のしびれ．
- Trousseau徴候：血圧計のカフで上腕に収縮期血圧以上の圧を3分間かけると，MCP関節の屈曲とPIP/DIP関節の伸展を伴う前腕の筋痙攣が

みられる（助産師の手）.

- Chvostek徴候：耳のすぐ前を走行する顔面神経を打診すると表情筋が収縮する.
- 喉頭痙攣，痙攣，心筋機能障害，心臓突然死につながるQT間隔延長は，知覚異常や筋肉痙攣なしに起こりうる（重要）.

🖋 診　断

■ Step 1：補正Ca濃度の計算

- 低アルブミンなら補正Ca濃度を計算する.
- アルカローシスでは，血清Ca値が正常でもイオン化Caは減少していることがある.

■ Step 2：PTHの測定 (表Ⅲ-16-2)[4]

- 後天性低Ca血症の最も一般的な原因は，慢性腎不全による1,25-$(OH)_2$ビタミンDの産生障害と高リン(P)血症（CaとPが結合し低Ca血症になる）である.
- ビタミンDおよび／またはCaの栄養不良または吸収不良は，血清25-(OH)ビタミンD値の低下，または24時間尿中Ca排泄量の低下（Ca摂取および吸収の代理指標）により確認することができる.
- 横紋筋融解症や腫瘍崩壊症候群では，血清Pや血管内のリン酸Ca結合が増加し，イオン化Caの低下を引き起こす.
- 急性膵炎における壊死した脂肪では，Ca（およびMg）の鹸化が起こる.
- 前頸部手術（甲状腺切除術，副甲状腺切除術，頭頸部がん）の際の副甲状腺損傷が最も多い.
- 浸潤性疾患（ヘモクロマトーシス，Wilson病），放射線，自己免疫，先天性疾患も原因となる.
- 副甲状腺のCa感受性の異常では，CaSRの細胞外Caに対する感受性が亢進し，血清Caが低下しても正常であると細胞が認識しCa上昇の機序

表Ⅲ-16-2　低Caの原因疾患とPTH値

PTH：正常または高値	PTH：正常または低値
・二次性甲状腺機能亢進症（慢性腎不全） ・ビタミンD欠乏症 ・高リン血症 ・骨転移 ・膵炎	・副甲状腺の破壊（手術，浸潤性疾患，自己免疫） ・副甲状腺のCa感受性の異常（CaSR活性化変異） ・hungry bone syndrome ・低マグネシウム血症

(Huppert LA：Hypercalcemia, Hypocalcemia. Huppert's Notes：Pathophysiology & Clinical Pearls for Internal Medicine. p.184-185, McGraw-Hill, 2021より作成)

16 カルシウム異常

が働かなくなる.

- hungry bone syndrome（原発性副甲状腺機能亢進症に対する副甲状腺切除術後の骨へのCaの急激な流入）および広範囲の造骨性転移（前立腺がん，乳がん）は低Ca血症を引き起こすことがある.
- 低Mg血症はPTH分泌と作用を抑制する. 栄養失調，アルコール中毒，ループ利尿薬や慢性的なPPIの使用で起こりうる. 副甲状腺機能低下症と判断される前に必ず除外する.
- 偽性副甲状腺機能低下症は，PTHに対する反応の低下を示すまれな遺伝疾患である.
- ビスホスホネート製剤およびデノスマブなどの強力な骨吸収抑制薬は，骨格からのCaの生理的排出を阻害することにより重篤で長引く低Ca血症を引き起こすことがある. したがって，骨吸収抑制薬による治療を開始する前に，ビタミンDレベルを評価し，欠乏を修正することが重要である.

🥕 治　療

- 重度の低Ca血症（＜7.5mg/dL）では，Caの静脈内投与を行う. カルチコール® 10mL（グルコン酸Ca 85mg/mL）を5分かけて静注，その後，Caとして10～15mg/kgを投与.
- 炭酸Caまたはクエン酸Caの経口投与（1～3g/日を食事と一緒に分割して投与）.
- 慢性腎不全患者では経口Ca，P吸着薬，カルシトリオールを投与する.
- 低Ca血症のほとんどの患者にとって妥当な目標は，高Ca尿を伴わず血清Ca濃度が正常またはやや低値である.
- 併存する低Mg血症の是正も必要.

III

疾　患

16
カルシウム異常

poisoning

17 中　毒

初期対応

- 原因物質がわからないときは，防護服を着て自分の身を守る．患者が汚染されていたら全身洗浄を行う．
- モニターを装着し，バイタルサインを測定する．
- A（Airway：気道），B（Breathing：呼吸），C（Circulation：循環），D（Disfunction of central nervous system：意識レベル）を確認し，ABCDが不安定な場合はその対応を行う（気管挿管，酸素投与，輸液など）．

中毒を疑うキーワード

- 「既往がない」，「精神科通院歴がある患者の発作的症状」，「既存疾患で説明がつかない（または非典型的）な経過」．
- トキシドローム（toxidrome）は，中毒の種類の鑑別に非常に有用である（表Ⅲ-17-1）[1]．

診　断

- 原因物質の特定を行う．
- 搬送してきた救急隊や同居者，発見した家族に必ず現場の状況を確認する．酒瓶や薬包，違法薬物，農薬などが落ちていなかったか，吐物の色は？
- 尿中薬物キットは簡便であるが，感度や特異度が問題となる．市販の風邪薬で覚醒剤が，レボフロキサシンでモルヒネ系薬剤が陽性となる．

治　療

- 特異的治療（血液透析，拮抗薬）を必要とする中毒物質かどうかの判断が極めて重要である．
- 血液透析が有効なものは"CAT MEAL"と記憶する（表Ⅲ-17-2）．全例に透析を行うわけではないが，治療による改善が見込めるため状況に応じて高度医療機関や中毒専門施設への紹介を考慮する．
- 拮抗薬がある中毒物質を表Ⅲ-17-3に示す．
- 重症化するリスクが高いため，専門医療機関への紹介が望ましい．

表Ⅲ-17-1　トキシドローム (toxidrome)

	精神症状	脈拍	体温	呼吸数	血圧	皮膚	瞳孔	その他	原因薬物
興奮性									
交感神経作動性	警戒、暴力的な興奮、幻覚、妄想	増加	上昇	増加	上昇	湿潤	散瞳	痙攣、脈圧増加	覚醒剤、コカイン、エフェドリン、カフェイン
抗コリン性	警戒、軽度の興奮、幻覚、不明瞭な発語	増加	上昇	増加	上昇	乾燥、紅潮	散瞳	粘膜乾燥、腸蠕動低下、尿閉、舞踏病運動	ジフェンヒドラミンなどの抗ヒスタミン薬、アトロピン、三環系抗うつ薬
幻覚性	幻覚、知覚異常、人格異常、不穏	増加もしくは正常	上昇もしくは正常	増加もしくは正常	上昇もしくは正常	さまざま	散瞳	眼振、興奮	MDMA、ケタミン
セロトニン症候群	不穏、混迷、無反応	増加	上昇	増加	上昇	湿潤、紅潮	散瞳	振戦、腱反射亢進、下肢優位のクローヌス、眼球クローヌス、下痢	三環系抗うつ薬、SSRI、SNRI、デキストロメトルファン、メトクロプラミドなど
抑制系									
オピオイド	鎮静、昏睡	減少もしくは正常	低下もしくは正常	減少もしくは増加	低下もしくは正常	さまざま	縮瞳	非心原性肺水腫、注射痕	フェンタニルなどのオピオイド、ロペラミド
コリン作動性	鎮静、昏睡	やや減少	正常	減少もしくは増加	低下もしくは正常	湿潤	縮瞳	痙攣、唾液分泌、気道分泌物増加、下痢、嘔吐、脱力	有機リン、コリンエステラーゼ阻害薬
鎮静・催眠薬	鎮静、昏睡	減少もしくは正常	低下もしくは正常	減少もしくは増加	低下もしくは正常	さまざま	さまざま	眼振など	ベンゾジアゼピン、バルビツレート、ガバペンチン、エタノールなど

(Levine MD：General approach to drug poisoning in adults. UpToDate. 2023. https://www.uptodate.com/contents/general-approach-to-drug-poisoning-in-adults より作成)

表Ⅲ-17-2　透析による治療が期待される薬剤 "CAT MEAL"

Carbamazepine, Caffeine	カルバマゼピン，カフェイン
Antiseizure	抗痙攣薬（フェノバルビタールなど）
Theophylline	テオフィリン
Methanol	メタノール
Ethylene glycole	エチレングリコール（不凍液）
Aspirin	アスピリン
Lithium	リチウム

表Ⅲ-17-3　中毒物質と拮抗薬の一覧

中毒物質	拮抗薬
アセトアミノフェン	N-アセチルシステイン
エチレングリコール，メタノール	ホメピゾール，エタノール
一酸化炭素	高濃度酸素
有機リン	アトロピン，PAM
硝酸，亜硝酸	メチレンブルー
水銀，ヒ素，鉛	ジメルカプロール

（日本救急医学会（監）：救急診療指針. 改訂第5版. p.526, へるす出版, 2018より作成）

各　論

▶ベンゾジアゼピン

- 睡眠導入薬や抗不安薬として処方されている．わが国では，約半数の中毒患者はベンゾジアゼピンが原因である[3]．
- 多量に内服すると昏睡状態となることがあるが，生命予後は良好である．
- 寛解期間は薬剤半減期に依存するが，24時間以内には覚醒することが多い．
- 治療は自然寛解を待つことになるが，高齢者の場合は意識レベルの低下により誤嚥性肺炎を起こすことがある[4]．

▶抗うつ薬

- SSRIは比較的安全性が高いが，三環系抗うつ薬は心電図変化を伴い，ときに致死的不整脈の原因となることがある．QT延長やwide QRSを認める．
- 致死的不整脈を予防するため，QRS幅 > 0.12秒の場合は原則治療対象としたほうがよい．
- メイロン®1～2mEq/kgの投与を5分おきに繰り返し，心電図が正常化するまで継続する．
- メイロン®はNa負荷による心不全増悪やアルカローシスを進行させる

17 中 毒

ので，安定化するまで血液ガス検査は1時間ごとに行う．pHは7.5前後
で管理する．

▶ Ca拮抗薬

- 末梢血管のみに作用するジヒドロピリジン系（アムロジピンなど）と心収
  縮力に作用する非ジヒドロピリジン系（ベラパミルなど）に分類される．
  中毒による死亡率が高いのは，非ジヒドロピリジン系である．
- ジヒドロピリジン系では末梢血管抵抗低下に伴う血圧低下と反跳性頻
  脈，非ジヒドロピリジン系では陰性変力作用と末梢血管抵抗低下により
  徐脈や血圧低下が生じる．
- ジヒドロピリジン系薬剤は血中濃度上昇に伴い心臓にも直接作用するよ
  うになり，徐脈などを引き起こすこともある．
- 徐脈と血圧低下に対しては，アトロピンと十分な量の細胞外液投与
  （1,000 mL程度）を行う．
- アトロピンと輸液に反応しないときは，以下のすべての治療併用を考慮す
  る．① グルコン酸カルシウム（カルチコール®）20 mLを緩徐に静注，②
  グルカゴン5 mg静注を10分おきに2回まで繰り返す，③ インスリン持続
  投与（血糖＞150 mg/dLなら速攻型インスリン1U/kgボーラス投与→
  0.5 U/kg/時で開始して20分ごとに0.5 U/時ずつ増量する．30分おき
  に血糖と血清Kの確認を行い，必要に応じて補正）．

▶ アセトアミノフェン

- 体重と内服量で治療方針が決まる．アセトアミノフェン＞150 mg/kg
  の服用では肝障害のリスクが上がるため，中毒量内服が疑われるときは
  必ず専門機関への紹介を考慮する．
- 4時間以内に中毒量を内服していれば，活性炭投与を検討したほうがよい．
- アセトアミノフェンの血中濃度と摂取からの時間を確認し，肝毒性の可
  能性が高い場合はN-アセチルシステインを投与する（肝毒性を予想する
  ノモグラムあり）．

▶ ジフェンヒドラミン

- 酔い止めや市販の睡眠薬に含まれており，入手が容易な薬剤の1つである．
- QRS＞0.12秒の場合，致死的不整脈を生じる可能性があるのでモニタリ
  ングは必要である．
- 対応は前述の抗うつ薬に準じる．

▶ 有機リン中毒

- 経皮吸収されるため，疑った場合は必ず粘膜を含んだ接触予防をして診
  察を行う[5]．
- アセチルコリンエステラーゼを阻害することで，アセチルコリン過剰な
  病態が生じる．

- 気道や消化管など，あらゆる粘膜から水分が分泌される状態と考えるとわかりやすい（SLUDGE／BBB*と記憶する）．激しい縮瞳と分泌物の増加，徐脈があれば疑う．
- 吐物などから独特な石油臭がすることも特徴であり，それだけで診断できることがある．
- 死亡の最大の要因は，唾液や気道分泌物増大による窒息である．
- 診断は臨床状況で十分だが，血中のコリンエステラーゼ低下や尿中有機リン同定が有用である．
- 治療は，アトロピンによる急速飽和である．PAMはアトロピン使用下でなければ病態増悪のリスクがあることから，できるだけアトロピン投与を優先する．アトロピンは3〜5mgを静注してから持続投与を開始する．
  - ＊SLUDGE／BBB（**S**alivation, **L**acrimation, **U**rination, **D**iaphoresis, **G**astrointestinal upset, **E**mesis／**B**ronchorrea, **B**ronchospasm, **B**radycardia）．

🖋 注目すべき中毒

▶ セロトニン症候群

- 中枢神系でのセロトニン過剰状態で生じる．ときに致死的となりうる．発現が急速であり，① 意識変容，② 自律神経過緊張状態，③ 筋トーヌス症状の3症状を主症状とする．
- SSRIなどセロトニンに作用する薬剤だけでなく，デキストロメトルファン（メジコン®）やメトクロプラミド（プリンペラン®）など，さまざまな薬剤で生じることがある．
- 曝露後24時間以内に発現することが多い．大半は6時間以内，早ければ1時間以内に症状が出現する．
- 診断はHunter criteriaが有名である．被疑薬の存在と，次の症状のうち1つ以上を満たすと診断できる．① 自発的クローヌス，② 誘発性クローヌスと興奮または発汗，③ 眼球クローヌスと興奮または発汗，④ 振戦と反射亢進，⑤ 筋緊張亢進＋38℃以上の体温＋眼クローヌスまたは誘発性クローヌス．
- 治療は，軽症例では支持療法とベンゾジアゼピンの内服併用である．

▶ コリン作動性クリーゼ

- ジスチグミン（ウブレチド®）の内服で生じる中毒症状であり，有機リンと同様の症状を呈する．
- 処方量が減少した近年ではまれになりつつあるが，見逃される可能性がある．
- 有機リンやサリンでも同症状を呈する．そのような薬剤曝露がない過活動

性膀胱などで新規薬剤が開始された症例では，本病態を考慮する必要が
ある．
- 治療は有機リン中毒に準じる．

▶ アルカリ製剤の誤飲
- 腐食性食道炎による不可逆性食道狭窄と消化管穿孔のリスクが極めて高い．
- 200mL以上の多量誤飲や症状があるケースでは，内視鏡検査ができる
施設に紹介する．

▶ グリホサート
- 除草剤の主流成分で，比較的安全性が高いとされている．
- 混入している界面活性剤の副作用ともいわれるが，自殺目的などで大量
に摂取すると粘膜障害や腎障害，肺障害を起こす．
- 治療は対症療法である．

▶ カフェイン
- 市販薬などでも容易に入手できるため，若者でもたまに受診することが
ある．
- 致死量は150〜200mg/kgである．
- 頻脈や消化器症状，低K血症によるミオパチーなど，さまざまな症状を
呈する．
- 致死的不整脈や難治性痙攣がある場合には，血液透析治療の適応となる．無
症状で30mg/kg以下の摂取量の場合は，自宅での経過観察も可能である．
- カフェインの血中濃度のピークは1〜2時間ほどであるため，経過観察
して問題なければ帰宅可能である．

🖋 専門施設への紹介と入院適応
- バイタルサインに異常がある場合は，絶対的入院適応である．
- wide QRSやQT延長のような心電図変化がある場合も，致死的不整脈
のリスクが高いことから専門施設への紹介が必要である．
- 薬物中毒は，自殺目的である可能性を常に考慮する．切迫した希死念慮
がある場合には絶対に帰宅はさせず，精神科対応設備のある病院への緊
急紹介を考慮する．

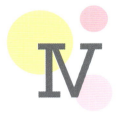

分野別問題

1 呼吸器

Q1
❶ 咳嗽を訴える患者へのアプローチについて述べよ
❷ 慢性咳嗽（＞8週間）の鑑別診断は何か？

Answer

咳へのアプローチ

🥕 Step 1：緊急性のある疾患かどうか考える

● 咳を伴う緊急性のある疾患
  ・心不全
  ・重症肺炎
  ・気管支喘息の重積
  ・肺塞栓症
  ・慢性閉塞性肺疾患（COPD）の増悪
  ・間質性肺炎
● 咳嗽が急性（＜3週間）発症ならば，心血管系のイベントが起こったか感染症に罹患したかをまず考える．
● 心筋梗塞や肺塞栓症，肺炎は心不全を悪化させる．
● 呼吸器疾患（気管支喘息，COPD，間質性肺炎，結核）の既往を確認する．
● ウイルス性またはアレルギー性鼻副鼻腔炎，急性気管支炎も急性の咳嗽の原因となる．
● ACE阻害薬の服用は，20％の患者に対して内服1〜2週間後に咳を引き起こす．

🥕 Step 2：胸部X線所見を確認し，咳嗽の期間や症状で鑑別診断を絞り込む

● 胸部X線写真で肺炎，心不全，肺がん，結核，間質性肺炎を確認する．
● 亜急性咳嗽（3〜8週間）の原因の多くは，ウイルスやマイコプラズマによる気道感染である．
● 細菌性副鼻腔炎では，よくなった症状が再び悪化する（二峰性の経過）．顔面痛，後鼻漏，前かがみでの頭痛増悪を確認する．
● 百日咳：咳嗽により誘発される嘔吐とスタッカートレプリーゼが特徴的

254

1　呼吸器

である[1].

- 百日咳の診断：LAMP法または血清検査（抗PT-IgGが＞100EU／mL,またはペア血清で2倍以上）.

🖋 Step 3：慢性咳嗽（＞8週間）の鑑別診断

- 慢性咳嗽の原因は咳喘息，上気道咳症候群（後鼻漏症候群），逆流性食道炎，ACE阻害薬，喫煙が多い.
- このうちのいくつかの疾患が合併していることもある.
- 咳喘息（cough-variant asthma）が慢性咳嗽の原因として最も多い. 冷気の吸入，運動，長時間の会話で咳が誘発される. 他のアレルギー疾患，今までも風邪をひくと咳が長引くことがなかったかどうかを確認する.
- 非喘息性好酸球性気管支炎（NAEB）が，慢性咳嗽の原因として注目されている. 喀痰中に好酸球が多くみられるのに，気道過敏性が亢進していない病態である. ステロイドが有効. わが国で提唱されたアトピー咳嗽と似ている.
- 上気道症候群では鼻汁が刺激になって咳嗽が起こる. 鼻咽頭粘膜の敷石状所見や後鼻漏に注意する.
- 夜間に増悪する咳嗽なら，上気道咳症候群，逆流性食道炎，心不全を考える.
- 慢性気管支炎，気管支拡張症，非結核性抗酸菌症，慢性誤嚥，閉塞性睡眠時無呼吸症候群（OSAS），環境中の真菌，アレルギー性気管支肺アスペルギルス症（ABPA）も慢性咳の原因となる.
- 免疫不全患者では，結核，真菌，サイトメガロウイルス（CMV），単純ヘルペスウイルス（HSV），水痘・帯状疱疹ウイルス（VZV），*Pneumocystis jirovecii*の感染にも注意する.

治　療

- 患者は咳嗽が10日以内に治るものだと思っているが，典型的には1〜3週間続く.
- 咳に有効な薬は少ない.
- ハチミツが有効とのエビデンスがある[2].
- 百日咳ならアジスロマイシン1回500mg　1日1回　3日間，またはクラリスロマイシン1回400mg　1日2回　7日間.
- 咳喘息：吸入ステロイド＋気管支拡張薬.
- 上気道咳症候群：アレルギー性鼻炎が原因なら点鼻ステロイド，アレルギー以外の原因なら第1世代抗ヒスタミン薬.
- 逆流性食道炎：プロトンポンプ阻害薬（PPI）＋生活習慣の改善＋減量.

- ガバペンチンは，原因不明の慢性咳嗽に有効なことがある．
- オピオイド（コデイン）は効果的であるが，副作用（依存性，呼吸抑制，錯乱など）に注意し慎重に投与する．

Q2 間質性肺炎interstitial lung disease (ILD)の原因と分類について述べよ

Answer
- びまん性肺疾患（DPLD）とも呼ばれる．
- 肺胞構造に炎症と瘢痕および線維化をもたらす疾患群である．
- 症状：徐々に進行する息苦しさ，痰を伴わない慢性咳嗽．
- 身体所見：late inspiratory crackles.
- 胸部写真：両側のびまん性網状影，網状結節影，輪状影．

分 類
- 間質性肺炎（ILD）の分類を図Ⅳ-1-1に示す．

問 診
- 過敏性肺炎を疑う場合：自宅内のカビ発生（トリコスポロンによる夏型過敏性肺炎〔70%〕），鳥の飼育（鳥飼病），農業（農夫肺），エアコンや加湿器の使用（換気装置肺炎），羽毛の使用（ダウンジャケット，羽毛布団），循環式の浴槽の使用．
- 薬剤歴．
- 放射線治療歴．
- 膠原病を疑う症状：皮疹，関節炎，Raynaud現象．
- 家族歴．

検 査
- 肺機能検査：拘束性障害，DLCO低値．
- 高分解能CT（HRCT）．
- 自己免疫疾患スクリーニング検査：抗核抗体，SSA，RF，CCP，Jo1．

びまん性肺疾患の種類
膠原病（CTD）関連間質性肺炎
- CTDの診断が確立した患者に起こるが，肺病変から始まることもある．
- 非特異性間質性肺炎（NSIP）が通常型間質性肺炎（UIP）よりも一般的である．

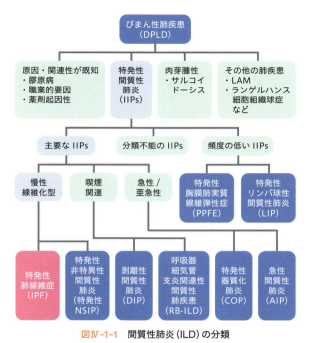

図Ⅳ-1-1　間質性肺炎 (ILD) の分類

(Am J Respir Crit Care Med. 188:733-748, 2013 より作成)
(ベーリンガーインゲルハイム：びまん性肺疾患, 特発性間質性肺炎の分類. 2020 より転載
〈https://pro.boehringer-ingelheim.com/jp/medical/respiratory/
classification-of-diffusive-lung-disease-and-iip〉)

- HRCT検査では, 両側下葉の網状変化と散在するすりガラス陰影を認める. 線維化に移行することがあるが, UIPの典型的な特徴である蜂窩肺はNSIPではほとんどない.
- 15mg/週を超える量のメトトレキサートや他の薬剤で治療を受けているCTD患者は, 薬剤誘発性間質性肺炎のリスクがある.
- 皮膚筋炎の所見 (Gottron丘疹, Heliotrope疹, 機械工の手) とtRNA合成酵素に対する抗体を有する抗合成酵素症候群 (anti-synthetase syndrome) では, 間質性肺炎が急速に進行し重症化することがある.
- リウマチ内科医や呼吸器内科医にコンサルトし, ステロイドや免疫抑制薬を使用する.

■ 過敏性肺炎（HP）

- 感作された患者が特定の抗原を繰り返し吸入すると生じる.
- トリコスポロン，アスペルギルス，好熱性放線菌，鳥の糞や羽毛，きのこの胞子，ポリウレタンの原料（イソシアネート）が原因となる.
- 曝露後12時間以内に発熱，咳，および疲労を生じる. 慢性の経過をたどることもある.
- 胸部X線検査：びまん性の小結節性病変，正常.
- HRCT：びまん性の小葉中心性小結節およびすりガラス陰影.
- 原因抗原の除去後，症状は通常約48時間以内に消失する. 再び曝露すると症状は再発する.

■ 特発性間質性肺炎（IIPs）

▶ 特発性肺線維症（IPF）

- 特発性間質性肺炎の中で最多（80〜90％）. 有病率は10万人に10人.
- 病理組織学的には通常型間質性肺炎（UIP）である. HRCT検査で蜂窩肺（honeycombing），両側びまん性の網状粒状影や小輪状影が胸膜下に分布する.
- 典型的には50〜70歳の患者に慢性咳嗽と呼吸困難が認められる.
- Velcroラ音を聴取し，50％の患者にバチ指を認める.
- 喫煙は危険因子と考えられている.
- HRCT所見がUIPの典型例である場合，診断に肺生検は必要ない.
- 進行性であり，診断後の生存期間中央値は3〜5年. 急激な症状の悪化と，背景の線維化領域に重なる両側のすりガラス陰影の増悪あり.
- チロシンキナーゼ阻害薬（ニンテダニブ）と抗線維化薬（ピルフェニドン）で疾患の進行速度を低下させることができる.

▶ 喫煙に関連するびまん性肺疾患

- 喫煙は呼吸器細気管支炎関連性間質性肺疾患（RB-ILD），剝離性間質性肺炎（DIP），肺ランゲルハンス細胞組織球症（PLCH），喫煙関連間質性線維症（SRIF）を起こす.
- 気腫合併肺線維症（CPFE）では，特発性肺線維症に類似した線維性肺疾患と肺気腫性変化が共存する. 肺病変が進行していても肺活量が保たれることがある. 拡散能の低下があり，運動後に低酸素となる. 肺高血圧は予後不良を意味する. 肺移植が唯一の治療法である.

▶ 特発性器質化肺炎（COP）

- 器質化肺炎は終末気管支や肺胞管を侵し，周囲の炎症を伴う肉芽組織の斑状増殖が特徴である.
- しばしば急性感染症，放射線被曝，薬剤性肺炎，自己免疫疾患に関連する.
- 原因が特定されない場合，COPと呼ぶ.

1 呼吸器

- 症状：数週間〜数ヵ月にわたる咳，発熱，倦怠感．
- 胸部X線検査：肺炎に類似した斑状陰影．
- 肺炎と診断し，抗菌薬による治療を行っても症状が改善しないときに疑う．
- HRCT検査：すりガラス陰影，肺炎に似たconsolidation．
- 臨床症状とHRCT所見がCOPと一致する場合，診断に肺生検を必要としないこともある．非典型的な症状を呈する症例では，肺生検が診断に役立つ．
- ステロイド治療が著効する．ステロイド漸減中によく再発する．

▶ 急性間質性肺炎（AIP，Hamman-Rich症候群）
- 数日〜数週間のうちに急速に発症し，呼吸不全を起こす．
- HRCT検査で両側の肺胞の混濁を伴い，急性呼吸不全をきたす．
- 病理所見（開胸生検）：びまん性肺胞障害．
- 急性呼吸窮迫症候群（ARDS）と区別がつかない．ARDS発症の既知の危険因子がない場合に，急性間質性肺炎と診断される．
- 治療：集中治療と人工呼吸器．
- 死亡率は高い（約50％）．初期疾患から回復した患者には合併症がしばしばみられる．再発することもある．
- 高用量のグルココルチコイドで治療されるが，その使用を支持する強力な証拠はない．

▶ サルコイドーシス（sarcoidosis）
- あらゆる臓器を侵す原因不明の肉芽腫性疾患．患者の90％以上が肺に病変を有する．
- 日本人の有病率は，10万人当たり2人．
- 症状／所見：① 両側肺門部のリンパ節腫脹，② 肺の網状陰影，③ 皮膚，関節，眼の病変．
- 肺病変は，他の理由で行われた胸部X線検査で偶然発見される．
- HRCT所見：気管支血管束に沿った結節を認めた場合，サルコイドーシスが原因であることが示唆される．
- 診断：リンパ節または肺実質から組織を採取した気管支鏡下生検．抗酸菌感染症や真菌感染症の除外が大切である．
- サルコイドーシス患者における肺高血圧の発症は予後不良の指標であり，生存期間中央値は約3年である．
- 治療：ステロイド．無治療での自然治癒は多い．
- Löfgren症候群：結節性紅斑，関節炎，発熱，肺門リンパ節腫脹．

Q3 ❶ 肺高血圧症（PH）の症状と身体所見について述べよ
❷ 診断に必要な検査は何か？

Answer

定　義

● 右心カテーテル検査で測定される安静時平均肺動脈圧（mPAP）が
20mmHg以上.
＊正常のmPAPは14mmHg.

症　状

● 労作時呼吸困難，失神，ふらつき，胸痛，動悸，咳，倦怠感，下肢の浮腫.
＊症状は非特異的であるため，症状発現から診断までの平均期間は2年を超える
こともある.

身体所見

● 頸静脈怒張，Ⅱp亢進，三尖弁逆流（TR）雑音，傍胸骨拍動，肝腫大，
腹水，下腿浮腫.
● 肺に基礎疾患がある場合は呼吸音の異常.

検　査

● HIV検査と肝機能検査，膠原病の精査はすべての患者に行う.
● 心電図：右室肥大（右軸偏位，V_1のR／S比≧1），右房負荷（肺性P＝Ⅱ
のP波の高さ≧2.5mm）.
● 経胸壁心エコー検査（肺動脈圧の推定，右心／左心サイズと機能の評価）.
● 肺機能検査.
● HRCT（間質性肺疾患が疑われる場合）.
● ポリソノグラフィ.
● PHが疑われるすべての患者は，慢性血栓塞栓性肺高血圧症（CTEPH）を
評価するために肺換気血流（V／Q）シンチグラフィを受けるべきである.
V／Qシンチグラフィは，CTアンギオグラフィ（CTA）よりも感度が高い.
● 6分間歩行試験：予後に関する情報と治療効果を評価できる.
● 右心カテーテル検査：診断に不可欠である.心エコーでの肺動脈圧測定
は不正確なことが多い.

原　因

● 肺高血圧症の多くは，左心疾患（Group 2）や低酸素性呼吸器障害（Group 3）
に起因するものである.

1 呼吸器

- すべてのPH患者が1つのカテゴリーに限定されるわけではない．例えば，膠原病に関連した肺高血圧患者は，肺高血圧の原因となる心疾患を併発していることがある．

分 類

▶ Group 1：肺動脈性肺高血圧症

- 肺小動脈の構造変化，平滑筋肥厚，内皮細胞障害により肺血管抵抗が上昇する．
- 一酸化窒素，プロスタサイクリン，エンドセリンの不均衡が起こる．
- 特発性，遺伝性，膠原病（全身性硬化症の約10％が肺動脈性肺高血圧症〔PAH〕を発症，全身性エリテマトーデス〔SLE〕），門脈圧亢進症，先天性心疾患，HIV感染，薬物（C型肝炎治療の抗ウイルス薬，インターフェロン，アンフェタミン，コカイン），住血吸虫症に関連して起こる．
- 診断：抗核抗体，リウマチ因子，HIV検査，肝機能検査，肝炎スクリーニング，心エコー検査．
- 治療：PDE5阻害薬．

▶ Group 2：左心不全に伴う肺静脈性肺高血圧症

- 左心疾患（左心不全，僧帽弁または大動脈弁疾患）は，左房圧と肺静脈圧の上昇をもたらす．
- 検査：右心カテーテル，心エコー検査．
- 治療：利尿薬．

▶ Group 3：肺疾患または低酸素血症に伴う肺高血圧症

- COPD，間質性肺炎，睡眠時無呼吸症候群などの呼吸器疾患では，慢性低酸素が肺血管リモデリングの原因となる．
- 診断：胸部CT検査，ポリソノグラフィ，肺機能検査．
- 治療：酸素投与，基礎疾患の治療．

▶ Group 4：慢性肺塞栓症に伴う肺高血圧症

- CTEPH，肉腫，転移性悪性腫瘍が原因となる．
- 未治療の場合，CTEPHは右心不全を起こし死に至ることがある．
- 急性肺塞栓症（PE）を経験した患者のうち，CTEPHを発症するのは5％未満である．CTEPHと診断された患者の5人に1人以上はPEの病歴がない．
- 診断：V/QシンチグラフィがCTAより優れている．V/Qシンチグラフィの慢性血栓検出感度は100％に近い．正常であればCTEPHは除外できる．
- 治療：抗凝固薬．

▶ Group 5：他の疾患による**肺高血圧症**
- 慢性溶血性貧血，骨髄増殖性疾患，サルコイドーシス，血管炎などが原因となる．

Q4 肺結節に対するアプローチについて述べよ

Answer

肺結節について

- 肺結節の大きさが＞3cmなら悪性腫瘍と考える．
- 以前に撮影された画像があれば比較する．
- 30歳以上の喫煙者では悪性腫瘍の可能性が高くなる．
- 辺縁が棘状の線状影（spiculated margin）や，周囲がすりガラス陰影に囲まれた（peripheral halo）結節，空洞の壁の厚さが＞16mm，まばらで斑点状または中心からはずれた石灰陰影は悪性腫瘍を示唆する．
- 良性結節の多くは感染に伴う肉芽腫である．

肺結節の分類とそのアプローチ

- 以下の記載は米国のガイドラインに基づくものである．日本のガイドラインとは異なる点がある．

8mmを超える結節

- まず悪性腫瘍の確率を推定する．肺がんリスク計算機は，Brock大学のWebサイトからアクセスできる．登録は必要だが無料で利用できる[1]．
- PET-CTで代謝活動が陰性の場合は，継続的な監視が必要．
- PET-CTで中等度または強烈な取り込みを伴う結節は悪性腫瘍を示唆しており，呼吸器科に紹介が必要である．

8mm以下の結節

- 生検が難しく，PET-CTの結果も信頼性に欠ける．
- 悪性腫瘍の可能性を推定する（Brock大学の肺がんリスク計算機を用いることができる[1]）．
- フォローアップの頻度と期間は**表Ⅳ-1-1**を参照．

1 呼吸器

表Ⅳ-1-1　孤立肺結節影のフォローアップ

● リスクが低い患者

大きさ	推奨フォローアップ
＜6 mm	フォローアップ不要
6〜8 mm	6〜12ヵ月後にCT，18〜24ヵ月後にCT再検を考慮
＞8 mm	3ヵ月後にCT，PET-CT，生検

● リスクが高い患者

大きさ	推奨フォローアップ
＜6 mm	12ヵ月後にCTをしてもよい
6〜8 mm	6〜12ヵ月後にCT，18〜24ヵ月後にCT再検
＞8 mm	3ヵ月後にCT，PET-CT，生検

(Radiology, 284 (1)：228-243, 2017 より作成)

表Ⅳ-1-2　孤立性亜充実肺結節影のフォローアップ

● 純粋なすりガラス陰影

大きさ	推奨フォローアップ
＜6 mm	フォローアップ不要
≧6 mm	6〜12ヵ月後にCTをして不変を確認．その後は2年ごとに5年後までCT

● 一部が充実性結節

大きさ	推奨フォローアップ
＜6 mm	フォローアップ不要
≧6 mm	3〜6ヵ月後にCTをして不変を確認．不変かつ充実性結節の大きさが＜6 mmなら，その後は毎年5年後までCT

🖊 subsolid nodule（亜充実結節）

- すりガラスと部分的な充実性結節を合わせた病変である．フォローアップの頻度と期間は，表Ⅳ-1-2を参照．
- 上皮内腺がん（adenocarcinoma *in situ*）などの前がん性疾患を表すことが多く，成長が非常に遅い場合がある．
- 純粋なすりガラス状の小結節での固形成分の発生または固形成分の増大は，悪性腫瘍を示唆する．

2 循環器

Q1 血圧測定の正しい方法について述べよ

Answer

● 非常に重要なバイタルサインの1つであるにもかかわらず，正しい血圧測定についてトレーニングを受けている医療従事者はほとんどいない．以下の点に留意して正しく血圧を測定したい．

🖋 血圧の測定方法

① 血圧測定30分前からカフェイン摂取，運動，喫煙を避ける．
② 排尿を済ませる．
③ 椅子に5分以上安静にして座り，測定する（ベッドで寝て測定しない）．
④ 測定者との会話は禁止する．
⑤ 上肢を圧迫する衣類をゆるめ，上肢は心臓と同じ高さ（胸骨の中点）にする．
⑥ 聴診による測定が好ましい．
⑦ 正しいサイズのカフを使用する（空気袋は上腕径80％に達すること）．
⑧ 上腕動脈を触知しながらカフを膨らませ，拍動触知が消失する圧がおおよその収縮期血圧である．
⑨ 推定収縮期圧から，さらに30mmHg圧をかけ，2mmHg/秒のスピードで減圧する．
⑩ 2回以上測定し，平均を求める．

Q2 ❶ 頸静脈圧はどのように測定するか？
❷ 頸静脈波から何がわかるか？

Answer

🖋 頸静脈圧の測り方

① 臥位で上体を45°挙上し，顔を少しだけ左方に向け，患者の右側から観察する．顎の挙上や顔を左方に強く回旋しすぎないようにする．
② 内頸静脈は胸鎖乳突筋の下方を走行するので，脈波は皮膚に伝播された

拍動として観察される．胸鎖乳突筋の鎖骨付着部を注視する，前方から接線方向にペンライトの光を当てる，付箋をつけると観察が容易になることがある．

＊内頸静脈波の観察ができないときは，外頸静脈で代用することもできるが，走行が上大動脈や右房から直線的でないためやや不正確である．

③頸静脈波と頸動脈波の拍動の違いを表Ⅳ-2-1に示す．

④頸静脈拍動の最高点から水平線をのばし，胸骨角からの垂直距離を測る（図Ⅳ-2-1）．胸骨角から右房までの距離は5cmなので，測定された距離に5cmを加えれば中心静脈圧となる．8cm以上なら中心静脈圧は上昇していると考える．

＊座位で右頸静脈の拍動が右鎖骨の上方に観察される場合は，（胸骨角から鎖骨までの垂直距離は3cm以上あるので）中心静脈圧は上昇していると考えられる．

頸静脈波からわかること

- 頸静脈波は，aとvの陽性波と，xとyの陰性波からなる．a波は右房収縮によるもので，Ⅰ音（S_1）および頸動脈拍動にやや先行する．明瞭なa波は，肺高血圧症や三尖弁狭窄症（TS）で起こる．大砲波（cannon wave）

表Ⅳ-2-1 頸静脈波と頸動脈波の拍動の違い

頸静脈波	頸動脈波
中に引かれる波	急速に外へ飛び出す波
心拍ごとに2つのピーク	心拍ごとに1つのピーク
鎖骨上窩に指を当て圧をかけると脈波は消失	鎖骨上窩に指を当て圧をかけても脈波は消失しない
触知できない	触知可能
患者の姿勢や呼吸により変化する	患者の姿勢や呼吸により変化しない
心窩部を圧迫すると怒張する	心窩部を圧迫しても変化しない

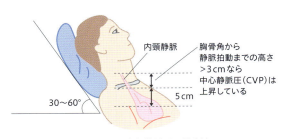

図Ⅳ-2-1 中心静脈圧の推定法

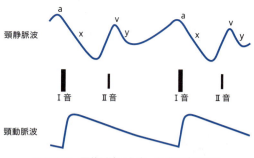

図Ⅳ-2-2 頸静脈波と心音，頸動脈波の関係

と呼ばれる巨大なa波が不規則にみられるときは，完全房室ブロックや心室頻拍などの房室解離を疑う．三尖弁が閉じた後に右房が収縮するためa波が巨大となる．v波は，右房に血液が充満し頸静脈に血液が満たされるために生じる．v波の増大は，三尖弁閉鎖不全症(TI)で観察される (図Ⅳ-2-2)．

* 腹部頸静脈逆流(abdomino-jugular reflux)：心窩部を10秒間圧迫し右頸静脈が怒張すれば陽性である(圧迫した手を急に離し，頸静脈の虚脱を確認することがコツである)．左房圧の上昇を意味する(LR 8.0)．左心不全を示唆する．
* Kussmaul徴候：吸気時に(正常とは異なり)頸静脈が怒張する．収縮性心膜炎，右心不全，肺塞栓症，右室梗塞でみられる．

Q3 心臓の診察法について述べよ

Answer
触 診

- 仰臥位で上体を45°挙上し，右手の指で心尖部拍動の位置を確認する(正常では鎖骨中線，またはやや内側の第5肋間)．
- 触知が難しければ，左側臥位にする．
- 次の所見がある場合，**左室拡大**を疑う．
  ① 位置：鎖骨中線の外側へ移動．
  ② 大きさ：2つの肋間にまたがって触知．
  ③ 持続時間(聴診器で心音を聞きながら調べる)：正常の心尖拍動は収縮期の2/3までしか続かないが，収縮期全体に(Ⅱ音まで)持続して強い拍動を触知する場合は左室肥大を疑う．

2 循環器

- 上体を45°挙上した仰臥位で第3〜5肋間の胸骨左縁に右手指先を置き，右心室の収縮期拍動を知知する（最大呼気時に，しばらく呼吸を止めてもらうと触知が容易になる）．拍動の大きさや持続時間の増大は，右室肥大を示唆する．

🔖 聴 診

- 第2肋間胸骨右縁（2RSB：大動脈弁領域）と第2肋間胸骨左縁（2LSB：肺動脈弁領域）で膜型を胸壁に強く押し当て聴診する．膜型はⅠ音やⅡ音の高音を聞くのに適している．2LSBでⅡ音の分裂を聞く．生理的分裂（吸気時のみ分裂）は，正常者でみられる．

  ＊奇異性分裂：呼気時にⅡ音が分裂する．左脚ブロック（LBBB）や大動脈弁狭窄症（AS）を疑う．

- 第4肋間胸骨左縁（4LSB：三尖弁領域）と心尖部でⅠ音を確認する．心基部（2RSB，2LSB）でⅠ音がⅡ音より強く聞こえる場合，Ⅰ音が亢進している可能性がある．**Ⅰ音の亢進**は左心収縮の亢進（発熱，甲状腺機能亢進症），僧帽弁逸脱，僧帽弁狭窄症，左房粘液腫でみられる[1]．

- 心尖部（僧帽弁領域）でベル型を軽く胸壁に当て聴診する．ベル型はⅢ音やⅣ音の低音を聞くのに適しており，強く押し当てるとこれらの音は消失する．Ⅱ音にやや遅れて出現するⅢ音を40歳以上で聴取すれば病的である．壁の伸展性（コンプライアンス）が低下した心室に血液が流入することにより生じるとされる．**Ⅲ音の存在は心不全の存在を示す**（感度13％，特異度99％，LR 9.5）[2]．**Ⅳ音**は左室肥大や線維化によるコンプライアンスの低下を示唆する．左側臥位にするとⅢ音，Ⅳ音は聴取しやすくなる．

- 収縮期雑音で多いのはASと僧帽弁閉鎖不全（MR）である．**AS**の雑音は2RSBから心尖部に向かう帯状のどの部分でも聴取され，右鎖骨上から頸部にかけて放散するが，**MR**では心尖部を中心に聞かれ，左腋窩から左肩甲骨下角に放散する．ASは漸増／漸減のダイアモンド型の収縮中期雑音でⅠ音とⅡ音を聴取できるが，MRは全収縮期雑音でⅠ音とⅡ音が明瞭に聴取できない．期外収縮後の雑音増強がASでは認められる．

  ＊ASを疑ったら，頸動脈を触知し**遅脈**（拍動の立ち上がりが遅い）を確認する．高齢による大動脈弁の硬化（50／50murmur）や閉塞性肥大型心筋症（HOCM）でも収縮期雑音は聞こえるが遅脈にならない．

  ＊蹲踞（そんきょ）の姿勢から立ち上がると，静脈還流量の減少によりHOCMでは雑音は増強しASでは減弱する．僧帽弁逸脱では収縮中期クリックはS_1に近づき，収縮期雑音は増強される．

  ＊Rivero-Carvallo徴候：TRでは，吸気により静脈還流量が増えると雑音が増強する．

- 座位でやや前傾させ，最大呼気時にしばらく呼吸を止めてもらい第3〜4肋間胸骨左縁で聴診する．この姿勢で大動脈弁閉鎖不全（AR）の拡張期雑音を最もよく聞くことができる．洞窟の中を風が流れるような音である．

- 雑音が聞かれた場所，大きさ（Levine分類：6段階評価），形態，広がりを表現する．例えば「右第2肋間を中心とした漸増漸減する3/6の収縮中期雑音で頸部に放散する」と述べる．

- 聴診では，①Ⅰ音は亢進しているか，②Ⅱ音はどのように分裂しているか，③収縮期雑音はあるか，④拡張期雑音はあるか，⑤Ⅲ音とⅣ音は聞こえるかに注意する．

  ＊経胸壁エコーは症状がある，3/6以上の収縮期雑音，Ⅰ音からⅡ音まで続く汎収縮期雑音，または拡張期雑音があるときに適応がある．

Q4
❶ 末梢動脈疾患（PAD）の症状と診断について述べよ
❷ PADと脊柱管狭窄症の症状の違いは何か？

Answer

症　状

- PAD患者のほとんどは症状を訴えない．運動後のふくらはぎ痛と休息による軽快（間欠跛行）が典型的症状である．

- 非典型的な症状として，運動後の安静から始まる下肢痛，または運動時の痛みがあっても運動を続けることができるケースがある．

- PADによる潰瘍は四肢末端にでき，急速に生じる有痛性で辺縁が明確な（punched-out）潰瘍である．

診　断（表Ⅳ-2-2）

- 足関節上腕血流比（ABI）：感度＞95％，特異度＞95％．
  - ＜0.9ならPADである．
  - 石灰化がひどいとカフによる圧迫が難しいため，ABI＞1.4となる．
    ＊症状からPADを強く疑うときには，ABIが正常でもPADを除外ができないことがある．運動後にABIを測定する．

- Buergerテスト：患者の下肢を90°挙上させたまま2分間待つ．その後，ベッドから下肢を懸垂させて2分間待つ．陽性所見は，挙上時の異常な蒼白と，下肢をベッドから下垂させたときに中枢から末梢に広がる濃い赤色である．感度100％，特異度75％．

2 循環器

表Ⅳ-2-2 診察所見とLR (likelihood ratio)

診察所見	LR
足背動脈と後脛骨動脈をともに触知しない	9.9
足の傷	7.0
大腿動脈を触知しない	6.1
左右非対称の下肢冷感	6.1
下肢の血管雑音	5.4

(McGee S：Peripheral vascular disease. Evidence-based physical diagnosis. 5th ed, p.449-455, 2021 より作成)

表Ⅳ-2-3 PADと脊柱管狭窄症の違い

	PAD	脊柱管狭窄症
症　状	筋肉痙攣，こわばり，痛み，疲労感	左記の症状＋チクチク感，灼熱感，無感覚，筋力低下
部　位	殿部，股関節，大腿，ふくらはぎ，足	左記と同様，多くは両側
症状発現までの歩行距離	一定	変動あり
立位での症状増悪	なし	あり
寛解因子	立位または座位	座位，腰を曲げる
症状緩和までの時間	5分以内	30分以内

(MKSAP17. Cardiovascular Medicine. p.101, 2015 より作成)

PADと脊柱管狭窄症の違い

● PADと脊柱管狭窄症の症状の違いを表Ⅳ-2-3にまとめる．

Q5 ❶ 心房細動の鑑別診断は何か？
❷ 心房細動の患者に必要な検査と治療について述べよ

Answer
鑑別診断

● COPDにおけるMAT (multiple atrial tachycardia)，さまざまなブロックを伴う心房粗動，ジギタリス中毒が原因のブロックを伴う心房頻拍との区別が重要である．

検　査

● TSH，心エコー検査，SpO2，睡眠時無呼吸の評価，ジゴキシン血中濃度（必要なら）．

269

治 療

- 血行動態が不安定なら除細動.
- 持続時間が不明,または＞48時間なら抗凝固をすぐに始め4週間続ける.
- リズムコントロール：症状がある,またはいくつかの心血管疾患がある 患者に行われる.薬物療法,除細動,アブレーションが選択される.
- レートコントロール：慢性,または正常な左室機能がある患者に行われ る.Ca拮抗薬またはβ遮断薬を用いる.
- CHA_2DS_2-VAScスコア（表Ⅳ-2-4）を求める.
  - ・男性：2点以上,女性：3点以上で抗凝固（ワルファリン,DOAC）を 開始する.
  - ・中等症以上の僧帽弁狭窄または人工弁を有する心房細動ではワルファ リンを用いる.
  - ・DOACは腎機能に注意して処方する.

表Ⅳ-2-4 CHA_2DS_2-VAScスコア

	危険因子		スコア
C	Congestive heart failure	心不全,左室機能不全	1
H	Hypertension	高血圧	1
A_2	Age ≧ 75 y	75歳以上	2
D	Diabetes mellitus	糖尿病	1
S_2	Stroke / TIA / throembolism	脳梗塞,TIAの既往,血栓塞栓症の既往	2
V	Vascular disease (prior myocadial infarction, peripheral artery disease, or aortic plaque)	血管疾患(心筋梗塞の既往,末梢動脈疾患,大動脈プラーク)	1
A	Age 65-74 y	65歳以上74歳以下	1
Sc	Sex category (female gender)	性別(女性)	1
	合計		0〜9

(Eur Heart J, 31 : 2369-2429, 2010より作成)

3 消化器

Q1 過敏性腸症候群 (IBS) について述べよ

Answer

病態生理

- IBSは排便習慣の変化に伴い腹痛を起こす慢性の機能性腸疾患である.

診　断

- 2016年のRome IV基準では，少なくとも週に1日，3ヵ月間，再発性の腹痛があり，さらに①排便で症状が軽快または悪化，②便の回数変化，③便の外観の変化のうち少なくとも2項目があることが必要である.
- 便秘型 (IBS-C)，下痢型 (IBS-D)，混合型 (IBS-M)，分類不能型 (IBS-U) に分類される.

問　診

- 下痢のためトイレに駆け込む，腹部膨満感，残便感などの訴えがある.
- 女性および10〜20歳代に多くみられ，心理社会的障害を伴うことが多い.
- ほとんどのIBS患者は病院に行かない. 医療機関を受診する患者の半数以上は，うつ病や不安障害などの精神疾患を抱えている.
- 急性の発症，発熱，夜間の下痢，ひどい便秘または下痢，血便，体重減少があれば，他の器質的疾患を考える.

診　察

- 器質的疾患を除外し，患者に安心を与えるため，腹部の診察は必ず行う.
- 下腹部に軽度の圧痛を認めることがある.
- 便秘を訴える患者では直腸診も行う.

治　療

- 医師による温かいサポートと患者教育により，安心と希望を与えることが大切である.
- 食事またはサプリメントにより食物繊維の摂取量を増やす.
- 誘因となる食品，グルテン，乳製品，FODMAP (果糖，乳糖，フルクタ

271

ン，ポリオール）*を避ける．これらの物質は小腸での吸収が悪いため，浸透圧効果を誘発したり，大腸で発酵したりして，便の粘性の低下や腹部膨満感につながる．

*FODMAP：Fermentable Oligosaccharides, Disaccharides, Monosaccharides, And polyols.

- 果糖：蜂蜜，りんご，梨，桃，フルーツジュース，ドライフルーツ．
- 乳糖：ミルク，アイスクリーム，ヨーグルト，ソフトチーズ．
- フルクタン：小麦，ライ麦，たまねぎ，アスパラガス，ズッキーニ．
- ポリオール：人工甘味料（キシリトール，ソルビトール，マンニトール）．

▶便秘を主症状とするIBSに対する治療法

- 浸透圧性下剤：ポリエチレングリコール（モビコール®），酸化マグネシウム．
- 腸管分泌促進薬：リナクロチド（リンゼス®），ルビプロストン（アミティーザ®）．
- 三環系抗うつ薬，SSRI，SNRI．

▶下痢を主症状とするIBSに対する治療法

- 非吸収性抗菌薬であるリファキシミン（リフキシマ®）の14日間のコースは，治療後10週間まで全身症状，膨満感，緩い便を軽減させる．
- ロペラミドは便の回数を減らし，便の硬さを改善するが，腹痛は緩和されない．
- 三環系抗うつ薬は，IBS-Dの腹痛と全体症状を緩やかに緩和する．
- IBS-D患者の約25％には胆汁酸吸収不良がある．腸管内で胆汁酸と結合するコレスチミド（コレバイン®）が便の回数を減らし，便の粘性を改善する．
- 認知行動療法も有効である．

Q2 ❶ 胃食道逆流症（GERD）の症状をできるだけ多くあげよ
❷ 診断について述べよ

Answer
🖊 病態生理

- 下部食道括約筋（LES）の機能低下，食道の運動機能低下，胃からの食物残渣排出遅延，食道裂孔ヘルニアが原因となる．
- 日本では10％の有病率である．

3 消化器

- 誘因：肥満，妊娠，逆流性食道炎，喫煙，飲酒，夜遅くの食事，食後すぐに臥位になる，チョコレート，柑橘類，コーヒー，脂っこい食事，玉ねぎ，薬剤（抗コリン薬，NSAIDs，Ca拮抗薬，亜硝酸薬），前かがみ，運動．

症　状

- 典型的な症状は，食後30〜60分後の胸やけ，胃酸の逆流である．
- 他の症状としては，消化不良，嚥下障害，げっぷ，咽頭痛，嗄声（咽頭炎），前胸部痛，慢性咳，喘鳴（喘息），背部痛がある．
- 長期にわたるGERDは逆流性食道炎，食道狭窄，バレット食道，食道がんなどの合併症を引き起こすことがある．

診　断

- 胸焼けや逆流などの臨床症状はGERDを強く示唆する．
- red flag sign（＞60歳以上で新規発症，嚥下困難，体重減少，持続する嘔吐，吐血，下血，一等親族に消化管悪性腫瘍あり，など）があれば，上部内視鏡検査を行う．
- red flag signがなければ，診断的治療としてプロトンポンプ阻害薬（PPI）の8週間投与を行う．
- GERDの約半数は非びらん性逆流症（NERD）であるため，上部内視鏡検査をしても異常所見は認められない．

治　療

- 生活習慣の改善．
- 肥満があれば減量．
- 夜間にGERDの症状があれば，寝る前の少なくとも3時間以内に食事をとらず，ベッドの頭を高くする．
- 胃に長くとどまるような濃厚な食べ物や脂肪分の多い食べ物は避ける．
- 禁煙と禁酒．

薬物療法

- PPIを1日1回（最初の食事の30〜60分前），8週間服用する．
- 合併症のないGERD患者には，PPIの副作用（表Ⅳ-3-1）を防ぐため長期的なPPI療法の中止または減量を1年に1回は試みる必要がある．
- 副作用や症状の軽快がない場合は，他のPPIに切り替える．
- PPIは妊娠中の患者にも使用できる．

▶ **難治性GERDの場合**

- 食事の30〜60分前に薬を飲むことを徹底させる．

273

表IV-3-1 PPIの副作用

頻度が高いもの	まれなもの	可能性が指摘されているもの
● 頭痛 ● 下痢 ● ディスペプシア	● ビタミンB$_{12}$欠乏症 ● 低Mg血症 ● 市中肺炎 ● Clostridioides difficile 感染症 ● 股関節の骨折	● 間質性腎炎, 慢性腎臓病 　（CKD） ● 認知症

● 1日2回に増量（保険適用外），または他のPPIに切り替える.

● 内視鏡検査で好酸球性食道炎やびらん性食道炎を除外する.

● 食道インピーダンス・pH検査で食道のpHを確認する.

Q3 ❶ ディスペプシア（消化不良）の症状について述べよ
❷ 鑑別診断は何があるか？

Answer

定 義

● 急性，慢性，または再発性に起こる心窩部の痛みまたは不快感.

症 状

● 心窩部痛, 胸焼け, 嘔気・嘔吐, 食後の症状（痛み, 満腹感, 膨満感, 腹鳴など）.

● 胸焼けがある場合は胃食道逆流を併発している可能性がある.

● red flag sign（予期せぬ体重減少，ひどい心窩部痛，嚥下障害，吐血，下血，黒色便，腹部腫瘤，鉄欠乏性貧血，胃がんの家族歴）を認めるときは，上部内視鏡検査や腹部CT検査が必要である.

　＊日本では胃がんの発生が多いので，症状がなくても2～3年ごとの上部消化管内視鏡が勧められている.

鑑別診断

● 薬剤または食事，アルコール.

⭐ memo 胃カメラで見つかる疾患の頻度[1]

● ＞70％は異常なし→機能性ディスペプシア.

● ＜10％は消化性潰瘍.

● ＜1％が上部消化管悪性腫瘍.

3 消化器

＊NSAIDs，アスピリン，鉄剤，抗菌薬，レボドパ，経口避妊薬，ビスホスホ
ネートはよくディスペプシアを起こす．

- 胃がん，逆流性食道炎，消化性潰瘍，胃不全麻痺．
- *Helicobacter pylori* 感染症．
- 機能性ディスペプシア．
  ＊検査をしても原因がわからないものを機能性ディスペプシア（FD）と呼ぶ．
- 膵がん，慢性膵炎．
- 胆嚢炎，総胆管結石．
- その他（食道裂孔ヘルニア，糖尿病，虚血性心疾患，CKD，副腎不全，
  妊娠）．

■ 機能性ディスペプシア

▶ 診断基準（Rome Ⅳ）

- 下記のいずれかの症状が6ヵ月以上前からあり，最近3ヵ月間持続して
  いる．
  ・つらいと感じる食後のもたれ感．
  ・つらいと感じる摂食早期の飽満感．
  ・つらいと感じる心窩部痛．
  ・つらいと感じる心窩部灼熱感．
  かつ症状を説明しうる器質的疾患はない．
  ＊食後愁訴症候群（PDS）と心窩部痛症候群（EPS）に分類される．
  ＊機能性ディスペプシアと過敏性腸症候群はよく合併する[2]．

▶ 治 療[2]

- 50歳以上で2年以内に上部消化管内視鏡を受けていなければ施行する．
- 50歳未満でred flag signがなければ，胃カメラは行わずピロリ菌の検査
  を行う．陽性の場合は除菌する．陰性の場合はPPIを4～8週間投与す
  る．無効なら少量の三環系抗うつ薬を考慮する．
  ＊60歳以上の日本人の50％以上は*H.pylori*に感染している．
  ＊*H.pylori*感染症は消化性潰瘍，胃がん，胃リンパ腫と関係がある．
  ＊PPIの機能性ディスペプシアに対する治療必要数（NNT）は13[3]である．
- ビスホスホネート製剤の副作用に注意する．よくディスペプシアを起こ
  す．食道潰瘍や胃潰瘍も起こす．もしビスホスホネートを服用している
  ならば中止する．
- 禁煙やアルコールの減量が勧められる．
- 消化管運動機能改善薬であるアコチアミドも臨床試験で有効性が示され
  ている[4]．
- 漢方では，六君子湯や半夏厚朴湯が効果ありといわれている．

Ⅳ

分野別問題

3

消化器

275

Q4
① 節度ある適度な飲酒（1日純アルコール20g）は
ビール，焼酎ではどのくらいの分量か？
② アルコール離脱症状について述べよ
③ アルコールで起こる障害について述べよ

Answer

🔖 節度ある適度な飲酒

● 1日平均純アルコールで20g程度である（表Ⅳ-3-2）.

🔖 危険な飲酒

● 男性（65歳未満）：週14ドリンク*以上，または1回4ドリンク以上の飲酒.
● 女性および成人（65歳以上）：1週間に7ドリンク以上，または1回に3ドリンク以上の飲酒.
　＊1ドリンクは，日本では純アルコール10gに相当する（国により違いあり）.

🔖 アルコール使用障害のスクリーニング

● CAGE質問票.
● AUDITスコア.
　＊CAGE質問票で≧1点，AUDITスコアで男性≧4点，女性≧3点なら，さらに評価が必要である.
　＊アルコール使用障害のスクリーニングは，CAGE質問票やAUDITスコアではなく，アルコール摂取量の定量化から始める.

🔖 検査所見

● MCV高値，γ-GTP高値，AST-ALT比＞2は，アルコール関連疾患の可能性を示唆する.

表Ⅳ-3-2　酒の種類ごとの純アルコール量

	ビール 500 mL	日本酒 1合180 mL	ウイスキー ダブル60 mL	焼酎 1合180 mL	ワイン 1杯120 mL
アルコール度数	5%	15%	43%	35%	12%
純アルコール量	20 g	22 g	20 g	50 g	12 g

（厚生労働省：アルコール.〈 https://www.mhlw.go.jp/www1/topics/kenko21_11/b5.html 〉より作成）

3 消化器

🖋 アルコール離脱症状

- 最後の飲酒から6〜48時間後に，震え，不安，発汗，動悸がある．
- 最後の飲酒後6〜24時間以内の全般性強直間代性発作．無治療では振戦せん妄（DT）に移行することがある．
- 最後の飲酒から12〜48時間後の視覚，聴覚，触覚の幻覚．
- 最後の飲酒から24〜96時間後にDTが起き，5〜7日間続く．症状は混乱，幻覚，せん妄，発汗，発熱，動悸，高血圧で，死亡することもある．

🖋 治　療

- 入院し，CIWA-Ar（Clinical Institute Withdrawal Assessment for Alcohol, Revised）を用いてベンゾジアゼピン系薬剤が投与される．
  - ＊突然禁酒したアルコール多飲者のすべてが離脱症状を起こすわけではなく，ベンゾジアゼピン系薬剤による治療が常に必要とは限らない．
- ブドウ糖を投与する前に，チアミン（ビタミンB_1）補充を行う．
- ビタミンB群（B_1，B_{12}，葉酸，ニコチン酸）は欠乏しやすい．
- アルコールは低Na，低K，低Ca，低Mg，低Pなどの電解質異常を起こす[1]．
- アルコールで起こる障害は多彩である（表Ⅳ-3-3）．

Q5 ❶ 非アルコール性脂肪性肝疾患（NAFLD）の診断について述べよ
　 ❷ 専門医への紹介はどのようなケースで行うべきか？

Answer
🖋 病態生理

- NAFLDとは，アルコールを除くさまざまな原因で起こる脂肪肝の総称で，世界で最も一般的な肝疾患の原因である．

表Ⅳ-3-3　アルコールで起こる障害

神　経	多飲，離脱，認知機能の低下，小脳失調，末梢神経障害
心血管系	不整脈，心筋症，高血圧
肝　臓	脂肪肝，肝炎，肝硬変
食　道	慢性炎症，Mallory-Weiss症候群，食道静脈瘤
胃	胃炎，胃潰瘍
膵　臓	急性膵炎，慢性膵炎
精　神	うつ，不安障害，自殺
その他	がん（口腔，咽頭，喉頭，食道，肝臓，大腸，乳房），肺炎，結核

- 米国成人の約75％がNAFLDを患っている．日本でも約30％が罹患している．そのうちの20％が肝臓に脂肪沈着や炎症，線維化を伴う非アルコール性脂肪肝炎（NASH）になる．肝硬変や肝がんとなることもある[1]．
- NAFLDからNASHに移行するメカニズムは完全には解明されていないが，代謝，遺伝，環境因子が関与している．
- 肥満，2型糖尿病，インスリン抵抗性，高トリグリセリド血症（メタボリック症候群）が原因．
- 心血管疾患（CVD），CKD，大腸がんのリスクを上げる．

症 状
- ほとんどは無症状だが，軽度の右上腹部の違和感があることもある．

診 断
- 次の要素があればNAFLDと推定診断できる．
  - ① アミノトランスフェラーゼ値の軽度な上昇．
  - ② NAFLDの危険因子（糖尿病，肥満，脂質異常症）．
  - ③ エコー検査で高エコーパターン，CT検査で低密度実質．
- FIB-4 index（年齢，AST，ALT，血小板数から算定）を用いて肝臓の線維化を定期的に計測する．FIB-4 index≧1.3では消化器病専門医への紹介を考慮する[2]．
- NAFLD fibrosis score（年齢，BMI，耐糖能異常，AST，ALT，血小板数，アルブミンで算定）は陽性的中率＞80％である[3]．
- 専門医によりエコーエラストグラフィーが施行されることもある．
- 肝生検は，診断が疑わしい場合や肝線維化の有無を判断できない場合に行う．
- NAFLD患者の20％に自己抗体（抗核抗体，抗平滑筋抗体）の上昇が認められるが，その臨床的意義は不明である．

治 療
- 糖尿病，肥満，脂質異常症のコントロール．
- 心血管系疾患が第一の死亡原因なので，トランスアミナーゼ値が上昇した患者にもスタチン療法を考慮する．

表IV-3-4 ALPのみが上昇しAST/ALTの上昇がほとんどない場合の鑑別疾患

- 悪性リンパ腫
- 粟粒結核
- 肉芽腫を形成する血管炎
- アミロイドーシス
- サルコイドーシス
- 原発性胆汁性肝硬変
- 原発性硬化性胆管炎

Q6 ALP（アルカリフォスファターゼ）のみが上昇し，AST/ALTの上昇がほとんどないとき，どのような疾患を考えるか？

Answer

- γ-GTPの上昇があれば，ALPは骨由来でなく肝臓由来である．
- 最多の原因は，胆汁うっ滞型の薬剤性肝障害である．
- 肝臓にびまん性に浸潤する疾患が鑑別診断となる（表IV-3-4）．

Q7 ❶ 吃逆が続く原因は何か？
❷ 治療について述べよ

Answer

🔑 吃逆が続く原因

- 中枢神経疾患：脳血管障害，髄膜炎，視神経脊髄炎（NMO）．
- 代謝性疾患：アルコール，低Na血症，尿毒症，糖尿病．
- 迷走/横隔神経の刺激：胃拡張，逆流性食道炎，横隔膜下膿瘍，頸部腫瘍，縦隔腫瘍．

🔑 治　療

[処方例]

① メトクロプラミド（プリンペラン®錠10mg）1回10mg，1日3回．
② クロルプロマジン（コントミン®糖衣錠25mg）1回1錠，1日4回．
③ バクロフェン（ギャバロン®錠5mg）1回1錠，1日3回．

4 血液／腫瘍

Q1
❶ リンパ節腫脹の患者で確認すべき問診と身体所見は何か？
❷ 後頸部リンパ節腫脹を起こす疾患は何か？
❸ 伝染性単核球症の原因について述べよ

Answer

問診

- 急性発症か慢性発症か．
- どの部位のリンパ節が腫れているか．
- 発熱＞38℃，体重減少（体重の5％以上の減少），盗汗（下着を変える必要があるほどの夜間の発汗）を伴っているか→悪性リンパ腫や結核を想起する．
- 喫煙歴，旅行歴，性交歴，結核への曝露，動物への接触，ダニに刺されたかどうかを確認する．

身体所見

- 表在リンパ節（頸部，腋窩，鼠径）を触診する．2ヵ所以上の離れたリンパ節が腫れていれば全身性である．
- 圧痛があれば炎症性，圧痛がなければ悪性腫瘍の可能性が高まる．
- 炎症性では軟らかく，悪性リンパ腫では消しゴムのような硬さ，がんでは石のような硬さであることが多い．
- 可動性なら炎症性か悪性リンパ腫，可動性がなければがんを示唆する．
- 肝腫大と脾腫の有無を触診で確認する．
- 直径3cm以上，硬い，可動性なし，鎖骨上窩リンパ節腫大，体重減少があれば重大な疾患の可能性がある[1]．

鑑別診断

- 胸鎖乳突筋の後方にある後頸部リンパ節腫脹があれば，全身の感染症（EBV，CMV，風疹ウイルス，HIV，結核），悪性リンパ腫，頭頸部がん，菊池病を考える．
- 鎖骨上窩リンパ節腫大があれば，第一に悪性腫瘍を疑う．左鎖骨上窩リ

4 血液/腫瘍

ンパ節は，消化器がんの転移部位として有名である（Virchow転移）．
- 腋窩リンパ節は，ネコひっかき病，乳がんで腫れる．
- 鼠径リンパ節は，下肢からの感染，性感染症で腫れることが多い．
- 全身性aリンパ節腫脹があれば，ウイルス感染症，結核，膠原病，成人Still病，悪性リンパ腫を疑う．
- リンパ節生検が望ましいケース：年齢＞40歳，大きさ＞2cm，鎖骨上リンパ節，期間＞1ヵ月．圧痛の有無や軟らかさでは判断しない．穿刺吸引生検では不十分なことが多い．

▶伝染性単核球症
- EBVによる伝染性単核球症は，眼瞼浮腫，頸部リンパ節腫脹，咽頭炎，肝機能障害，肝脾腫，倦怠感，頭痛が特徴である[2]．唾液からの感染が原因となる（kissing disease）．10〜20歳代に多い．アンピシリンの服用により皮疹が出現する．
- CMVによる伝染性単核球様症状では，咽頭痛や頸部リンパ節腫脹を認めないことが多い．性的に活発な年代に多い．
- HIVやトキソプラズマの急性感染，薬剤でも同様の症状が起こる．

▶菊池病
- 若年女性に好発し，頸部リンパ節腫脹，発熱，皮疹，体重減少，関節痛，肝脾腫，無菌性髄膜炎など多彩な臨床像を示す．
- 全身性エリテマトーデス（SLE）へ移行することがある．

Q2 好酸球増加を起こす疾患は何か？

Answer
定　義
- 好酸球増加（eosinophilia）：好酸球数＞500/μL.
- 好酸球増多症（hypereosinophilia）：好酸球数＞1,500/μL.
  - ＊好酸球数が500〜1,500/μLなら，アレルギーの要因があることが多い．
  - ＊好中球数が5,000/μLを超える場合，臓器障害（心筋炎，肝炎，皮膚炎）を起こすリスクが高くなる．

原　因
- 記憶法は"CHINA".
  - **C**ollagen vascular disease：好酸球性多発血管炎性肉芽腫症（EGPA），関節リウマチ．
  - **H**elminthic (parasitic worm) infection：糞線虫症（Strongyloides），ト

281

キソカラ症（犬回虫，猫回虫）.
- Idiopathic hypereosinophilic syndrome（特発性好酸球増多症候群）.
- Neoplasia：骨髄増殖性疾患，急性骨髄性白血病（AML），悪性リンパ腫（最多）.
- Allergy：アトピー性皮膚炎，気管支喘息，薬剤（薬剤性過敏症症候群〔DIHS〕，カルバマゼピン，サルファ剤）.

- 好酸球増多症候群（HES）も原因となる.
  - 好酸球数＞1,500 μL により起こる臓器障害が特徴である．皮膚，肺，および消化器系の障害が多い．頻度は低いが，好酸球性心筋炎は重篤である.
  - 原発性（明確な血液学的原因），二次性（感染症，固形がん），特発性がある.
  - 原発性 HES は血小板由来増殖因子受容体（PDGFRA，PDGFRB），受容体チロシンキナーゼ（FGFR1）などの異常を伴う骨髄性／リンパ性腫瘍である.
  - ポリクロナールな好酸球増多を起こす悪性腫瘍には，T細胞リンパ腫，ホジキンリンパ腫，子宮頸がん，卵巣がん，扁平上皮がん，胃がん，大腸がん，尿路上皮がんがある.

- 副腎不全，HIV 感染症，アレルギー性気管支肺アスペルギルス症（ABPA），好酸球性筋膜炎，好酸球性蜂窩織炎も好酸球増加を起こすことがある.

Q3 体重50kgの貧血患者に2単位の輸血を行うこととなった．赤血球濃厚液1単位は200mLの献血からつくられる．予想されるHb上昇はいくつか？

Answer

- 成人の血液量は70mL/kgなので，この患者の血液量は3,500mLである．輸血される赤血球濃厚液のHb濃度を15g/dLと仮定すると，輸血2単位中のHb（15 × 4 ＝ 60g）は3,500mLの血液により3,500分の1に薄まる．おおよそ60g ÷ 35dL ＝ 1.7g/dL上昇する.

4 血液/腫瘍

Q4 原発不明がん（CUP）に対するアプローチについて述べよ

Answer

- がん患者の4％に原発不明のがん転移が見つかる。原発腫瘍は，小さすぎて検出できないか，免疫学的に破壊されてしまった可能性がある。
- 詳細な病歴，丁寧な身体診察，胸部／腹部／骨盤の造影CTを行う。
- 可能なら腫瘍が存在する組織の生検をし，免疫組織化学染色を行う。
- 必要に応じて，上部消化管内視鏡検査，下部消化管内視鏡検査，乳房や精巣の診察，婦人科医による女性生殖器の診察を行う。
- 骨転移があればPSAを確認する。
- CEA，CA19-9，CA125などの非特異的な腫瘍マーカーの検査は推奨されない。
- PET-CTは偽陽性を生じる可能性がある。治療に役立つことは少ない。

🔖 低分化がん

- 体の正中（後腹膜や縦隔）に病変がある若い男性の場合は，胚細胞腫瘍の可能性がある。
- 血清 α-フェトプロテイン（AFP），β-ヒト絨毛性ゴナドトロピン（hCG）を測定し，精巣の診察やエコー検査を行う。
- プラチナベースの化学療法が有効である。

🔖 孤立性の局所リンパ節腫脹

- 腺がんによる腋窩リンパ節腫脹のある女性は乳がんであると考え，マンモグラフィや乳房MRIを実施する。
- 頸部リンパ節腫脹のある患者は，上部気道および消化管の内視鏡検査を行う。
- 鼠径リンパ節腫脹があれば，肛門鏡検査と会陰部および生殖器領域の注意深い検査が必要である。

🔖 女性の腹膜がん

- 腹膜がんおよび腹水を伴う腺がんを有する女性は，卵巣がんの治療を受けるべきである。

🔖 原発部位が不明ながんの好ましくないサブグループ

- 横隔膜の上に存在するCUPは転移性肺がん，横隔膜の下にあるCUPは消化器がんと考える。

- いくつかの併存疾患がありパフォーマンスステータス (PS) が低い患者は，積極的な化学療法で恩恵を受ける可能性が低いため，緩和ケアとホスピスケアを検討する.

5 腎 臓

Q1 多尿（＞3L/日）患者へのアプローチはどうするか？

Answer

- 問診：口渇の程度，飲水量，塩分摂取量，利尿薬の服用の有無，アルコールやカフェイン摂取の有無を確認する．
- 心因性多飲症では1日3〜5Lの飲水により低Na血症が起きる．
- スポット尿のNa濃度（mmol／L）を17で割ると，尿1L当たりのNaCl量（g）が推定できる．この数値に尿量（L）をかければ，1日当たりの推定食塩摂取量となる．
- 多尿があれば，尿浸透圧を測定する．250mOsm／kg以下ならば水利尿，300mOsm／kg以上ならば浸透圧利尿である．
- 水利尿の原因：尿崩症（中枢性，腎性），心因性多尿．
- 浸透圧利尿の原因：糖尿病，薬剤（マンニトール），Na負荷，利尿薬，腎不全．

Q2 就寝後に2回以上，排尿のため起きなければならない症状を夜間頻尿と呼ぶ．夜間頻尿の原因は何か？

Answer

- 健常者では抗利尿ホルモン（バソプレシン）は夜間に多く分泌されるため，夜間尿は少なくなる．高齢者ではバソプレシンの分泌が減り夜間尿が増える．
- 夜間頻尿の原因：①夜間多尿（夜間のみ尿量が多くなる），②膀胱容量の減少（過活動膀胱，前立腺肥大症，間質性膀胱炎，骨盤臓器脱），③睡眠障害．
- 夜間多尿の原因：高血圧，心不全，腎不全，睡眠時無呼吸症候群，寝る前の水分過剰摂取．

Q3 ❶ 尿失禁の原因は何か？
❷ 尿失禁のタイプについて述べよ

Answer
● 多くの患者は羞恥心のため報告しない.
● 頻度：65歳以上の1/3以上.

尿失禁の原因
● 危険因子：薬剤（利尿薬，抗コリン薬，Ca拮抗薬），骨盤内手術（子宮摘出，前立腺手術），骨盤内外傷，肥満.
● 新たに出現した尿失禁の鑑別診断（DIAPERS）：
　・Drug（薬剤）
　・Infection（感染症：特に尿路感染症）
　・Atrophic vaginitis（萎縮性腟炎）
　・Psychological（うつ，認知症，せん妄）
　・Endocrine（高血糖，高Ca血症）
　・Restricted mobility（運動制限）
　・Stool impaction（宿便）

尿失禁のタイプ
● 尿失禁のタイプを表Ⅳ-5-1に示す.
● 腹圧性尿失禁と切迫性尿失禁が最も多いが，混合型もよくある.
● 溢流性尿失禁では，二重排尿（排泄後数分間トイレにとどまり，再度排尿を試みる）やトリガー排尿（恥骨をマッサージしたり陰毛を引っ張って排尿を促す）が有効である.

5 腎臓

表Ⅳ-5-1 尿失禁のタイプ

	原 因	症 状	治 療
切迫性 (最も多い, 女＞男)	排尿筋の過剰反射が中枢神経抑制を上回るとき(神経因性膀胱：脳卒中,パーキンソン病,脊髄障害),過活動膀胱,知覚神経過敏(尿路感染症,前立腺肥大,腫瘍)	突然の強い尿意(トイレに行く途中で漏れる),頻尿	時間を決めた排尿,膀胱訓練,尿パッド,カフェインとアルコール摂取の中止,抗コリン薬
腹圧性 (主に女性)	骨盤底筋群の弛緩や尿道閉鎖機能の低下	咳,くしゃみ,笑いで腹圧が上がると失禁	骨盤底筋訓練,エストロゲン腟錠
溢流性 (男性＞ 女性)	膀胱からの排尿障害(前立腺肥大,尿道狭窄,糖尿病性神経障害)	少量の滴るような尿,膀胱を空にすることができない,排尿後の残尿＞200〜300 mL	α遮断薬,間欠導尿
機能性	排尿機能は正常,身体運動障害や認知症のため失禁する	トイレに間に合わない,またはトイレで排尿したくない	時間を決めた排尿

Q4
1. 尿路結石(nephrolithiasis)の症状と診断について述べよ
2. 尿路結石の種類について述べよ
3. 治療について述べよ

Answer

 疫 学

- 生涯罹患率は男性15％,女性7％であり,30〜70歳代に多い.食生活の欧米化や高齢化,診断技術(CT,エコー)の向上により増加している.
- 50％が再発を繰り返す.
- 危険因子としては男性,高齢,肥満,糖尿病,メタボリックシンドローム,水分摂取量の減少,高温多湿の環境,薬剤(ステロイド,利尿薬,下剤の濫用)がある.

臨床症状

- 急に出現する波があるひどい側腹部痛,嘔気・嘔吐.
- 腹膜刺激症状がある患者は振動が響くので体を動かさないが,尿路結石の患者は痛みが少ない体位を探して動き回る(七転八倒).
- 腹痛は片側性で腹部に放散する場合がある.結石が尿路を下降していくと鼠径部に放散する.
- 結石が膀胱に到達すると,嘘のように痛みが消失する.

● 結石の大きさと痛みの程度は相関しない.

診　断

● 尿検査（pH, 尿潜血, 感染を示唆する尿白血球）.
● 多く（90%）は肉眼的または顕微鏡的血尿が認められるが, 血尿がないからといって尿路結石が除外されるわけではない.
● 尿のpH＞7.5ならストルバイト結石（感染結石）, ＜5.5なら尿酸結石が示唆される. Ca結石では尿pHは正常である.
● 結晶の顕微鏡的検査は結石の種類を特定するのに役立つかもしれない.
● 感染症や急性腎不全を除外し, 結石症の一般的な代謝性原因をスクリーニングするために, CBCと尿酸値を含む生化学検査を行う.
● 単純CT検査（腹部〜骨盤）は, 感度と特異度が高い.
● CT検査より感度は劣るが, エコー検査は安価で放射線被曝がないため, 妊娠中の患者やCTが使用できない場合に使用できる.

種　類

▶ Ca結石（＞80%）
● 結石の80%はCaを含み, シュウ酸やリン酸と結合する.
● 遺伝の関与あり.
● 高Ca尿は副甲状腺機能亢進症やサルコイドーシスなどでみられる血清Caの上昇に続発する場合もあるが, 特発性の場合が多い.
● 高シュウ酸尿は食事（ほうれん草など）によるシュウ酸摂取または吸収の増加, 消化管内のCa減少（低Ca食）, またはCaの脂肪酸への結合（吸収不良症候群）で起こる.
● 放射線不透過.

▶ 尿酸結石（5%）
● 尿酸が溶解されにくくなる酸性尿の持続が最も重要な要因である.
● 痛風や高尿酸血症は尿酸結石と関連するが, 必ず合併するわけではない.
● メタボリック症候群は関連している.
● 放射線透過性であるが, エコーやCTで検出可能である.

▶ ストルバイト結石（5%）
● ウレアーゼ（尿素を分解する酵素）を産生する *Proteus*, *Klebsiella*, *Pseudomonas* などによる慢性尿路感染症が原因となる. *Escherichia coli* はウレアーゼを産生しない.
● 女性に多い.
● 尿のpHを著しく上昇させ, リン酸マグネシウムアンモニウム（ストルバイト）を沈殿させる.

5 腎 臓

- 尿のpHは7.5以上となる.
- 2つ以上の腎杯を橋渡しする結石を生じる.
- 急速に成長するため, 小さな結石のような痛みを引き起こすことはない.
- 敗血症や末期腎不全を防ぐため, ストルバイト結石を除去する必要がある.
- 放射線不透過.

▶ **シスチン結石（1％）**
- 若くして発症する常染色体潜性（劣性）遺伝病のシスチン尿症が原因となる.
- 放射線不透過.

📍 治 療

- NSAIDsの投与.
- 結石の大きさ＜5mmなら自然排泄されることが多い. ＞7mmならば自然排泄は難しい.
- α遮断薬（タムスロシン）やCa拮抗薬（ニフェジピン）など結石排出を促進する薬剤の効果に関しては議論があるが, 副作用はほとんどないため, 多くの専門家はこれらの薬剤の使用を推奨している.
- 感染, 急性腎障害, 難治性の痛み, 通過しない結石が認められる患者には, 泌尿器科コンサルトが必要である. 体外衝撃波結石破砕術, または経尿道的結石摘出術, 経皮的（腎, 尿管）結石摘出術が施行される.
- 尿量が2,500mL／日を超えるよう水分摂取量を増やす（できれば＞3,000mL／日）. 水分摂取量の増加が最重要である.
- 塩分摂取制限（＜9g／日）や動物性タンパクの摂取量を減らすと, 腎臓からのCa排出を低下させリスクを下げることができる.
- 食事でのCa摂取制限を行うと, シュウ酸の吸収を増加させ尿中にシュウ酸が増えるために結石を形成しやすくなる.
- 高Ca尿が存在する場合, サイアザイド系利尿薬は腎臓からのCa排出を抑制する.
- クエン酸Kや炭酸水素Kは, 尿中のクエン酸排泄を増加させ, 結晶化を防ぐのに役立つ.
- 尿酸結石患者では, クエン酸Kまたは炭酸水素塩で尿をアルカリ化することにより, 尿酸の溶解度を高めることができる. 尿酸排泄量が多い場合は, アロプリノールが有効である.
- ストルバイト結石は通常, 泌尿器科的な治療を必要とする.

Q5 ❶ IgA腎症の臨床症状と診断について述べよ
❷ 治療について述べよ

Answer
🖋 IgA腎症
- 世界で最も一般的な原発性糸球体疾患．アジアで多い．男性にやや多い．
- 糖鎖修飾異常IgAとそれに関連した免疫複合体が糸球体内に沈着する．

🖋 臨床症状
- 上気道（または消化管）感染から1〜3日後に血尿を認める（感染症後糸球体腎炎では1〜3週後に血尿あり）．
- 偶然に発見される無症状の顕微鏡的血尿，タンパク尿，肉眼的血尿，浮腫．
- RPGN (rapidly progressive glomerulonephritis) として発症することもある．

🖋 診 断
- 腎生検：メサンギウム細胞の増殖とIgAとC3の沈着を認める（図Ⅳ-5-1）．
- 補体は低下しない．

🖋 治 療
- low risk（高血圧なし，正常GFR，軽度のタンパク尿）ならば，毎年一度の経過観察．
- high risk（高血圧，GFR低下，タンパク尿＞1g／日のいずれか）ならば，ACE阻害薬（またはARB）を使用する．
- ステロイドが用いられることもある．

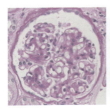 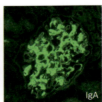 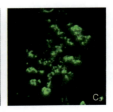

図Ⅳ-5-1 PAS染色と免疫染色
（大同病院腎臓内科 志水英明先生のご厚意により掲載）

予後

- 約1/3の患者では顕微鏡的血尿は持続するが,タンパク尿はほとんどなく,腎機能も障害されずに良性の経過をたどる.
- 20〜40％の患者は末期腎不全になる.
- 予後不良因子:高血圧,GFR低下,タンパク尿>1g/日,腎生検で尿細管間質の線維化や糸球体硬化,半月体あり.

Q6 IgA血管炎(Henoch-Schönlein紫斑病)の古典的四徴候とは何か？

Answer

- 小血管にIgA免疫複合体が沈着する.
- 古典的四徴候:①辺縁が盛り上がった発疹(palpable purpura),②膝や足の関節痛,③腹部症状(腹痛,嘔吐,下痢),④腎障害.
- IgA腎症の全身型と考えられている.
- 小児における血管炎の多くはこの疾患なので,臨床症状から診断されることが多い.
- 成人では他の血管炎との鑑別が必要であり,生検(皮膚または腎臓)で診断を確定する必要がある.
- 治療:軽症なら対症療法,重症ではステロイドや免疫抑制薬を用いる.

6 内分泌

Q1 糖尿病治療薬以外の低血糖の原因をあげよ

Answer

- 人体には低血糖を防ぐためのホルモン（アドレナリン，副腎皮質ホルモン，グルカゴン，甲状腺ホルモン，成長ホルモン）があるので，低血糖となるのは異常事態である．
- 低血糖の原因として，以下のものが考えられる．
  - 敗血症，ダンピング症候群，アルコール，副腎不全／下垂体機能低下症，肝硬変，絶食，インスリノーマ，インスリン自己免疫症候群（インスリンに対する自己抗体は結合しやすく遊離しやすいという特徴がある．血漿インスリンは高値を示す），インスリン受容体抗体．
  - ＊低血糖発作時にインスリンとC-ペプチドを測定する．インスリン分泌が抑制されていなければインスリノーマの可能性がある．
  - ＊ビタミンB_1欠乏の可能性があれば，50％ブドウ糖40mLとチアミン100mgを同時に投与する．

Q2 ❶ 糖尿病性ケトアシドーシス（DKA）と高浸透圧高血糖症候群（HHS）の違いについて述べよ
❷ 治療について述べよ

Answer

🔥 糖尿病性ケトアシドーシス（DKA）

- 65歳未満の1型糖尿病患者に発症することが多い．相対的または絶対的なインスリン欠乏状態であり，脂肪分解によりケトン体が生成され代謝性アシドーシスとなる．2型糖尿病でも極度のストレス，手術，ソフトドリンクの多飲（ペットボトル症候群）により起こることがある．
- 症状：口渇，多飲，多尿，全身倦怠感，嘔気・嘔吐，腹痛．
- 身体所見：アセトン臭，Kussmaul大呼吸（深く大きな呼吸），脱水．
- DKAの誘因（7I）[1]
  ① Infarction：心筋梗塞

② Infection：感染症

③ Insulin deficiency：インスリン不足

④ Infant：妊娠

⑤ Idiopathic：特発性

⑥ Intra-abdominal process：急性腹症（膵炎）

⑦ Iatrogenic：ステロイド，SGLT2阻害薬，非定型抗精神病薬

> ＊感染症がDKA発症の契機となることが最も多いので，感染部位を絞り込む問診と身体診察は極めて重要である．
>
> ＊SGLT2阻害薬は血糖の上昇なしでDKAを起こすことがある．

高浸透圧高血糖症候群（HHS）

- 65歳以上の2型糖尿病患者に発症することが多い．高い死亡率を伴う．脂肪分解を抑制しケトン体生成を防ぐことはできるが，高血糖を是正することや脱水および電解質異常を防ぐことができない．
- 症状：非特異的．全身の倦怠感，頭痛，下痢．
- 身体所見：ひどい脱水，頻脈，意識障害，痙攣．

検 査

- 血清グルコース値，血清電解質，血清ケトン体，血中尿素窒素，血清クレアチニン，血漿浸透圧，全血球数，動脈血ガス，尿検査，尿ケトン体，心電図検査を行う（表Ⅳ-6-1）．感染症が疑われる場合は，血液，喀痰，尿の培養，胸部X線検査も追加して行う．
- DKAでは，アセト酢酸とβ-ヒドロキシ酪酸の産生により，アニオンギャップ代謝性アシドーシスとなる．

> ＊DKAで著明な高血糖（＞600mg/dL）が起きないのは，若い人では腎機能が保たれているために腎から糖が排出され血糖値の異常な上昇を防いでいることと，

表Ⅳ-6-1　DKAとHHSの違い

	DKA	HHS
病 態	インスリンの絶対的欠乏とケトーシス	著明な高血糖と高度脱水
血 糖	＞250 mg/dL	＞600 mg/dL
pH	＜7.3	＞7.3
HCO_3^-	＜18 mEq/L	＞18 mEq/L
尿中ケトン	陽性	正常～軽度上昇
血清ケトン	陽性	正常～軽度上昇
血清浸透圧	正常～軽度上昇	＞320 mOsm/kg

（Diabetes Care, 32（7）：1335-1343, 2009 より作成）

初期にケトアシドーシスの症状が現れるために異常に気がつかれるためである.

＊ケトン体は①アセトン，②アセト酢酸，③β-ヒドロキシ酪酸の3つからなる. 尿定性試験紙はアセト酢酸を最も鋭敏に検出するが，アセトンは少ししか検出できず，β-ヒドロキシ酪酸はまったく検出できない. つまり，検査ではケトン体のすべてを検出しているのではないため，ケトーシスがあってもケトン体が検出されないことがまれに起こる.

治療[3～5]

● HHSでは，DKAと比較して，より重度の高血糖と浸透圧利尿による水分喪失により，しばしば320mOsm/kgH2Oを超える浸透圧の上昇が認められる. 血清K値は，ケトアシドーシスと十分なインスリンの欠如により，細胞内空間から細胞外空間への移動が起こるため，上昇することがある. 血清K値が正常または低い場合は，体内貯蔵量の枯渇を示し，不整脈を回避するためにインスリン治療前に補給が必要である. 同様に，全身のリンは枯渇しているので，その値を確認する必要がある. ストレスは軽度の白血球増加を引き起こすことがあるが，高値の場合はDKAやHHSの感染性原因を示すことがある. アミラーゼとリパーゼの値も上昇することがある.

● DKAとHHSの治療には，多方面からのアプローチが必要である. 水分補給のために，点滴が必要である. Kなどの電解質不足は補う必要がある. 高血糖は，できればインスリンを静脈内投与し，毎時間グルコースを測定して投与量の調節を行いながら改善する必要がある. 水分補給とインスリン療法を継続する際には，補充量を調整するため電解質の頻繁な測定が必要である.

● DKAまたはHHSの患者のほとんどは，治療が複雑になるためICUで治療される. 感染症や心筋梗塞のようなDKAやHHSの発症に寄与した疾患を特定し，治療する必要がある.

● 治療は以下の手順で行う.

① 生理食塩水の点滴. 通常5～10Lの脱水を伴っている. 最初の1～3時間で生理食塩水を2～3L投与する. 次に0.45% NaCl液を250～500mL/時で落下. 高齢者は心機能に注意が必要である.

② 血清K＜3.3mEq/Lなら，インスリン治療の前にKを補正する.

③ 速効性インスリンの初回投与量は0.1単位/kgである. その後は0.1単位/kg/時で投与する. HHSではこれほど多くのインスリン投与はいらない. 生理食塩水の投与だけで血糖値や全身状態が落ち着くことも多い.

④ 血糖の低下は1時間で50～75mg/dLの低下を目標とする. 血糖が250mg/dLになったら5%ブドウ糖液と0.45% NaCl液との混合液（1号

液) 150 〜 250mL／時に変える.

⑤ インスリンを皮下注射に切り替えるタイミングは，血糖値ではなくアニオンギャップの消失を確認したときである．皮下注射へ変更後も1〜2時間はインスリン静注を続けると反動性の高血糖が少ない.

⑥ 高血糖を補正すると必ず血清K値が下がってくるので，早めにKを補給していくことが大切である．最初の24時間は血糖測定を1〜2時間ごと，KとHCO$_3$$^-$，アニオンギャップ測定を4時間ごとに行う.

Q3 ❶ 糖尿病によって起こる神経障害の種類について述べよ
❷ 治療について述べよ

Answer
- 糖尿病はさまざまな神経障害を起こす.
- 糖尿病患者の半数は最終的に神経障害を起こす.
- 神経障害は下肢の潰瘍や感染，切断の原因となる.

🔖 糖尿病によって起こる神経障害

▶ 多発性神経障害（最多）
- 手袋靴下型の分布で，長い神経から障害を受ける（下肢＞上肢）.
- 感覚神経のほうが運動神経より障害が重い.
- 大神経線維の障害は位置覚，振動覚の低下を起こす.
- 小径線維ニューロパシー（small fiber neuropathy）は痛み，しびれ，灼熱感を生じる．神経伝導検査で異常を認めない.

▶ 自律神経障害
- 起立性低血圧，安静時の頻脈，胃不全麻痺（嘔気・嘔吐，食後の腹部膨満感），便秘，下痢，勃起不全，神経因性膀胱，便失禁，無自覚性低血糖，悪性不整脈（突然死）を起こす.

▶ 単神経炎および多発性単神経炎
- 脳神経（動眼神経，滑車神経，外転神経，顔面神経）と末梢神経（正中神経，尺骨神経，大腿神経，腓骨神経）が障害を受ける.
- 眼瞼下垂，複視を起こすが，散瞳はしない（瞳孔回避）.
- 複数の末梢神経が非対称的に侵され，多発性単神経炎となることもある．血管炎との鑑別が重要である.

▶ 糖尿病性筋萎縮症（diabetic amyotrophy：糖尿病性腰仙部神経根叢障害〔diabetic lumbosacral radiculoplexus neuropathy〕）
- 急性または亜急性に発症し，非対称性の下肢近位のひどい疼痛が特徴である.

- 症状は対側にも広がり，下肢遠位の筋力低下を起こす．
- 2型糖尿病に合併することが多い．
- 微小血管炎による虚血性障害であると考えられている．
- 進行は数ヵ月に及び，部分的に自然回復することが多い．

▶ **胸部多発神経根症**
- 糖尿病性筋萎縮症より頻度は低いが，ときに帯状疱疹後神経痛のような帯状の激しい腹痛を呈する．腹部の筋緊張が低下し腹部膨隆を起こすことがある．

▶ **糖尿病治療誘発性神経障害(TIND)**
- 血糖コントロールが急速に改善した慢性高血糖患者に起こる小径線維ニューロパシーである．
- 自律神経障害も伴う．
- 重症度はHbA1c減少の大きさと相関する(3ヵ月間でHbA1c 2〜3%の下降は20%，>4%の下降は80%の発症リスクあり)．

治療

- 治療目標は痛みを完全になくすことではなく，症状を軽減することである．
- 神経障害性疼痛：プレガバリン(リリカ®)，デュロキセチン(サインバルタ®)，ガバペンチン(ガバペン®)．オピオイドやトラマドールは推奨されない．
- 起立性低血圧：症状を悪化させる薬剤の中止または減量(利尿薬，降圧薬)，患者教育(ゆっくり立ち上がる，塩分と水分の十分な摂取，一度にたくさん食べない，食後すぐ立ち上がらない)．難治性ではフルドロコルチゾン(フロリネフ®)の服用．
- 胃不全麻痺：少量かつ頻回の低脂肪/低繊維食．メトクロプラミド(プリンペラン®)．

Q4
① 骨粗鬆症の診断について述べよ
② 治療について述べよ
③ 骨軟化症とは何か？

Answer

骨粗鬆症

病態生理

- 破骨細胞による骨吸収が骨芽細胞による骨形成を上回ると，骨量の減少

6 内分泌

が起こる.

- 年齢,骨折の既往,性ホルモンの分泌減少,アルコール多飲,喫煙,長期PPI内服,高用量のステロイドは骨粗鬆症のリスクとなる.
- 65歳以上の日本人女性の68%は脊椎の圧迫骨折がある[2].大腿骨近位部骨折の1年後の死亡率は20～25%(日本人では約10%)であり,30%は長期のケアが必要となる[3].

症　状

- 骨折が起こるまでは無症状である.
- 圧迫骨折が起きると,背部痛(痛みの程度はさまざま),身長の減少,脊柱後弯(亀背)が起きる.

スクリーニング

- すべての女性は65歳から骨密度検査(DEXA)を行う.
- 長期的なグルココルチコイド治療(プレドニゾロン>2.5mg/日+>3ヵ月)を受けると予想される患者は,治療開始後3～6ヵ月以内に骨粗鬆症のベースライン評価をする.

診　断

- DEXA(腰椎または大腿骨近位部)のTスコア*:>-1.0正常,-1.0～2.5骨減少症,<-2.5骨粗鬆症.
  * Tスコア:若年成人の骨密度平均値からどのくらい隔たっているかを標準偏差として表したもの.
  * 日本で多く用いられているYAM 80%はTスコア-1.7～-1.8程度に相当する.
- FRAX(fracture risk assessment tool):10年以内の骨折発生リスクを計算する(https://frax.shef.ac.uk/FRAX/tool.aspx?country=3).

原　因

- 年齢,アルコール多飲,喫煙,女性,低体重(BMI<18.5),膠原病,低P血症,Marfan症候群,更年期,性機能不全(男性),クッシング症候群,甲状腺機能亢進症,多発性骨髄腫,コントロール不良の糖尿病,炎症性腸疾患,吸収不良症候群,慢性低Na血症,関節リウマチ,全身性エリテマトーデス(SLE),薬剤(長期使用):ステロイド,PPI,SSRI,SGLT2阻害薬,抗痙攣薬.
  * 詳細な病歴と身体診察から原因を考察する.

IV

分野別問題

6

内分泌

297

治　療

■ 非薬物療法

- 食事（十分なカロリー，タンパク質，カルシウム，ビタミンD），禁煙，適度な飲酒，運動（特にウォーキング），転倒予防（十分な照明，階段や浴室の手すり，バランス訓練），薬の調整（ステロイドの減量，起立性低血圧やめまいを起こす薬の中止）．

■ 薬物療法

- ①骨粗鬆症に関連した股関節または脊椎骨折，②Tスコア－2.5以下，③Tスコア－1〜－2.5で，FRAXで推定した股関節骨折の10年リスクが3％以上または骨粗鬆症関連骨折の主要リスクが20％以上の患者に，薬物療法を行う．
- 治療開始2年後にDEXAで再評価する．

▶ ビスホスホネート（BP）

- 第1選択薬である．破骨細胞の働きを阻害する．アレンドロン酸（フォサマック®，ボナロン®）とリセドロン酸（ベネット®，アクトネル®）は，脊椎，股関節，非椎体骨折のリスクを低減する．
- 中等度〜高度の骨折リスクを伴うグルココルチコイド誘発性骨粗鬆症では，年齢に関係なく経口BPが推奨される．
- 多くの経口薬は週に1回，起床時に180mLの水で服用する．内服後30分間は座位を保持し，水以外の飲食はしない．
- 経口薬を服用することができない場合は，年1回投与のゾレドロン酸静注も使うことができる．急性期反応（発熱，顔面紅潮，筋肉痛）を起こすことがある．
- 副作用：胸焼け，顎骨壊死（まれ），非定型大腿骨骨折（まれ）．顎骨壊死は治療中のどの時点でも起こりうるが，非定型大腿骨骨折のリスクは治療期間とともに増加する．
- 禁忌：腎機能低下（eGFR＜35mL／分／1.73m²），妊婦．
- ビタミンD欠乏症と低Ca血症がある場合はそれらを治療するまで投与すべきでない．
- 治療を3年（静脈内投与）〜5年（経口投与）行えば，薬物治療を中断することができる．

▶ CaとビタミンD

- 1,000〜1,200mg／日のCa摂取と25-OHビタミンD濃度が20〜30ng／mLになるようビタミンDサプリメント1,000IU／日を摂ることが推奨されている．しかし，否定的な見解もある[5]．ほとんどの疾患において，ビタミンD補充の有益性は証明されていない．25-OHビタミンDの低下は疾患の原因ではなく結果である可能性が示唆されている．

6 内分泌

▶デノスマブ（プラリア®）

● 破骨細胞の活性化を抑制するモノクローナル抗体である．6ヵ月ごとの
皮下投与により，デノスマブは骨吸収を抑制し骨密度を増加させ，脊椎，
股関節，非椎体骨折のリスクを低減する．

● 副作用：低Ca血症，感染症（蜂窩織炎，気管支炎）の増加，顎骨壊死，
非定型大腿骨骨折．

● 腎機能が悪くても使用可能．妊婦には禁忌．

● 最適な投与期間は不明．効果は治療を中止すると持続しないため，デノ
スマブによる最後の治療から6ヵ月後に，BPを代表とする別の抗骨吸
収療法を開始しなければならない．

骨軟化症（osteomalacia）

● ビタミンD欠乏，低P血症，線維芽細胞増殖因子23（FGF23）作用過剰
などによって起こる．

● 骨粗鬆症とは異なり，骨の石灰化が妨げられ類骨の割合が増加する．骨
粗鬆症では骨量そのものが減少する．

● 症状：全身の痛み（びまん性骨痛），股関節痛，骨の圧痛（脛骨，胸骨），
近位筋の筋力低下，あひる歩行．

● 血清アルカリホスファターゼは上昇する（軽度の上昇は最近の骨粗鬆症
性骨折で認められる）．血清P↓，PTH↑．

● 治療目標：ビタミンDの補給により血清25-OHビタミンD（＞20ng/
mL），CaおよびPの濃度を正常化すること．

● 治療が完了するまでには12ヵ月を要する．

Q5 副腎に偶然腫瘍が見つかった場合，どのように評価すればよいか？

Answer

● 副腎偶発腫については，図IV-6-1[1]のアルゴリズムに沿って診断，評価
する．

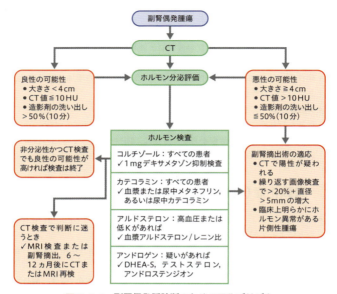

図Ⅳ-6-1　副腎偶発腫瘍診断のためのアルゴリズム

(Chick D, et al.: Adrenal mass. MKSAP19. Endocrinology and Metabolism. p.44-46, 2021より作成)

Q6
❶ 更年期障害の症状について述べよ
❷ 診断はどうするか？
❸ 治療について述べよ

Answer

- 閉経とは，卵巣の機能が次第に消失し無月経が12ヵ月続いた状態である．
- 閉経の前後5年間を合わせた10年間を更年期という．
- 日本人の平均閉経年齢は50歳で，個人差がある．

症　状

- 血管運動症状（ほてり，ホットフラッシュ，発汗）．
- 生殖器症状（腟乾燥，性交疼痛症）．
- 精神症状（気分の落ち込み，イライラ，不眠）．

診 断

- 閉経が起こる年齢かつ典型的な症状があればホルモン検査は不要である.
- 早期閉経の可能性がある患者は,妊娠の有無を確認し,卵胞刺激ホルモン(FSH),甲状腺刺激ホルモン(TSH),プロラクチンの測定を受けるべきである.
- 40歳未満の閉経は,早発閉経または早発卵巣機能不全とみなされる.

治 療

- 血管運動症状は数年以内に自然に治ることが多い.症状が重い場合には必要最小量のエストロゲンを使用する(ホルモン補充療法).
- 子宮がある女性には,プロゲスチンの投与も必要である.
- ホルモン補充療法の禁忌:妊娠,肝臓疾患,冠動脈疾患,脳卒中,血栓塞栓症,乳がん,子宮内膜がん.
- 漢方(加味逍遙散,当帰芍薬散,桂枝茯苓丸)やSSRIも有効である.
- 泌尿器系症状(腟乾燥,性交疼痛症)に対しては,性交時に必要な腟潤滑剤(リューブゼリー®)と腟の乾燥や刺激を緩和する腟保湿剤がある.低用量の腟エストロゲンは腟萎縮の管理に推奨されている.下部尿道の内膜を改善することで,排尿困難や再発性尿路感染症が減少する.乳がんや子宮がんがある場合は使用できない.

Q7 男性更年期障害(LOH症候群)とは何か?

Answer

- 加齢に伴う男性ホルモンの低下は35歳以上で徐々に起こり,80歳以降はより顕著に低下する.
- LOH症候群の症状を表Ⅳ-6-2に示す.
- 性欲減退と朝の勃起がないのは男性更年期障害に特異的な症状だが,その他の症状はうつ病でもみられる.
- 男性更年期障害を含む,男性の性腺機能低下症の診断と治療を以下に解説する.

表Ⅳ-6-2 LOH症候群の症状

特徴的な症状	非特異的な症状
●性欲減退 ●朝の勃起がない	●元気がない ●体力の低下 ●楽しみの欠如 ●運動能力の低下 ●集中力の低下

診　断

- 朝の勃起があり，女性化乳房や生殖器の異常がない場合は，テストステロンの測定は不要である．
- 午前8時に総テストステロン値を測定する．LOHの診断には2回の検査で基準値を下回る必要がある．
- テストステロン測定値が不明確な場合は，遊離テストステロンを測定する．
- テストステロン値が低い場合は，さらに黄体形成ホルモン（LH），FSH，プロラクチン値を測定する．
- LHおよびFSHの上昇は，原発性精巣機能不全を示す．LHおよびFSHが低いか正常なら，続発性性腺機能低下症である．
- 続発性性線機能低下症の原因として，睡眠時無呼吸症候群，高プロラクチン血症，視床下部または下垂体障害（ヘモクロマトーシス，下垂体または視床下部の腫瘍），薬剤（麻薬，タンパク同化ステロイド，副腎皮質ステロイド）がある．
  * 日本は独自の診断基準があり，フリーテストステロン8.5 pg/mL未満が明らかに低く，8.5～11.8 pg/mLはボーダーラインとされる．

治　療

- テストステロンの分泌障害があれば，テストステロンを筋注する．副作用として肝機能障害や多血症が起きることがある．前立腺がんのリスクを増加させる危険性はあるが，明らかなデータはまだない．
- テストステロン欠乏症の症状や身体所見がない，またはテストステロン低値がない高齢男性に，疲労や脱力感などの非特異的な症状に対してテストステロン補充療法を行ってはいけない．

Q8 ❶ トランスジェンダーとはどういう人か？
❷ 性別適合のための治療はどのような種類があるか？

Answer
トランスジェンダーとは

- 大阪市で2019年に行われた調査によると，0.7％がトランスジェンダーであると推定されている（http://osaka-chosa.jp/sogi.html）．
- トランスジェンダー男性（male transgender）：出生時に女性の性別を割り当てられたが，男性であることを自覚している人．
- トランスジェンダー女性（female transgender）：出生時に男性の性別を割り当てられたが，女性であることを自覚している人．

6 内分泌

- 性的指向は性別とは異なるものであり，トランスジェンダーもシスジェンダー（生まれもった性と自分が認識している性とが一致している人）と同様に多様な性的活動を行う．
- トランスジェンダーは，医療機関で差別的な対応を受けることがある．
- 状況をよく理解し個人を尊重する環境を提供することは，継続的な診療のために重要である．
- 病歴の聴取は，患者との信頼関係を築くために時間をかけて行う．今までに受けてきたホルモン療法と外科治療を知ることは大切である．
- うつ病や不安障害の合併，喫煙率が高い．

🖋 性別適合のための治療

■ ホルモン療法

▶ 女性化ホルモン

- エストラジオールと抗アンドロゲン作用のあるスピロノラクトンを併用する．
- エストロゲン療法は35歳以上の喫煙患者において，深部静脈血栓症のリスクを増加させる．禁忌は静脈血栓塞栓症の既往，エストロゲン感受性のある悪性腫瘍，末期肝疾患である．
- スピロノラクトンは二次的男性性徴を減少させ，必要なエストロゲン量を最小限にするため，高用量エストロゲン療法に伴うリスクを低減する．
- スピロノラクトンのよくある副作用は，高K血症と低Na血症である．
- 治療により乳房の発達，体毛の減少，筋肉量の減少，女性のような体脂肪分布となる．

▶ 男性化ホルモン

- テストステロンを投与する．
- 主な副作用は，にきびと男性型脱毛である．
- テストステロン治療の禁忌は，妊娠，不安定な冠動脈疾患，および多血症である．
- 治療により体毛の増加，太い声，筋肉量の増加，クリトリスの肥大，無月経，男性のような体脂肪分布となる．

■ 治療のモニタリング

- 最初の1年間は3ヵ月ごとに，その後は6〜12ヵ月ごとに患者を評価し，治療に対する適切な反応と副作用をチェックする（**表IV-6-3，IV-6-4**）[2]．

▶ 性別適合手術

- 多くのトランスジェンダーは手術を希望しないが，一部のトランスジェンダーにとっては手術は性別違和感を緩和するために不可欠である．
- トランスジェンダー女性の場合，外科手術には，乳房増大術，生殖器手

IV 分野別問題

6 内分泌

303

表Ⅳ-6-3　女性化ホルモン使用時の検査(初年度のみ)

		ベースライン	3ヵ月後	6ヵ月後	12ヵ月後	毎年	必要時
BUN, Cre, K	スピロノラクトン使用時のみ	○	○	○	○	○	
脂質		○					○
HbA1c		○					○
エストラジオール			○	○			○
総テストステロン							○
性ホルモン結合グロブリン							○
アルブミン			○	○	○		
プロラクチン	症状があれば						○

(Hawkins M：Healthcare for transgender & gender diverse people. Current Medical Diagnosis & Treatment 2024, p.1740-1746, McGraw-Hill, 2024 より作成)

表Ⅳ-6-4　男性化ホルモン使用時の検査(初年度のみ)

	ベースライン	3ヵ月後	6ヵ月後	12ヵ月後	毎年	必要時
脂質	○					○
HbA1c	○					○
エストラジオール						○
総テストステロン		○	○	○		○
アルブミン		○	○	○		
Hb, Hct	○	○	○	○	○	○

(Hawkins M：Healthcare for transgender & gender diverse people. Current Medical Diagnosis & Treatment 2024, p.1740-1746, McGraw-Hill, 2024 より作成)

術(陰茎切除術, 睾丸切除術, 腟形成術, クリトリス形成術, 外陰部形成術), 生殖器以外の乳房手術(顔の女性化, 声帯の手術, 甲状軟骨縮小術)などがある.

● トランスジェンダー男性では, 乳房切除術, 卵巣摘出術を伴う子宮摘出術, 陰茎形成術, 腟切除術, 陰嚢形成術, 陰茎および精巣の人工器官移植術などの外科手術がある.

7 神 経

Q1
❶ 髄膜炎の症状と身体所見について述べよ
❷ リンパ球優位の髄膜炎の鑑別診断は何か？
❸ 髄液糖が減少しているとき，想起する疾患は何か？

Answer

症 状
- 頭痛，発熱，首のこわばり，光過敏，嘔気・嘔吐，意識状態の変化，痙攣．
- 古典的三徴：発熱，首のこわばり，意識障害を示すのは50％以下．
- 高齢者や免疫不全患者では非定型的な症状となる．

原 因
- 細菌：
  - ・新生児：B群溶連菌，大腸菌，リステリア．
  - ・子ども＞3ヵ月：髄膜炎菌，肺炎球菌，インフルエンザ菌．
  - ・大人：肺炎球菌（＞70％），髄膜炎菌，B群溶連菌．
  - ・高齢者，免疫抑制患者：リステリア．
- ウイルス：単純ヘルペスウイルス2型（HSV-2），水痘・帯状疱疹ウイルス（VZV），ヒト免疫不全ウイルス（HIV），ムンプス，日本脳炎．
- その他：結核，梅毒，クリプトコッカス．

身体所見
- 項部硬直，Kernig徴候，Brudzinski徴候が有名であるが感度は低い（表Ⅳ-7-1）．
- 皮疹：点状出血や紫斑を伴う斑点状丘疹（髄膜炎菌），水疱（HSV，VZV）．

診 断
- 血液培養2セット（抗菌薬使用前に）．
- 腰椎穿刺（ルンバール）前に頭部CT検査（占拠性病変がないことを確認する）．
- できるだけ早くルンバールを行う．
- 原因により髄液所見に特徴がある（表Ⅳ-7-2）．

305

表Ⅳ-7-1　身体所見の感度と特異度

	感　度	特異度
項部硬直	30	68
Kernig徴候	5	95
Brudzinski徴候	5	95
jolt accentuation	64	43

＊感度が高くないので，上記の所見が陰
性でも髄膜炎の除外はできない．

表Ⅳ-7-2　それぞれの髄膜炎における髄液所見

	脳脊髄液			
	初圧(cmH$_2$O)	細胞数(個/μL)	タンパク(mg/dL)	糖(mg/dL)
正　常	10〜20	＜5	20〜40	40〜60
細　菌	＞20	＞1,000	＞100	＜10
結　核	＞20	100〜500	＞100	10〜45
梅　毒	＜20	5〜500	50〜150	10〜45
真　菌	＜20	5〜500	＞100	10〜45
ウイルス	＜20	5〜500	50〜150	正常

(Nath A：Meningitis：bacterial, viral, and other. Goldman-Cecil Medicine. 27th ed, p.2513,
Elsevier, 2024 より作成)

リンパ球優位の髄膜炎

- ① 無菌性髄膜炎：エンテロウイルス(コクサッキー，エコー)，HIV，
  HSV，VZV，ムンプス，Epstein-Barr ウイルス(EBV)，サイトメガロウ
  イルス(CMV)，② スピロヘータ感染症：梅毒，ライム病，③ 中途半端
  に治療された，または初期の細菌性髄膜炎，リステリア，④ 結核性髄膜
  炎，⑤ 真菌性髄膜炎：クリプトコッカス，カンジダ，⑥ がん性髄膜炎，
  ⑦ 膠原病：SLE，ベーチェット病，シェーグレン症候群，関節リウマチ，
  サルコイドーシス，⑧ Mollaret 髄膜炎(HSV-2による再発性髄膜炎)，
  ⑨ 髄膜周囲の炎症(硬膜外膿瘍，乳突炎)．

髄液糖減少(髄液糖/血糖＜0.5または＜35mg/dL)

- ① 細菌性髄膜炎，② 結核性髄膜炎，③ 真菌性髄膜炎，④ がん性髄膜炎，
  ⑤ クモ膜下出血．

7 神経

Q2
1. Wernicke脳症の三徴とは何か？
2. 治療について述べよ

Answer

病態生理
- 原因：チアミン（ビタミンB₁）欠乏により脳幹部に微小出血が起きる．
- ビタミンB₁は，ブドウ糖からエネルギーをつくるTCAサイクルで必要な補酵素である．
- 原因としてアルコール多飲が最も多いが，消化管手術後，拒食症やつわりなどの理由で食事が摂れない場合もリスクとなる．
- ビタミンB₁が欠乏した食事を1～2週間続けると，ビタミンB₁欠乏の症状が起きる可能性あり．

症状と身体所見
- **Wernicke脳症の三徴：① 意識障害，② 眼球運動障害，③ 失調性歩行（小脳失調）．**
- 眼振の動画が参考になる[1]．
- 三徴がそろうことは16％のみ[2]．
- 多くは軽度の精神状態の変化（無関心，無気力）のみである．
- 水平性眼振や外転障害がみられることが多い．
- 失調性歩行の確認には継足歩行を行う．

診断
- 臨床診断である．
- MRI検査は診断に必須ではないが，FLAIRで中脳水道周囲，視床内側，乳頭体に高信号がみられる．
- 見逃しが非常に多い．死亡率は10～17％．

治療
- 疑ったらすぐに治療をすることが大切である．チアミン100mgをゆっくり静注する．
- 血清ビタミンB₁濃度は感度と特異度が不明なので，臨床診断が重要である．
- チアミン投与前のブドウ糖の投与は症状を悪化させる．
- Wernicke脳症の治療：ビタミンB₁ 500mgを1日3回，2日間，30分かけて点滴→500mgを1日1回，5日間，他のビタミンB群も欠乏している可能性があるので補充する[3]．その後は，100mgを1日1回，リスクがなくなるまで．

- 治療後の眼球運動障害は数時間で，小脳失調は数日で改善する．
- 治療が遅れると，記憶障害とそれを取り繕う作話を特徴とするKorsakoff症候群を起こす．

❶ 治療可能な認知症にはどのような疾患があるか？
❷ 急速に進行する認知症の鑑別診断を述べよ
❸ アルツハイマー型認知症，脳血管性認知症，Lewy小体型認知症，前頭側頭型認知症，正常圧水頭症について，それぞれの特徴的症状を述べよ

Answer

認知症

- 定義：認知機能が低下し，日常生活全般に支障が出てくる状態である．
- 典型的には60歳から始まり，年々発症率は高くなり85歳では約半数が認知症となる．
- 予防：脳血管障害のリスク（高血圧，糖尿病，脂質異常）のコントロール，運動，食生活の改善が重要である．
- 軽度認知障害（MCI）は認知能力の低下は認めるが，日常生活機能は保たれている．
- **治療可能な認知症**：① **正常圧水頭症**，② **慢性硬膜下血腫**，③ **神経梅毒**，④ **高齢者てんかん**，⑤ **甲状腺機能低下症**，⑥ **肝性脳症**，⑦ **尿毒症**，⑧ **ビタミンB_1/B_{12}欠乏症**，⑨ **うつ病**，⑩ **薬物依存**
- すべての認知症患者には頭部CT検査，TSH，ビタミンB_{12}，RPR，うつ病スクリーニング，薬物依存の問診が必要である．
- **急速に進行する認知症**：① クロイツフェルト・ヤコブ病，② ウイルス脳炎，③ 中枢神経血管炎，④ 腫瘍随伴症候群，⑤ 自己免疫性介在性脳炎（抗NMDA受容体脳炎，抗VGKC複合体抗体関連辺縁系脳炎，橋本脳症）

▶ アルツハイマー型認知症
- 最も多い（60〜80％）．ニコニコしている．
- アミロイドβタンパクやタウタンパクが脳に蓄積する．
- 症状：初期症状は記銘力障害や時間の見当識障害，物忘れ妄想，自発性の低下である．取り繕いや振り返り現象がみられる．中等度になるまで運動機能は障害されない．進行すると，道に迷う，徘徊，着衣失行，日常生活に介助が必要となる．幻視はまれである．
- 検査：MRI検査で海馬の萎縮を認める．
- 治療：軽度〜中等度では，アセチルコリンエステラーゼ阻害薬（ドネペ

ジル，リバスチグミン，ガランタミン）を用いる．徐脈，心ブロック，
失神，嘔気・嘔吐，下痢の副作用に注意する．中等度〜高度ではメマン
チンが選択される．

▶ 脳血管性認知症

● 認知症の20〜30％を占める．アルツハイマー型認知症を合併すること
がある．
● 梗塞が起きるたびに症状が段階的に悪化する．
● 症状：まだら認知症（あることはできるのに，他のことはまったくでき
ない．物忘れの程度は軽い），感情失禁（ささいなことで泣いたり怒っ
たりする），脳血管性パーキンソニズム（下肢に強い固縮，逆ハの字ですり
足歩行），歩行障害，繰り返す転倒，排尿障害（頻尿，尿失禁），夜間せ
ん妄，顕著な無気力．
● 検査：頭部CT／MRIで多発脳梗塞（前頭葉，側頭葉，後頭葉，視床，海
馬），多発性ラクナ梗塞が多い．
● 治療：血圧のコントロール，抗血小板療法，抗凝固薬．

▶ Lewy小体型認知症

● 症状：精神状態の激しい変動，幻視，睡眠障害（レム睡眠行動障害，日
中過眠症），自律神経症状（起立性低血圧，便秘，勃起不全），繰り返す
転倒．
● 中枢神経に作用する薬剤に対する重篤な過敏症がある．
● パーキンソン病の運動症状が出てからかなり時間が経ってから認知症が
発症した場合はパーキンソン病認知症，認知症と運動症状が1〜2年以
内に発症した場合はLewy小体型認知症に分類される．
● 検査：SPECTやPETで後頭葉の血流低下がみられる．
● 治療：ドネペジル，抑肝散，レボドパを少量から用いる．

▶ 前頭側頭型認知症

● 発症は40〜60歳．
● 自分は病気であるという自覚症状がない．
● 症状：反社会的行動（万引き），人格変化，脱抑制（暴力，遠慮しない），
偏食／過食，同じことを繰り返す（同じ場所を歩く），感情鈍麻（感情移
入ができない），自発的な言葉が出にくくなる（オウム返し，同じ言葉を
繰り返す）．
● 平均6〜8年で寝たきりになる．
● 検査：頭部CTで前頭葉と側頭葉に限局した萎縮がみられる．SPECTで
前頭葉と側頭葉の血流低下あり．
● 治療：対症療法．

▶ 正常圧水頭症

- 症状：三徴（① 歩行障害，② 認知症，③ 尿失禁）.
- 脳血管性パーキンソニズムと同じように，小刻みの開脚歩行，逆ハの字ですり足で歩く.
- 検査：頭部CTでEvans index（両側側脳室全角間の最大幅 / その部位における頭蓋内腔幅）＞0.3，高位円蓋部脳溝の狭小化.
- タップテスト：ルンバールを行い30 ～ 40mLの髄液を採取して歩行に改善がみられるかを確認する.
- 治療：髄液シャント手術.

Q4 せん妄の予防で大切なことは何か？

Answer

- 使い慣れた補聴器や眼鏡を用いる.
- 痛みを適切にコントロールする.
- 精神作用薬を制限する.
- カレンダーや時計を用いて，いつでも日時を確認できるようにする.
- 離床を促し，散歩やリハビリテーションを行う.
- 昼間の働きかけを多くし，睡眠と覚醒リズムを調整する.

Q5
❶ 見逃してはいけないしびれを起こす危険な疾患は何か？
❷ 多発神経炎と多発性単神経炎を起こす疾患を述べよ
❸ 手根管症候群の特徴的な症状と診断について述べよ

Answer
🔑 見逃してはいけないしびれ

▶ 手口感覚症候群（視床の出血 / 梗塞が多い）

- 指先がしびれているときには，口もしびれていないか必ず確かめる（同側の手指と口がしびれることが多いがバリエーションあり）.

▶ Wallenberg症候群（延髄外側症候群）

- **病側**の顔面温痛覚低下（V）＋構音障害 / 嚥下障害（Ⅸ,Ⅹ）＋Horner症候群＋小脳失調，**反対側**の体幹 / 上下肢の温痛覚低下（外側脊髄視床路）（図Ⅳ-7-1）.

7 神経

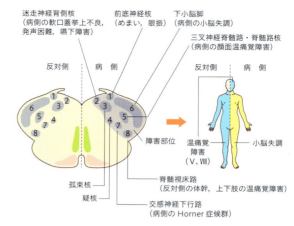

図Ⅳ-7-1 Wallenberg症候群の病巣と症状

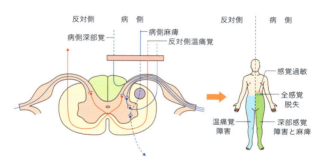

図Ⅳ-7-2 Brown-Séquard症候群の病巣と症状

▶ Brown-Séquard症候群
- 障害レベル：**病側**の全感覚障害＋下位運動ニューロン障害．
- 障害より下：**病側**の上位運動ニューロン障害＋深部感覚障害，**反対側**の温痛覚障害（図Ⅳ-7-2）．

▶ Guillain-Barré症候群（GBS）
- Q7（p.318）を参照．

▶ 閉鎖孔ヘルニア
- 患側大腿内側から下腿の痛み／しびれ（Howship-Romberg徴候），痩せ型高齢女性に多い．

▶その他

- 上部頸髄の障害：顔面周囲の温痛覚障害，触覚は保たれる.
- 三叉神経の障害：タマネギ様分布で顔面の感覚が失われる.
- numb chin syndrome：顎がしびれる，悪性リンパ腫/乳がん/肺がんが三叉神経（V3下顎神経）に浸潤.
- 中心性頸髄損傷：手のビリビリとしたしびれ．交通事故やスポーツで頸部が急に後屈すると，脊髄の中心部に障害が起こる.

🪶 よくあるしびれ

■ 分布から攻める

▶多発神経炎 (polyneuropathy)：手袋靴下型の分布

- DANG THERAPIST（ひどい療法士）：DM, Alcohol, Nutritional（ビタミンB$_{12}$／銅欠乏），Guillain-Barré, Toxic（重金属，薬剤），HEreditary（Charcot-Marie-Tooth），Renal（尿毒症），Amyloidosis, Porphyria, Infection（HIV, ライム病），Systemic（血管炎，サルコイドーシス，シェーグレン症候群），Tumor（腫瘍随伴症候群）.

  ＊振動覚が最初に障害される.

▶多発性単神経炎 (mononeuritis multiplex)：手袋靴下型の分布

- 糖尿病（DM），血管炎，膠原病（SLE, 関節リウマチ〈RA〉），HIV.

■ 部位から攻める：上肢のしびれ（図Ⅳ-7-3）

▶正中神経支配の1～4指しびれ (ring finger splitting：薬指は橈側のみしびれあり)

- 手根管症候群（最も頻度の高い末梢性絞扼神経障害）：
  - 夜間に増悪．手を振ると軽快.
  - リスク（手を使う職業，甲状腺機能低下症，DM, RA, アミロイドーシス，末端肥大症，妊娠）．両側に症状があるときは，内科疾患の存在を考える.
  - Phalenサイン（感度75%, 特異度47%），Tinelサイン（感度60%, 特異度67%）は診断にあまり寄与しない.

▶尺骨神経支配の4～5指のしびれ

- 肘部管症候群：
  - 変形性関節症，ガングリオン，スポーツ，小児期の骨折による外反肘が原因である.
  - 鷲手変形.

▶幽霊の手

- 橈骨神経麻痺：
  - saturday night palsy（飲酒後に酔っ払って肘掛け椅子に座り寝入ってしまう）.

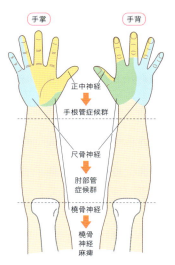

図Ⅳ-7-3　正中神経，尺骨神経，橈骨神経の感覚領域

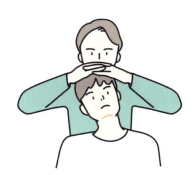

図Ⅳ-7-4　Spurlingテスト

- honeymoon palsy（女性に腕枕をして寝る）．
- 手の甲（橈側）のしびれ．

▶頸椎神経根症 vs 脊髄症（myelopathy）
- 頸椎症による神経障害：神経根症と脊髄症がある．
- 神経根症：
  - 頸部〜肩甲骨部の痛み．
  - デルマトームに沿った根性疼痛（しびれだけなら脊髄症）．

- Spurlingテスト（頭部を後屈＋側屈し，上から下に圧迫）陽性（図Ⅳ-7-4）．
● 脊髄症：
  - 手のしびれで発症し，ボタンのはめ外しや書字ができにくくなる．歩行障害．
  - 10秒テスト：手掌を下にしてできるだけ速く，グー，パーを繰り返す．10秒間で正常者では25〜30回できる．

▶胸郭出口症候群
● 上肢のしびれ，肩／上肢／肩甲骨周囲の痛み．
● 腕神経叢の障害（図Ⅳ-7-5）．

■ 下肢のしびれ
▶大腿外側のしびれ
● 大腿外側皮神経痛（図Ⅳ-7-6）：
  - 体重増加，妊娠，きついベルトが原因．
  - 股関節の伸展／深い屈曲で症状増悪．

▶腰痛＋殿部や膝より末梢の下肢に放散痛
● 椎間板ヘルニア：
  - 95％はL5とS1の根が関与する．
  - 下肢伸展挙上（SLR）テスト（感度80％，特異度40％）：膝を伸展し下肢を挙上する．70°以下で下肢背側に痛みが起これば陽性（図Ⅳ-7-7）．
  - 下肢挙上角度を少しゆるめて足関節を背屈し，痛みが誘発されるかを確認する（Bragardテスト）．
    → L4-S3の椎間板ヘルニアで陽性となる．
  - 膝蓋腱反射低下（L4），足関節／母趾背屈力低下（L5），アキレス腱反射低下／つま先立ちができない（S1）（図Ⅳ-7-8）．

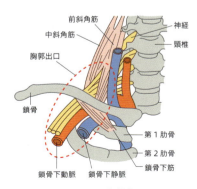

図Ⅳ-7-5　胸郭出口

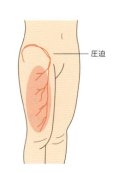

図Ⅳ-7-6　大腿外側皮神経

7 神経

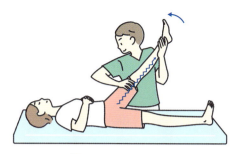

図Ⅳ-7-7　SLRテスト

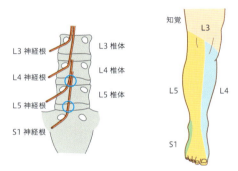

図Ⅳ-7-8　L4, L5, S1の走行とデルマトーム

(仲田和正：手・足・腰診療スキルアップ 第2版, p.118, シービーアール, 2021より一部改変)

- 大腿神経伸展(FNS)テスト：腹臥位で膝を屈曲させ天井に向かって下腿を持ち上げる．大腿前面に痛みが出れば陽性．
  → L2-4の上位椎間板ヘルニアで陽性となる．

▶下腿外側～足背のしびれ

- 総腓骨神経麻痺(図Ⅳ-7-9)：
  - 右下肢外側腓骨頭での圧迫，外傷やギプス固定が原因．
  - 下垂足のため鶏様歩行．

▶足底～つま先のしびれ

- 足根管症候群：内果後方の足根管で脛骨神経を圧迫(図Ⅳ-7-10)．

▶閉塞性動脈硬化症

- 下肢のしびれや痛み，冷感，間欠性跛行(休息で改善)．
- ABI (ankle-brachial index) < 0.9 または > 1.3．

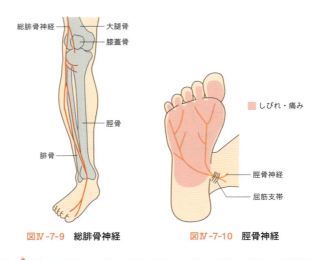

図Ⅳ-7-9　総腓骨神経　　　**図Ⅳ-7-10　脛骨神経**

Q6 本態性振戦とパーキンソン病の振戦の違いについて述べよ

Answer
分 類[1)]

▶ 安静時振戦

- 安静時にみられる．左右差がみられることが多い．動作により振戦は消失する．姿勢保持後，10秒くらいして振戦が再出現することがある（re-emergent tremor）．暗算負荷などの精神的緊張で増悪する．パーキンソン病，パーキンソン症候群が代表疾患である．

▶ 動作時振戦

- 姿勢時振戦：両上肢を前方に挙上するときに観察される．重力に抗した姿勢で出現しやすい．本態性振戦，生理的振戦，甲状腺機能亢進症，薬剤，アルコール離脱が代表疾患である．
- 運動時振戦：書字やコップで水を飲むときに起こる．日常生活に支障をきたす．本態性振戦，小脳疾患，脳血管障害で起こる．
- 企図振戦：目標に近づくほど振戦が増大する．小脳障害，多発性硬化症，Wilson病でみられる．

＊本態性振戦とパーキンソン病の患者ビデオ（Stanford Medicine 25：https://www.youtube.com/watch?v=myQdK6BuBws）は大変勉強になる．

7 神経

本態性振戦とパーキンソン病の特徴的症状 [1]

- 病的振戦では本態性振戦（有病率2.5～10%）とパーキンソン病（有病率0.1%）が多い（表IV-7-3）.
- パーキンソン病の安静時振戦は逆N字型（またはN字型）に進行する（例えば，右手→右足→左手→左足，図IV-7-11）.
- パーキンソン病では無動，固縮（歯車現象，鉛管様固縮）を認める．非運動症状（レム睡眠行動異常，うつ症状，嗅覚低下，倦怠感，起立性低血圧）がある[2].
- 本態性振戦に軽微な神経徴候（継足歩行の障害，ジストニア肢位など）が加わった場合，本態振戦プラスと呼ばれる．

表IV-7-3　本態性振戦とパーキンソン病の特徴

	本態性振戦	パーキンソン病
発症年齢	若年または65歳以上	60歳以上
家族歴	よくあり	まれ
飲酒による改善	あり	なし
振戦の型	姿勢時振戦，運動時振戦，重症になると安静時振戦が起こる	安静時振戦，姿勢を保持した後に遅れて振戦が起こることがある
分布	頭部，声	口，舌，下肢
振動数	7～12Hz	4～6Hz
書字	大きく乱雑な字	字が次第に小さくなる
表情	正常	仮面様顔貌
声	声がふるえる	小声
歩行	正常	すくみ足，小刻み歩行，歩行時に腕を振らない

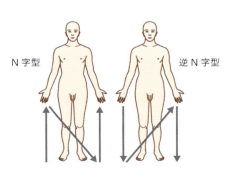

図IV-7-11　N字型進行と逆N字型進行

- 本態性振戦からパーキンソン病に進展するケースもある.
- 40歳未満の振戦患者の場合は, Wilson病を疑い血清セルロプラスミン, 尿中銅排泄量, 細隙灯によるカイザー・フライシャー (Keyser-Fleisher) 角膜輪の確認が必要である.

鑑別診断

- 徐々に発症するときは生理的振戦, 本態性振戦を考える.
- 生理的振戦：緊張すると姿勢時振戦を起こす. 低振幅, 高振動数. カフェイン, β刺激薬で悪化する.
- ジストニア：特定の姿勢や動作で誘発される. 書痙.
- 心因性振戦：突然発症する. 気をそらすと消失する.
- 二次性振戦：甲状腺機能亢進症, 低血糖, 尿毒症, 薬剤 (リチウム, バルプロ酸, テオフィリン, カフェイン, SSRI), 中毒 (マンガン, 鉛, 水銀).
- アルコールやベンゾジアゼピン系薬剤の離脱症状としても振戦が起こる.

治　療

- ストレスを軽減する生活指導を行う.
- 振戦のため書字が困難なら, できるだけ太いペンを使用する.
- 重りのついた食器や手首の重りは, 食事での手の震えを改善する.
- 本態性振戦：プロプラノロール, プリミドン, トピラマート.
- パーキンソン病：抗コリン薬が有効なことがあるが, 幻覚や認知機能障害が出現する.
- MRガイド下集束超音波治療.

Q7
1. Guillain-Barré症候群 (GBS) の症状は何か？
2. 診断について述べよ
3. 治療について述べよ

Answer
病態生理

- 急性または亜急性に進行する多発神経根症 (polyradiculopathy).
- 病型：① 脱髄型 (AIDP：acute inflammatory demyelinating polyradiculpneuloapthy), ② 軸索型 (AMAN：acute motor axonal neuropathy, AMSAN：acute motor sensory axonal neuropathy), ③ Miller-Fisher症候群.
- 呼吸器感染症 (EBV, CMV) や消化器感染症 (*Campylobacter jejuni*) が先

7 神 経

行することが多い.
- 病原体と共通の抗原性をもつ末梢神経や神経根のミエリンに対する自己免疫反応が原因と考えられている.

症 状

- 筋力低下は左右対称性に下肢から始まり，上肢，呼吸筋，顔面筋に広がる（上行性）．2〜4週間で症状はピークを迎える.
- 筋力低下は近位筋で最初に起こることもある．知覚異常と初期の腰痛はよくみられる.
- 自律神経失調症状（頻脈，不整脈，低血圧，高血圧，顔面紅潮，発汗異常，下痢，便秘）は重症化することがあり致死的である.
- 呼吸筋の障害や球麻痺が進行すると，急速に呼吸不全に陥ることがある.
- 感覚障害は運動障害に比べ軽い.

診 断

- 診察：左右対称性の筋力低下，深部腱反射の低下.
- 髄液検査：タンパク細胞解離（細胞数の増加を伴わないタンパク上昇）.
- 末梢神経伝導検査：初期には感度が低い．神経伝導速度の遅延や伝導ブロックを認める.
- GBSの診断に抗ガングリオシド抗体（抗GM1抗体）の測定は必須ではないが特異度は高い．診断に迷うときに行う.
- Miller-Fisher症候群の三徴は，① 外眼筋麻痺，② 運動失調，③ 腱反射消失である.
- Miller-Fisher症候群の＞85％は抗ガングリオシド抗体（抗GQ1b抗体）が陽性となる.

鑑別診断

- ボツリヌス症（下行性の筋力低下），重症筋無力症クリーゼ（疼痛と知覚障害を伴わない），急性ミエロパシー（反射亢進，痙縮），がん性髄膜炎とサルコイドーシス髄膜炎（緩徐な経過），HIVセロコンバージョン（髄液細胞＞50μL），ライム病.

治 療

- 呼吸と循環状態を注意深く監視する必要があるので，入院治療がすべての患者に必須である.
- 免疫グロブリン400mg/kg/日を5日間，点滴静注.
- 血漿交換.

- ステロイドは無効で回復を遅らせる可能性がある.
- 予後は良好. 発症後6ヵ月までに80%の患者が歩けるようになる.
- 再発はGBS患者の6%に認められ, 繰り返し治療が必要である.
- Miller-Fisher症候群では経過観察が可能である. GBSやBickersataff型脳幹脳炎に進行すれば免疫治療を考慮する[1].
  - *Bickersataff型脳幹脳炎は① 外眼筋麻痺, ② 運動失調, ③ 意識障害を特徴とし, Miller-Fisher症候群の亜型と考えられている.

Q8 ❶ 筋萎縮性側索硬化症 (ALS) の症状は何か？
❷ 特徴的な診察所見を述べよ

Answer
- ALSは進行性の運動ニューロン変性疾患である.
- 5年生存率は25%（5%は10年以上生存する）.

症 状
- 75%の患者で筋力低下は上肢（または下肢）遠位から左右非対称に始まる.
- 25%の患者は会話や嚥下が困難な球麻痺から始まる.
- 前頭側頭型認知症が20%に認められる.
- 短期間での急激な体重減少（半年で5〜10kg）がみられる.
- 四大陰性徴候：① 眼球運動障害, ② 感覚障害, ③ 膀胱直腸障害, ④ 褥瘡.
- 中高年以上の患者では頸椎症とALSが併存していることも多い.
- ALSは常に進行性であるが, 頸椎症では間欠的に悪化がみられ, 時に改善する.

診 断
- 上位ニューロン徴候（反射亢進, 痙性麻痺, Babinski反射陽性）および下位ニューロン徴候（筋萎縮, 線維束性収縮〔fasciculation〕）がある.
- 頸椎症ではみられないALSに特異的な身体所見：軽度の球麻痺, 舌萎縮, 頸部屈曲力低下, 傍脊柱筋の萎縮.
- 萎縮筋の腱反射：筋力低下のため反射は低下しているが, 筋の速い収縮が観察される（上位＋下位ニューロンの障害）.
- 広範な線維束性収縮がみられる（特に大胸筋）.
- 上肢の筋萎縮がびまん性である：第1背側骨間筋（C8）と上腕二頭筋（C5, C6）に萎縮あり.
- 第1背側骨間筋（C8）と短母指外転筋（T1）の萎縮が目立ち, 小指外転筋

が保たれる（split hand）．
- 上位ニューロン徴候と下位ニューロン徴候と，少なくとも2つの部位（ALSの疑い）またはそれ以上の部位（明確なALS）の下位ニューロン徴候の筋電図による評価が必要である．
- 鑑別診断：いろいろなレベルでの頸髄圧迫，ビタミンB_{12}や銅の欠乏，封入体筋炎，腫瘍随伴症候群（特に悪性リンパ腫），甲状腺中毒症，シェーグレン症候群．

治 療

- 支持的なものであり，集学的治療が必要である．
- リルゾール（わずかな効果しかない）．
- 予後や治療目標について，初期に患者と話し合う必要がある．

Q9
① セロトニン症候群の症状を述べよ
② 治療について述べよ

Answer
症 状

- 興奮，散瞳，発汗，下肢の反射亢進，ミオクローヌス，血圧変動，下痢（図Ⅳ-7-12）．
- 原因薬剤：常用量でも起こる．抗うつ薬（SSRI，SNRI，三環系抗うつ薬），鎮痛薬（トラマドール，ペンタゾシン），メトクロプラミド（プリンペラン®），抗てんかん薬，トリプタン製剤，デキストロメトルファン（メジコン®），リチウム．
- 数時間〜数日で自然に改善する．抗パーキンソン病治療薬の中断などで起こる悪性症候群は，1週間くらいかけて発症し1週間くらいかけて改善する．
- 散瞳，ミオクローヌス，下肢腱反射の亢進は悪性症候群との鑑別において重要である．
- 臨床診断である．頻度の高い疾患であるが，見逃されていることが多い．

治 療

- 治療は，原因となった薬剤を中止しベンゾジアゼピン系薬剤による鎮静をはかる．

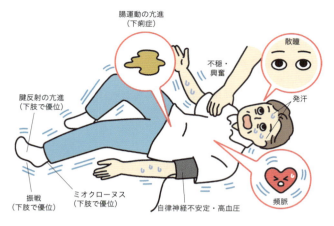

図IV-7-12 セロトニン症候群の症状と身体所見

Q10 ① ミオクローヌスは神経系のどの部位の異常か？
② 分類について述べよ

Answer
病態生理
- 大脳皮質や基底核,脳幹,脊髄,末梢神経など,神経系のさまざまな部位の原因により発生する.
- 突然引き起こされる,短時間(多くは<0.1秒)の痙攣様の不随意運動[1].
- 陽性ミオクローヌス:突然短時間,筋肉が収縮する.
- 陰性ミオクローヌス:アステリキシス(asterixis)のように,急に筋緊張が失われることにより起こる.

分 類
- 生理的ミオクローヌス:入眠前に体がビクッと動くことや吃逆.正常人でみられる.
- 本態性ミオクローヌス:原因が特定できない,または遺伝が関与している.
  * ミオクローヌス-ジストニアでは持続性の筋収縮(ジストニア)が起こり,奇妙な姿位を示す(斜頸,書痙,顔面痙攣).感覚的な刺激によって症状が軽快する(感覚トリック).
- てんかん性ミオクローヌス:ミオクロニー発作を起こすてんかんがあ

る．光刺激で誘発される．小児に多いが，若年性ミオクロニーてんかんは10 〜 20歳代で発症する．両手が同時にビクッと動き，手に持ったスマートフォンなどを落とす．

- 症候性ミオクローヌス：最も多い．アルツハイマー病，クロイツフェルト・ヤコブ病，パーキンソン病，進行性核上性麻痺，ウイルス性脳症，電解質異常（低Na，低Ca，低Mg），尿毒症，肝不全，薬剤，中毒など，いろいろな疾患が原因となる．

  ＊脊髄性ミオクローヌスは脊髄の虚血や腫瘍，炎症により片側または両側性に起こる．むずむず足症候群は頻度が高い．

  ＊口蓋振戦（palatal tremor）は軟口蓋のリズミカルな不随意運動である．耳クリック音が聞かれる．赤核，下オリーブ核，対側の小脳歯状核を結ぶGuillain-Mollaret三角のいずれかの部位の障害が原因である[2]．

治 療

- クロナゼパム，バルプロ酸．
- 原疾患の治療．

8 リウマチ・膠原病

Q1
① 痛風はどの関節に起こりやすいか？
② 発作時の治療について述べよ
③ 尿酸降下療法の適応があるのはどのような場合か？

Answer

病態生理と病因

● 血清中の尿酸が過剰になると（＞6.8 mg／dL），関節液に尿酸結晶が形成される．滑膜マクロファージが尿酸結晶を摂取することにより，NLRP3インフラマソームの活性化とインターロイキン（IL）-1βの生成を引き起こし関節炎が起こる．

● 食生活の変化，肥満の増加，高齢化のため痛風は増えている．高血圧，冠動脈疾患，脂質異常症，糖尿病，慢性腎臓病（CKD）の患者に多い．

● 男性（＞30歳）に多く，女性は閉経後に起こる．

● 他の哺乳類と異なり，ヒトは進化の過程で尿酸を溶解性の高い代謝物に変える酵素（ウリカーゼ）を失ってしまった．

● 高尿酸血症は尿酸塩の排出不全（遺伝〔最多〕，CKD，利尿薬，ピラジナミド，エタンブトール），または尿酸塩の産生過剰（血液悪性腫瘍）により起こる．

● 高尿酸血症の患者すべてが痛風を発症するわけではない．高尿酸血症における痛風発症の要因は不明である．尿酸値の急な変動は痛風発作の誘因となる．アルコール摂取や入院も痛風発作を起こしやすくする．

● 慢性の痛風患者にCKDが起こるが，高尿酸血症が悪影響を及ぼしているのかは明らかでない．

症 状

● 高尿酸血症の患者の95％は無症状である．

● **男性**における初発発作の50％は**母趾の第1中足趾節（MTP）関節**に起こる．さらに**足，足関節，膝**に関節炎を生じる．関節周囲の軟部組織に炎症が波及し（滑液包炎，腱滑膜炎，脂肪織炎），難治性の細菌性軟部組織感染と誤診されることがある．

● 痛風発作は通常，夜間に始まり，12〜24時間以内にピークに達する．

324

8 リウマチ・膠原病

- **閉経後の女性**では，初期症状は**膝**や変形性関節症に侵された**指**の関節に現れることが多い．

診 断

- 大関節（膝，足首）では必ず関節穿刺を行い，グラム染色と培養にて感染を除外する．関節液内に好中球と負の複屈折をもつ針状の尿酸Na結晶を確認できれば，痛風発作の診断となるが，感染が同時に起こっていることもある．
- 血清尿酸値は発作時に低下することがある（炎症性サイトカインが尿酸値を下げるため）．急性関節炎時に高尿酸血症がなくても痛風を否定できない．痛風発作が消失した2週間後に血清尿酸値を測定すると，より正確にベースライン値を測定することができる．
- 関節液の白血球数は＞2,000/μL（ときに＞10万/μL）．
- エコー検査では，関節の軟骨表面に痛風結節やdouble-contourサインがみられる．
- X線写真では，punched-out病変がみられたり，骨皮質に浸潤しoverhanging edgesを形成することがある．

急性痛風発作の治療

- コルヒチンを痛風発作時に1.0mg，その1時間後に0.5mgの投与を行う．翌日からは発作が治まるまで1回0.5mg，1日2回．症状発現後24時間以内に使用するのが効果的．GFR＜60mL/分/1.73m^{2}では避ける．
- 高用量のNSAIDsを5〜7日間投与．活動性の消化性潰瘍，腎機能障害では禁忌である．
- グルココルチコイド関節内注射または筋肉内注射（デポメチルプレドニゾロン40〜80mg），経口プレドニゾロン（0.5mg/kg/日を5日間）も劇的な効果をもたらす．

発作のない時期

- 血清尿酸値を下げるための食事療法の有効性については議論がある．大量飲酒は避ける．
- 降圧薬では利尿薬（腎臓からの尿酸排泄を阻害し尿酸値を上昇させる）以外の薬剤を検討すべき．ロサルタン（ニューロタン®）は尿酸排泄作用がある．

尿酸降下療法

- 年2回以上の痛風発作，痛風結節，CKDステージ2以上なら，尿酸降下薬による治療を開始する．

- 発作が治まってから尿酸降下療法を開始しようとすると患者が来院しない可能性がある. 適切な抗炎症療法を行いながら尿酸降下療法を開始すると長期的なアドヒアランスが向上する.
- 抗炎症療法が行われていない急性発作期に尿酸降下療法を行うと, 発作の期間を長引かせる可能性がある. 患者がすでに尿酸降下療法を受けている場合は, 急性発作時にそれを中止してはいけない.
- アロプリノールが第1選択薬. 100mg／日から投与を開始し (CKDでは50mg／日), 血清尿酸値が6.0mg／dL未満になるまで数週間ごとに漸増する.
- アロプリノールはまれだが薬剤性過敏性症候群 (DIHS) を起こす. *HLA-B*58：01* をもつ患者は発生率が非常に高い. 東南アジア系 (漢民族, タイ人, 韓国人) およびアフリカ系患者の4～10%は, この遺伝子を有する. アロプリノール治療開始前に *HLA-B*58：01* 検査を行うことを推奨する. 日本人の *HLA-B*58：01* 発現率は低い (1～2%).
- 痛風に対して尿酸降下薬治療を開始すると, 痛風発作を誘発する可能性がある. 抗炎症薬の予防投与 (コルヒチン0.6mgを1日1回または2回投与, または低用量のNSAIDsまたはグルココルチコイド) を3～6ヵ月間行う.

Q2 ❶ 偽痛風の4つのタイプについて述べよ
❷ 頸椎環軸関節偽痛風とは何か？

Answer
疫学と病態生理
- ピロリン酸Ca (CPP) 結晶が軟骨に沈着すると, 痛風発作に類似した急性炎症性関節炎が引き起こされることがある. CPPD (calcium pyrophosphate deposition) がどうして炎症を引き起こすのかはよくわかっていない.
- 80歳以上の半数は関節内にCPPが沈着している.
- 高齢者に多く, 外傷は重要な危険因子である.
- 50歳以下の患者では, 代謝性疾患 (低Mg血症, 副甲状腺機能亢進症, ヘモクロマトーシス) がないか検査が必要である.
- 偽痛風には次の4つのタイプがある：①無症候性CPPD, ②急性CPP結晶性関節炎, ③慢性CPP結晶性関節炎, ④CPPDを伴う変形性関節症.

臨床症状および診断
▶ ① 無症候性CPPD
- 膝, 手首 (三角線維軟骨), 骨盤 (恥骨結合), 中手指節 (MCP) 関節に

8 リウマチ・膠原病

CPPの沈着を認める.

▶②急性CPP結晶性関節炎

- 単関節または非対称性の少関節の炎症性関節炎である.
- 急性痛風と同様,大手術や急性疾患により誘発されることがある.
- 確定診断には関節液中のCPP結晶を確認する必要がある.CPP結晶は菱形(痛風は針状)で正の複屈折(光学フィルタの偏光軸に平行にすると青色,垂直にすると黄色)を有する.
- 関節感染が併発することがあり,通常,関節液のグラム染色と培養が必要である.
- 頸椎環軸関節偽痛風(crowned den syndrome)はC1-2に石灰化が起こる.急性の後頸部痛や頸部の回旋障害,頭痛,発熱が特徴的で,髄膜炎と間違われることがある.

■ 慢性CPP関節症

- 慢性CPP関節症には,慢性CPP結晶関節炎とCPPDを伴う変形性関節症の2つがある.

▶③慢性CPP結晶性関節炎 (pseudo-RA)

- 手首やMCP関節を含む多関節炎がまれに起こる.

▶④CPPDを伴う変形性関節症 (pseudo-OA)

- 肩やMCP関節など変形性関節症になりにくい関節に典型的な変形性関節症の所見がみられる.

🔥 治 療

- 偽痛風発作:NSAIDs,コルヒチン,ステロイド(経口,筋注,関節内注射).
- pseudo-RA:低容量のNSAIDs,コルヒチン,ステロイド.
- pseudo-OA:変形性関節炎の治療と同じ(理学療法,徐痛コントロール).

Q3 ❶ 喫煙はどうして関節リウマチ (RA) のリスクとなるのか?
　　　❷ RA分類基準に含まれる項目を述べよ
　　　❸ RAの関節外症状には何があるか?

Answer
🔥 病態生理

- RAは大小の関節を侵す,慢性炎症性の多発関節炎である.
- 慢性滑膜炎によりpannus(関節の滑液細胞が増殖した組織)が形成され,

327

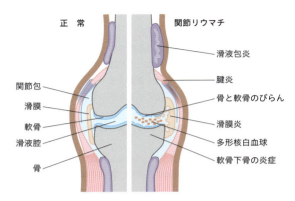

図Ⅳ-8-1 関節リウマチの病態生理

軟骨や骨，靱帯，腱に障害を与える（図Ⅳ-8-1）．
- 有病率：1%（男女比は1：3）．
- 好発年齢：男性60〜80歳，女性40〜50歳．

危険因子
- *HLA-DRB1*対立遺伝子：RAの病態生理に重要な抗シトルリン化ペプチド（CCP）抗原に優先的に結合し提示する5つのアミノ酸配列である共有エピトープをコードする（shared epitope）．
- 喫煙：肺の炎症を引き起こし，酵素を活性化させて局所的なタンパク質のシトルリン化を促進しマクロファージのHLA-DRと結合する．抗シトルリン化ペプチド抗体はシトルリンと免疫複合体をつくり炎症を起こす．
- 歯周病：口腔内嫌気性菌*Porphyromonas gingivalis*もCCPの生成に関連する．

分類
- 表Ⅳ-8-1にRAの分類基準を示す．

臨床症状と身体所見
▶関節症状
- 症状の発現は通常ゆっくりである（急性発症のこともある）．
- 朝の手のこわばりが30分以上続く（多くは数時間）．動かすと楽になる．
- 滑膜炎があると関節が軟らかくボコボコした感じになる．関節を軽く握ると圧痛がある．

8 リウマチ・膠原病

表Ⅳ-8-1 2010年の米国リウマチ学会（ACR）/ 欧州リウマチ学会（EULAR）のRA分類基準

A. 腫脹または圧痛関節痛[*1]	
1個の大関節[*2]	0
2〜10個の大関節	1
1〜3個の小関節[*3]	2
4〜10個の小関節	3
11関節以上（1個以上小関節含む）[*4]	5
B. 血清学的検査[*5]	
陰　性	0
RF または ACPA の低値陽性	2
RF または ACPA の高値陽性	3
C. 罹病期間[*6]	
6週間未満	0
6週間以上	1
D. 急性期反応物質	
血沈，CRP正常	0
血沈，CRPどちらか上昇	1

≧6点でRAと分類する．感度が高い．慢性炎症による永続的な結果を防ぐために早期診断と早期治療を重視している．

※1）DIP関節，母指CM関節，母趾MTP関節は除外
※2）大関節：肩，肘，股，膝，足関節
※3）小関節：中手指節関節（MCP），近位指節間関節（PIP），第2-5中足趾節関節（MTP），母指IP関節
※4）11関節以上に含まれる関節は大関節，小関節のほかに顎関節，胸鎖関節，肩鎖関節なども含む
※5）陰性とは基準範囲内．低値陽性とは正常上限値の3倍以下．高値陽性とは正常上限値3倍超．定性のみの場合は低値陽性と判断
※6）罹病期間とは患者申告による疼痛，腫脹，圧痛の持続期間

（Arthritis Rheum, 62（9）：2569-2581, 2010および国立国際医療研究センター国府台病院：関節リウマチの診断と分類基準.〈https://www.ncgmkohnodai.org/%E9%96%A2%E7%AF%80%E3%83%AA%E3%82%A6%E3%83%9E%E3%83%81/%E9%96%A2%E7%AF%80%E3%83%AA%E3%82%A6%E3%83%9E%E3%83%81%E3%81%AE%E8%A8%BA%E6%96%AD/〉より作成）

- 拳がつくれないのは初期RAのサインである（屈筋腱鞘炎のため）．
- PIP関節，MCP関節，手関節，膝関節，足関節，MTP関節が最もよく侵される（DIP関節は免れる）．
- 左右対称に関節が侵される傾向はあるが，重症では非対称となることもある．

- C1-2関節に亜脱臼を起こしミエロパシーとなる（胸椎，腰椎は免れる）.

▶ 関節外症状

- 皮　膚
  - リウマチ結節は20％の患者にあり，圧を受ける肘頭付近にできやすい．肺にできることもある.
  - 壊疽性膿皮症（pyoderma gangrenosum）やSweet症候群，皮膚血管炎を起こすことがある.
- 眼症状
  - ドライアイと口渇（シェーグレン症候群）.
  - 上強膜炎，強膜炎，角膜炎.
- その他
  - 虚血性心疾患と慢性心不全のリスク上昇，心膜炎.
  - 間質性肺炎.
  - 輪状披裂関節炎（嗄声，呼吸困難）.
  - 多発性単神経炎（末梢神経の絞扼による）.
  - Felty症候群（好中球減少，脾腫，重度のRA）.
  - large B cell lymphomaのリスク上昇.

Q4 ❶ 血管炎を疑う症状は何か？
❷ 血管炎の種類とそれぞれの症状と所見，診断に必要な検査は何か？

Answer
🖋 血管炎を疑う臨床症状

- 発熱，倦怠感，多臓器不全，多発性虚血，肺浸潤影，腹痛，腎炎，関節痛，筋肉痛，多発性単神経炎，palpable purpura（辺縁が少し盛り上がった紫斑），皮膚潰瘍，網状皮斑（livedo reticularis）

🖋 血管炎と鑑別が難しい疾患

- 心内膜炎，コレステロール塞栓，抗リン脂質抗体症候群，左房粘液腫，薬剤の副作用

🖋 検　査

- 大血管炎（表Ⅳ-8-2），中血管炎（表Ⅳ-8-3），小血管炎（表Ⅳ-8-4）について，症状と所見および検査を示す.

8 リウマチ・膠原病

表Ⅳ-8-2 大血管炎

疾患名	症状と所見	検　査
巨細胞性動脈炎 （GCA）	50歳以上，発熱，頭痛，視力障害，顎跛行，側頭動脈の圧痛，50％にPMRの症状あり	赤沈（ESR）＞50mm／時，側頭動脈（＞1cm）の生検，胸部や上腕の動脈に病変あり（＞50％）→造影CT，PET
リウマチ性多発筋痛症 （PMR）	50歳以上，血管炎ではないが，GCAと関連（PMRの10～20％はGCAを合併），肩や腰部の近位筋に痛みやこわばり（特に朝）	赤沈（ESR）＞50mm／時
高安動脈炎 （Takayasu arteritis）	若い日本人女性に多い，発熱，倦怠感，体重減少，腕や脚の跛行，脈欠損，左右で異なる血圧，血管雑音	MRA（動脈狭窄，動脈瘤），PET

表Ⅳ-8-3 中血管炎

疾患名	症状と所見	検　査
結節性多発動脈炎 （PN）	発熱，倦怠感，関節痛，筋肉痛，多発性単神経炎，高血圧，腹痛，睾丸痛，palpable purpura，網状皮斑，皮膚潰瘍	B型肝炎抗体検査，HBV血清学的検査，組織生検（通常は皮膚，末梢神経，精巣），腎動脈・腸間膜動脈造影
中枢神経原発血管炎 （PACNS）	再発性の頭痛，脳梗塞，TIA，進行性脳症	ルンバール，MRI／MRA，脳血管造影（ビーズ状病変），脳生検（病変が点在するため，50％は偽陰性となる）
川崎病 （Kawasaki disease）	発熱，結膜充血，頸部リンパ節腫脹，粘膜炎，いちご舌，皮疹，冠動脈瘤	臨床診断

palpable purpura：辺縁が盛り上がり触知可能な紫斑

表Ⅳ-8-4　小血管炎

疾患名	症状と所見	検　査
多発血管炎性肉芽腫症（GPA）	再発性中耳炎，破壊性副鼻腔炎，鞍鼻，気管虚脱，肺浸潤／空洞／喀血，pauci-immune GN：40～100%	抗PR3抗体(c-ANCA)＞95%，生検（皮膚，腎）
顕微鏡的多発血管炎（MPA）	肺浸潤，palpable purpura，pauci-immune GN：80～100%	抗MPO抗体(p-ANCA)＞50-75%，生検（皮膚，肺，腎）
好酸球性多発血管炎性肉芽腫症（EGPA）	喘息，好酸球増加，IgE上昇，肺浸潤／喀血，palpable purpura，しびれ，pauci-immune GN：25%	抗MPO抗体(p-ANCA)＞50%，生検（皮膚，神経）
IgA血管炎(Henoch-Schönlein紫斑病)	palpable purpura，腹痛，消化管出血，関節痛，GN	生検（皮膚：IgA免疫複合体沈着，腎：IgA腎症）
過敏性血管炎（白血球破砕性血管炎）	palpable purpura（下肢），ウイルス感染や薬剤投与後7～10日で出現	生検（皮膚）
クリオグロブリン血症性血管炎	皮膚病変(palpable purpura，指の虚血，潰瘍，壊死，網状皮斑)，GN，多発性単神経炎	クリオグロブリン検査(偽陰性が多い，C型肝炎抗体，C4↓ CH50↓
ベーチェット病	再発する有痛性潰瘍（口腔，性器），ぶどう膜炎，非対称性関節炎，動脈および静脈の炎症（血栓，動脈瘤）	臨床診断，針反応陽性

9 その他

Q1
❶ アレルギー性鼻炎（allergic rhinitis）はどのように診断するか？
❷ 治療について述べよ

Answer
症　状
- 鼻汁，鼻閉，くしゃみ，後鼻漏，鼻のかゆみ．

診　断
- 病歴と経験的治療によって診断できる．
- 季節性と通年性がある．
- 春はスギやヒノキ，秋はブタクサやヨモギ，通年性ならダニやハウスダストが原因となっていることが多い．
- 経験的治療が無効な場合は，アレルゲンの同定や免疫療法のためアレルギー皮膚テスト（プリックテスト）を考慮する．特異的IgE抗体測定（RAST）よりも好ましい．

治　療
- アレルゲンをできるだけ避ける．
- ステロイド点鼻薬（アラミスト®，フルナーゼ®）が第1選択である．目のかゆみにも効果がある．効果発現までに2週間以上かかることもある．副作用はほとんどないが，軽度の鼻出血が起こることがある（ノズルの方向を少しずつ変えることで防ぐことができる）．
- 経口抗ヒスタミン薬（アレグラ®，ビラノア®）：即効性はあるが一時的である．副作用として眠気，緑内障や前立腺肥大の悪化がある．
- 目のかゆみに対しては抗アレルギー点眼薬（アレジオン®，リザベン®）を併用する．
- ステロイド点眼薬は角膜潰瘍などの副作用があるため大変危険である．

333

Q2 重症薬疹を3つあげ，それぞれの特徴について述べよ

Answer
- 重症薬疹には，①Stevens-Johnson症候群（SJS）/中毒性表皮壊死症（TEN），②薬剤性過敏症症候群（DIHS），③急性汎発性発疹性膿疱症（AGEP）がある.
- 疑いのある薬剤はすぐに中止することが大切である.
- 病態生理，症状，および治療についてはⅡ-14「皮疹」（p.132）を参照.

Q3 蕁麻疹と血管浮腫の特徴について述べよ

Answer
- 急性蕁麻疹：間欠的な蕁麻疹は6週間以内に消失する.
- 慢性蕁麻疹：間欠的な蕁麻疹が6週間以上続く. 慢性蕁麻疹は刺激によって起こることがある（コリン性蕁麻疹，日光蕁麻疹，寒冷蕁麻疹，皮膚描記症，遅延性圧蕁麻疹）[1].

🖊 症　状
- 蕁麻疹は数ミリ〜数センチメートルの大きさ. 瘙痒を伴う限局性の紅斑または膨疹. 数時間以内に消失し，皮膚の変色は残らない.
- 24時間以上持続する疼痛性病変で，消失時に紫斑・黄斑がみられる場合は，蕁麻疹性血管炎である可能性が高い.
- 血管浮腫は血管透過性亢進のため皮下組織で生じる蕁麻疹である. 口唇，舌，眼瞼，手足，外陰部にできる.

🖊 診　断
- 食物，ウイルス感染，薬剤は急性蕁麻疹の最も多い原因である. 頻度は低いが，自己免疫性甲状腺疾患や悪性腫瘍（特に悪性リンパ腫）も原因となることがある.
- 慢性蕁麻疹のほとんどの患者において，明確な原因は特定されない.
- 臨床的に明らかな原因が疑われる場合を除き，急性および慢性蕁麻疹に対して抗核抗体，パッチテスト，特異的IgE測定を行ってはいけない.
- 蕁麻疹性血管炎を疑えば皮膚生検を行う.
- 遺伝性血管性浮腫でみられるC1インヒビター欠損症は蕁麻疹と関連しないため，蕁麻疹患者にはC1インヒビター値の測定は必要ない.

治療

- 詳細な問診と身体診察から原因がわかれば，それを排除する．
- 第2世代抗ヒスタミン薬を第1選択薬とする．定期的に内服させ，症状が治ったらゆっくり減量する．
- 2種類の抗ヒスタミン薬を併用することも効果的である（例えば，フェキソフェナジン＋セチリジン）．
- 再発性の場合はH_2受容体拮抗薬を併用する．

Q4
❶ アナフィラキシーはどのように診断するか？
❷ 治療について述べよ
❸ 口腔アレルギー症候群について述べよ

Answer

原因と病態生理[1]

- アナフィラキシーは，IgEを介した即時型（Ⅰ型）アレルギー反応によることが多い（薬剤，食物，虫刺され，ラテックス）．アレルゲンがマスト細胞や好塩基球の表面に存在するIgEと抗原抗体反応を起こすと，ヒスタミンやトリプターゼ，ブラジキニンなどのケミカルメディエーターが放出され全身反応が起こる．
- IgEが介在せずに，補体の活性化や未知の機序によりマスト細胞が活性化されることもある（NSAIDs，バンコマイシン，造影剤，麻薬，運動，寒冷）．

診断

- アナフィラキシーは頻繁に見逃されている可能性がある．
- 皮膚や粘膜に症状がなくてもアナフィラキシーと診断できる（図Ⅳ-9-1）．
- アニサキスが多くのアナフィラキシーに関与しているとの報告がある[2]．
- アレルギーの診断には，特異的IgE抗体検査（RAST），スキンプリックテストが行われる．

治療

- 大腿外側中部にアドレナリンを筋注する（大人では0.5mg，子どもでは0.3mg）．
- 必要なら5〜15分ごとに繰り返す．
- β遮断薬を内服しているとアドレナリンの反応が悪くなる．この場合はグルカゴン1A（1mg）をゆっくり静注する．
- 下肢を挙上し，十分な急速輸液（生理食塩水1〜2L）をする．

以下の2つの基準のいずれかを満たす場合,アナフィラキシーである可能性が非常に高い

① 皮膚,粘膜,またはその両方の症状(全身性の蕁麻疹,瘙痒または紅潮,口唇・舌・口蓋垂の腫脹など)が急速に(数分〜数時間で)発症した場合

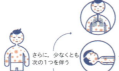

A. 気道/呼吸:重度の呼吸器症状(呼吸困難,呼気性喘鳴・気管支攣縮,吸気性喘鳴,PEF低下,低酸素血症など)

さらに,少なくとも次の1つを伴う

B. 循環器:血圧低下または臓器不全に伴う症状(筋緊張低下[虚脱],失神,失禁など)

C. その他:重度の消化器症状(重度の痙攣性腹痛,反復性嘔吐など[特に食物以外のアレルゲンへの曝露後])

② **典型的な皮膚症状を伴わなくても**,当該患者にとって既知のアレルゲンまたはアレルゲンの可能性がきわめて高いものに曝露された後,**血圧低下**＊または**気管支攣縮**または**喉頭症状**#が急速に(数分〜数時間で)発症した場合.

乳幼児・小児:
収縮期血圧が低い(年齢別の値との比較),または30%を超える収縮期血圧の低下＊

成人:
収縮期血圧が90mmHg未満,または本人のベースライン値に比べて30%を超える収縮期血圧の低下

気管支攣縮　　喉頭症状

＊ 血圧低下は,本人のベースライン値に比べて30%を超える収縮期血圧の低下がみられる場合,または以下の場合と定義する.
　 i 乳児および10歳以下の小児:収縮期血圧が(70＋[2×年齢(歳)])mmHg未満
　 ii 成人:収縮期血圧が90mmHg未満
喉頭症状:吸気性喘鳴,変声,嚥下痛など.

図Ⅳ-9-1　アナフィラキシーの診断基準

(日本アレルギー学会:アナフィラキシーガイドライン2022. p.2, 2022より)

- 死亡の多くの原因は循環血漿量の減少である(empty heart syndrome).
- 適応があれば,酸素を投与する.
- 10〜20%の患者で軽快後に再び症状が起こる(二相性反応)ことがあるので,中等症以上では入院させる.典型的には8〜10時間で発症するが,72時間まで起こる可能性がある.
- H_1受容体拮抗薬:例えば,d-クロルフェニラミン(ポララミン®)は蕁麻疹や皮膚のかゆみには有効.気道症状や循環状態の改善,二相性反応の予防には無効.
- ステロイドが二相性反応を抑制するという明確なエビデンスはなく,

ルーチンに用いることは推奨されない.

予防

- アレルゲンを明らかにするためには，病歴を繰り返し聴取することが重要である.
- アナフィラキシーを起こすことが予想される患者には，アドレナリン（エピペン®）を処方し携帯させる.

特殊なアレルギー疾患

▶食物依存性運動誘発アナフィラキシー

- アレルゲンの摂取後に運動を行うと，アナフィラキシーを起こす.原因となる食品の摂取単独や運動単独ではアレルギー症状は起こらない.

▶口腔アレルギー症候群

- 花粉症患者が生の果物を食べてアレルギー反応を起こすことがある（花粉−食物アレルギー症候群, 表Ⅳ-9-1）.
- ラテックスアレルギーの患者が新鮮な果物を食べてアレルギー反応を起こすことがある（ラテックス−フルーツ症候群）.バナナ，キウイ，栗，アボカドなどが誘発抗原となる.

▶アニサキスアレルギー

- アニサキスが寄生した魚を食べた後に，蕁麻疹やアナフィラキシーを起こす.魚介類アレルギーと誤診されている可能性がある.

▶パンケーキ症候群

- 密封保存していない小麦粉製品（お好み焼き粉やたこ焼き粉など）内でダニが繁殖し，小麦粉製品を使った食べ物を食べた直後にダニアレルゲンによりアレルギー症状を起こす.

▶蚊刺過敏症

- 蚊に刺された皮膚に水疱や潰瘍などのひどい皮膚症状や発熱，肝機能障害が起こる.EBVの再活性化が関与していると考えられている.慢性活動性EBV感染症でみられる.

表Ⅳ-9-1　口腔アレルギー症候群

花　粉	果物と野菜
シラカバ，ハンノキ	りんご，さくらんぼ，もも，キウイ，マンゴー，じゃがいも，にんじん
ブタクサ	メロン，すいか，バナナ，きゅうり
ス　ギ	トマト

▶ 納豆アレルギー
- 納豆の粘稠成分であるポリガンマグルタミン酸 (PGA) が抗原となる. PGAは高分子のため腸管からの吸収に時間がかかり遅発型アレルギーを起こす. クラゲの棘細胞にもPGAが含まれるので, クラゲに頻回に刺された病歴があるサーファーに多い.

▶ α-Gal症候群
- マダニに咬まれると α-Gal (糖鎖) が注入され感作される. α-Galを含む牛肉や豚肉を食べると, 遅発型アレルギー反応が起こる.

■ アナフィラキシー mimicker

▶ ヒスタミン中毒
- マグロ, サバ, カツオなど赤身魚に含まれるヒスチジンから, ヒスタミン産生菌によりヒスタミンが産生される. ヒスタミンは熱に安定で, 加熱により除去することができない. 摂取直後から顔面紅潮, 蕁麻疹, 下痢を起こす. 頭痛や舌へのピリピリした刺激が特徴である.

▶ NSAIDs不耐症
- NSAIDsがプロスタグランジン合成酵素を阻害することで生じる非アレルギー性の過敏症 (不耐症) である. NSAIDs内服1〜2時間後に蕁麻疹, 口唇や眼瞼の浮腫が出現する. 咳や息苦しさ, 腹痛, 血管浮腫を起こすケースもある.

Q5 代表的なビタミン欠乏と症状について述べよ

Answer
- ビタミンB_1, ビタミンB_{12}, 葉酸, ビタミンD欠乏はよく遭遇する重要疾患である (表Ⅳ-9-2).

Q6 ❶ こむら返りの原因は何か?
❷ 治療について述べよ

Answer
- 就寝中にふくらはぎに起こることが多く, 睡眠の妨げとなる.

原因
- 脱水.
- 薬剤 (降圧薬, 気管支拡張薬, 静注鉄剤, エストロゲン).
- 基礎疾患 (透析患者, 肝硬変, 脊椎管狭窄症, パーキンソン病).

表Ⅳ-9-2 ビタミン欠乏と症状

ビタミン欠乏	症　状
ビタミンA	夜盲症，皮膚乾燥，眼球乾燥
ビタミンB₁ （チアミン）	高拍出性心不全（wet beriberi），Wernicke-Korsakoff症候群（dry beriberi）：眼振，眼球運動障害，小脳失調，脳症，作話
ビタミンB₃	ペラグラ：3D（皮膚炎〔Dermatitis〕，下痢〔Diarrhea〕，認知症〔Dementia〕）
ビタミンB₆	皮膚炎，舌炎，口唇症，貧血，末梢神経障害
ビタミンB₁₂	連合性脊髄変性症：歩行困難，位置覚／振動覚低下，認知症，抑うつ，錯乱，巨赤芽球性貧血，四肢の異常知覚
葉　酸	巨赤芽球性貧血，舌炎，下痢
ビタミンC	壊血病：点状出血，毛包周囲の出血，らせん状毛髪，歯肉炎
ビタミンD	くる病：低身長，歩行障害．骨軟化症：筋力低下，骨痛，筋肉痛，骨折
ビタミンK	出血傾向

- 妊娠.
  ＊原因不明も多い．

治　療

- 下肢を伸ばし，足を背屈する．
- 芍薬甘草湯：10～20分で効果が出る．
- 水分摂取．
- ビタミンB₁₂の摂取.
  ＊就寝前のマッサージやストレッチは予防に有効な可能性がある．

7 全身痛を訴える患者の鑑別診断は何か？

Answer

- ①リウマチ性多発筋痛症（PMR），②高齢発症関節リウマチ，③悪性腫瘍（骨転移），④感染症（敗血症，感染性心内膜炎），⑤偽痛風，⑥甲状腺機能低下症，⑦骨軟化症（ビタミンD欠乏症），⑧線維筋痛症．

Q8 ❶ 五十肩（肩関節周囲炎）とは何か？
❷ 鑑別診断は何か？

Answer

- 五十肩（肩関節周囲炎）は，英語ではadhesive capsulitis（癒着性関節包炎），frozen shoulder（凍結肩），scapulohumeral periarthritis（肩関節周囲炎）と呼ばれる．
- 肩関節関節包や肩峰下滑液包が癒着し動きが悪くなると凍結肩となる．
- 有病率：2〜5％．50〜60歳代に起こる．長期間の固定，糖尿病，甲状腺機能低下症，自己免疫疾患，外傷の既往がある患者に多い．
- 原因：不明．

症　状

- 上肢を動かすと肩が痛い → 進行すると安静時にもズキズキ痛む．夜間（特に患側を下にすると）悪化する肩痛．髪を整える，エプロンの紐をしばる，シャツの袖に腕を通すなどの動作で痛みが生じる．

診　察

- 肩の前外側痛，外転や外旋ができない，自動運動と他動運動で可動域が減少する（インピンジメント症候群との違い）．

治　療

- アセトアミノフェン，NSAIDs，理学療法，ステロイドの関節内注射．

鑑別診断

- ① 腱板断裂，② インピンジメント症候群，③ 石灰沈着性腱板炎，④ 関節唇裂傷があげられる．

▶① 腱板断裂

- empty can test：両肩を80°挙上し母指を下に向けた状態で，検者が上方から腕を押し下げる．腱板損傷があると患肢の保持ができない．
- drop arm test：検者が上肢を外転90°まで持ち上げ，支持している手を離す．腕が落ちれば陽性．

▶② インピンジメント症候群

- Neer test：検者は肩甲骨を一方の手で上方から押さえつつ，他方の手で他動的に患肢を回内させ挙上する．疼痛が誘発されれば陽性．
- Hawkins test（肩関節を90°前方挙上，肘関節を90°屈曲位で肩を内旋させる（中世の盾を胸の前で持ち，盾を内向きに90°回転させるイメージ）．

疼痛が誘発されれば陽性.
▶③ 石灰沈着性腱板炎
- 夜間に発症する突然の激烈な肩痛が多い. 肩腱板内にリン酸カルシウムが沈着することが原因である. X線写真で腱板部分の石灰沈着を確認する.
▶④ 関節唇裂傷
- 肩関節の安定性を高める関節窩周囲の関節唇が, 投球動作や腕を伸ばした状態で転倒することで損傷することがある. 肩を動かす動作やスポーツで肩痛が生じる. 肩が抜けそうな感じやひっかかる感覚がある.

❶ 慢性瘙痒を起こす疾患をあげよ
❷ 最も多い原因を3つあげよ
❸ かゆみを起こす薬剤を述べよ

Answer
- 定義:6週間以上続く皮膚のかゆみ.
- **最も多い原因:乾皮症, 接触性皮膚炎, アトピー性皮膚炎.**
- 悪性腫瘍を含む全身疾患が慢性瘙痒の原因となることがある.

🖋 診断へのアプローチ
▶ 皮膚に炎症がある場合は皮膚疾患である可能性が高い
- 鑑別診断:アトピー性皮膚炎, 接触性皮膚炎, 乾皮症, 虫刺され, 乾癬, 疥癬, 表在性真菌感染.
 *家族や施設内に同様の瘙痒患者がいる場合には疥癬を疑う. 陰部, 指の間, 腋窩, 大腿, 前腕は疥癬の好発部位である(重要).
 *皮膚に問題がない場合でも, 慢性的にかきむしると苔癬化, 結節性瘙痒, 表皮剥脱, 色素沈着が起きることがある.
▶ 正常の皮膚なら, 全身性疾患による瘙痒を考える
- 鑑別診断:胆汁うっ滞, 尿毒症, 菌状息肉腫, ホジキン病, 甲状腺機能亢進症, 真性多血症, HIV感染症, 薬剤.
 *薬剤が慢性瘙痒の原因となることがある.
- **かゆみを起こす薬剤:**
 ① 降圧薬(Ca拮抗薬, ACE阻害薬, サイアザイド), ② NSAIDs, ③ 抗菌薬, ④ 抗凝固薬, ⑤ SSRI, ⑥ 麻薬.
- 上記の鑑別疾患を考慮し, 次の検査と薬剤歴の聴取を行う.
 ① CBC + 白血球分画, ② クレアチニン, ③ 肝機能, ④ 甲状腺機能, ⑤ 血沈, ⑥ HIV抗体, ⑦ 胸部X線写真, ⑧ 薬剤歴.

▶慢性的なひっかき傷があるときに想起すべき疾患

- 鑑別診断：心因性かゆみ（強迫神経症），神経原性瘙痒（背部錯感覚症，brachioradial pruritus）．
  - ＊背部錯感覚症は背中（T2-6領域）に，brachioradial pruritusは前腕部に激烈なかゆみを起こす．原因は不明．

治　療

- 薬が原因の可能性があれば中止する．
- 軽くてゆったりした服を身に着ける．
- 高齢者の乾皮症は非常に多い．皮膚を傷つけるので，ナイロンタオルを使ってゴシゴシと石けんで体を洗うことをやめる．
- 熱い風呂やシャワーはかゆみを引き起こすので避ける．
- 入浴後は3分以内に皮膚軟化剤（ワセリン，ヘパリン類似物質〔ヒルドイド®〕，ケラチナミン，亜鉛華軟膏）や保湿剤を塗る．皮膚の防御機能を高め，乾皮症やアトピー性皮膚炎に有効である．
- アトピー性皮膚炎ではステロイドと皮膚軟化剤の併用が有効である．副作用（皮膚萎縮，皮膚萎縮線条，毛細血管拡張，ステロイド痤瘡，ステロイド紫斑）に注意する．
- wet pajama療法はひどい皮膚のかゆみに有効である．皮膚軟化剤または弱ステロイド軟膏を体に塗布した後に，水に浸して絞った濡れたパジャマを着て，その上に乾いたパジャマを着用して寝る．ステロイドが皮膚から過剰に吸収される可能性があるので1週間以上は行わない．
- 夜間のかゆみには，抗ヒスタミン作用があるミルタザピン（リフレックス®）が有効である．
- ガバペンチン（ガバペン®），プレガバリン（リリカ®）は神経因性の瘙痒に有効である．少量のガバペンチンは透析後のかゆみに効果がある．

Q10 萎縮性腟炎の症状と治療について述べよ

Answer

- 萎縮性腟炎とは閉経後にエストロゲンが低下することにより，腟粘膜や外陰部皮膚が萎縮することである．

症　状

- 頻尿，尿意切迫感，尿失禁，繰り返す膀胱炎，外陰部のかゆみ，帯下の増加，少量の不正性器出血，性交時痛．

9 その他

- 60歳以上の女性の半数に腟萎縮症状がある[1].
- 可能なら婦人科受診を勧め，細菌やカンジダ，トリコモナスによる腟炎，子宮がんの検査を行う.

治 療

- エストリオール（エストリール腟錠0.5mg）1日1錠を寝る前に腟に挿入，7〜14日間.
- 外陰部を石けんや手でこすると症状が悪化する. シャワーで軽く流し，外陰部にワセリンを塗る.
- 性交時痛には潤滑剤（リューブゼリー®〔市販〕）を性交前に使用する.

Q11 ❶ 結節性紅斑（erythema nodosum）の原因は何か？
❷ 治療について述べよ

Answer

- 成人女性の下腿伸側に多く出現する.

症 状

- 前駆症状として，倦怠感や上気道炎症状がある.
- 境界が不明瞭な淡紅色または紫色の紅斑である. わずかに盛り上がり，有痛性の硬結を触れる.
- 大腿，上肢，殿部に発生することもある.
- 発熱や関節痛を伴うことがある.
- 関連する疾患には，溶連菌感染症，サルコイドーシス，薬剤（経口避妊薬，抗菌薬），妊娠，炎症性腸疾患，悪性腫瘍がある.

原 因

- 多くは特発性である（表Ⅳ-9-3）.

治 療

- 遅延型過敏反応の特徴を有する脂肪織炎で，ほとんどは4〜6週間で自然消退する.
- 治療は下肢挙上，冷却，NSAIDs. 難治性ではステロイド内服.
- 原因となる疾患の治療と原因薬剤の中止.

鑑別疾患

● 結核に関連して発症し，ふくらはぎ後部に潰瘍を伴う結節を起こすバザン硬結性紅斑との鑑別が問題となることがある．

Q12
❶ テニス肘とも呼ばれる外側上顆炎 (lateral epicondylitis) の症状と診察所見について述べよ
❷ 治療について述べよ

Answer
症状と診察所見

● 外側上顆炎は肘外側（外側上顆）に付着する伸筋腱の炎症で，伸筋腱（長橈側手根伸筋，短橈側手根伸筋，総指伸筋）の反復する使用によって起こる．

● 握手，荷物を持つ，パソコンのマウスの使用，テニスのバックハンドで痛みが誘発される．

● 診断のためのテスト（痛みが誘発されれば陽性）：
　・Thomsen テスト：検者は手関節を背屈させるように力を入れ，患者が検者の力に抵抗して手関節を伸ばそうとすると外側上顆に疼痛を感じる．
　・Chair テスト：肘を伸ばした状態で椅子を持ち上げる．

表Ⅳ-9-3 結節性紅斑の原因

主な原因
● 特発性（55%以上）
● 感染性 　連鎖球菌（28〜48%） 　エルシニア属菌，マイコプラズマ，クラミジア，ヒストプラズマ症，コクシジオイデス症，マイコバクテリア
● サルコイドーシス（11〜25%）
● 薬剤性（3〜15%）：抗菌薬，経口避妊薬など
● 妊娠（2〜5%）
● 腸管病変（1〜4%）：潰瘍性大腸炎，ベーチェット病など
まれな原因（1%未満）
● 感染 　ウイルス性：HSV，EBV，HBV，HCV，HIV 　細菌性：カンピロバクター属菌，リケッチア，サルモネラ属菌，オウム病，バルトネラ属菌，梅毒 　寄生虫症：アメーバ症，ジアルジア症 ● その他

(Am Fam Physician，75 (5)：695-700, 2007 より作成)

9　その他

> ⭐**memo**　内側上顆炎
>
> 　類似の疾患に内側上顆炎（medial epicondylosis）がある．ゴルフ肘と呼ばれる．手関節の反復屈曲によって起こる．痛みは肘の内側と前腕の腹側に生じ，手を握り手関節を屈曲した状態で検者が手関節を伸ばそうと力を入れると痛みが生じる．

- 臨床像が外側上顆炎または内側上顆炎と一致していれば，画像診断は不要である．

🔖 治　療

- 治療をしなくても 6 〜 12 ヵ月で治る．
- 痛みがあっても肘を使ってよい．
- 疼痛を誘発する活動を避け，鎮痛のために NSAIDs を使用する．
- 理学療法は，症状を改善し，将来の増悪を予防する可能性がある．
- グルココルチコイド注射は，短期的には痛みを軽減するが，長期的な効果はない．

Q**13**
❶ MUS（medically unexplained symptoms）とはどんな疾患か述べよ
❷ 診察と治療は何に気をつけるべきか？

Answer

- MUS とは，十分な医学的検査を行っても原因が明らかにならない身体症状のことである．有病率はプライマリ・ケア外来患者の 15 〜 30% である[1]．
- よくある症状：倦怠感，頭痛，腹痛，筋骨格痛（腰痛，筋肉痛，関節痛），めまい，麻痺，全身の脱力感，一過性浮腫，不眠症，呼吸困難，胸痛，慢性顔面痛，慢性骨盤痛，化学物質への感受性↑．
- 中枢性感作（強い刺激とは思えない痛みなどの感覚が中枢で感作され増幅されて認識される）が原因である．脳内で免疫機能を担当するミクログリアの異常と考えられている．
- 線維筋痛症，過敏性腸症候群，片頭痛，慢性疲労症候群，顎関節症，不眠症，むずむず脚症候群，化学物質過敏症，うつ病，パニック障害，不眠症も中枢性感作を伴う疾患である．

345

診察と治療

- 各症状に関連する徹底的な病歴聴取と身体診察が必要である．必要がない検査や専門医へのコンサルテーションを患者が要求することがあるが，医学的に必要と思われるものに限定する．
- 治療目標は症状の消失ではなく，日常生活を回復することである．劇的によくなる治療法はないことを伝える．傾聴と共感により症状は本当であると理解し，症状がなくても1～2週間ごとに定期受診させる．時間はかかるが多くの患者で症状がよくなることを伝え希望をもたせる．

Q14 うつ病の診断について述べよ

Answer

- 経済協力開発機構（OECD）の調査によると，新型コロナウイルス感染症の流行前後で，日本のうつ病患者の割合は2013年の7.9%から2020年の17.3%と2倍以上に増加した[1]．

症 状

- プライマリ・ケア外来には不眠，食欲低下，めまい，倦怠感，頭痛，動悸，便秘，下痢という症状を訴えて，うつ病患者が受診する．

診 断

- 2質問法（PHQ-2）がうつ病のスクリーニングとして優れている（感度96%，特異度57%）[2]（表Ⅳ-9-4）．
- 2質問法（PHQ-2）のうち1項目でも陽性ならば，表Ⅳ-9-5の質問をする．
- 鑑別診断：甲状腺機能低下症，ビタミンB_{12}欠乏症，双極性障害，統合失調症，薬物中毒（アルコール，カフェイン，ベンゾジアゼピン），薬剤（ステロイド，β遮断薬）．

治 療

- 双極性障害または希死念慮が強い場合は精神科に紹介する．
- 「眠る必要がないほど，ハイテンションになったことがありますか」と躁病エピソードの有無について聞く．双極性障害患者にSSRIを投与すると躁転することがある．

9 その他

処方例 セルトラリン（ジェイゾロフト®）　初期投与量1日25mg，1日100mgまで漸増．1日1回経口投与．

・副作用：嘔気，下痢など．

● セロトニン症候群（p.321参照）に注意する．他のSSRI，トラゾドン（デジレル®），デキストロメトルファン（メジコン®），トラマドール，リネゾリドの併用時は危険である．

● 寛解になってから4〜9ヵ月続け，非常にゆっくり減量，中止する．

Q15 不安障害（anxiety disorders）にはどのようなタイプがあり，どのような問診が診断に有効か？

Answer

不安障害の種類と問診

① 全般性不安障害：「細かいことがひどく気になりますか？」

② 社会不安障害：「人前でのスピーチは大丈夫ですか？」

③ 強迫性障害：「頻回の手洗いや鍵の確認に時間がかかることがよくありますか？」

表Ⅳ-9-4　2質問法

① 最近1ヵ月の間で，気持ちが落ち込んだり，憂うつな気分，絶望的な気分になりましたか
② 最近1ヵ月の間で，しばしば小さなことに悩まされたり，何をしても楽しくないと感じますか

表Ⅳ-9-5　うつ病の診断基準（DSM-5-TR）

最近2週間において
① 抑うつ気分
② 日々の活動における興味や喜びの喪失
③ 体重減少または体重増加
④ 不眠または過眠
⑤ 精神運動性の興奮または制止
⑥ 疲労感
⑦ 無価値感または罪の意識
⑧ 思考力や集中力の低下
⑨ 死や自殺について繰り返し考える

①または②を含めた5項目以上があてはまれば，うつ病である．

（Ammerican Psychiatric Association（原著）：DSM-5-TR 精神疾患の診断・統計マニュアル 第5版.日本精神神経学会（監修，著），高橋三郎，大野 裕（監訳），染矢俊幸，神庭重信，尾崎紀夫，三村 將，村井俊哉，中尾智博（訳）：96-97, 医学書院，2023より作成）

④ パニック障害：「心臓がドキドキして，息が吸い込めない，このままでは死んでしまうと不安に思ったことはありますか？」
⑤ 心的外傷後ストレス症（PTSD）：「重大なできごとがフラッシュバックしてくることはありますか？」

治 療
- 不安障害はうつ病によく合併する．
- 治療は認知行動療法やSSRIを用いる．ベンゾジアゼピンも有効であるが，依存性があるので4週間以上は用いない．

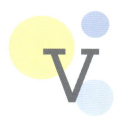

頻用薬剤一覧

薬剤監修：澤田覚志

本書における薬剤の記載は，2025年1月時点における各薬剤の情報に基づいており，正確を期するために細心の注意を払っています．しかしながら，薬剤情報は日々変更されているため，最新の添付文書を参考にされ，十分に注意を払われるようお願い申し上げます．

1. 睡眠薬

超短時間型

一般名	商品名	剤形	用量(1回)	増減	最大投与量	高齢者	備考
ゾルピデム酒石酸塩	マイスリー	錠剤	5-10mg	○	10mg	5mgから開始 10mgを超えない	非BZD系、ω1選択性 (禁忌)重篤な肝障害 (適応)統合失調症、うつ病に伴う不眠症は除く
トリアゾラム	ハルシオン	錠剤	0.25mg	○	—	0.125-0.25mg	[高度不眠]1回0.5mg (代謝)CYP3A4 併用禁忌薬に注意
ゾピクロン	アモバン	錠剤	7.5-10mg	○	10mg	3.75mgから開始 10mgを超えない	[肝障害]3.75mgから開始 非BZD系、翌朝、口中に苦味、(代謝)CYP3A4など
エスゾピクロン	ルネスタ	錠剤	2mg	○	3mg(成人)	1mgから開始 2mgを超えない	非BZD系、翌朝、口中に苦味、[高度肝・腎障害]1回1mg、2mgを超えない (代謝)[高度肝・腎障害]半減期延長 ゾピクロンの光学異性体、半減期延長

短時間型

一般名	商品名	剤形	用量(1回)	増減	最大投与量	高齢者	備考
ブロチゾラム	レンドルミン	錠剤 D錠	0.25mg	○	—	少量から開始	(代謝)CYP3A4
ロルメタゼパム	エバミール	錠剤	1-2mg	○	—	2mgを超えない	(代謝)グルクロン酸抱合 肝、腎障害時にも使いやすい
リルマザホン塩酸塩水和物	リスミー	錠剤	1-2mg	○	—	少量から開始 2mgを超えない	[腎不全]少量から開始 (代謝)アミノブチダーゼなど

中間型

一般名	商品名	剤形	用量(1回)	増減	最大投与量	高齢者	備考
フルニトラゼパム	サイレース	錠剤	0.5-2mg	○	—	少量から開始 1mgを超えない	(代謝)CYP3A4など 米国渡航時の携帯不可
エスタゾラム	ユーロジン	錠剤 散剤	1-4mg	○	—	少量から開始	(禁忌)ノービア®、バキロビット® (代謝)CYP3A4
ニトラゼパム	ネルボン ベンザリン	錠剤 散剤 細粒	5-10mg	○	—	少量から開始	(代謝)ニトロ還元化

【注意】医療用向精神薬は海外渡航時に制限や許可申請が必要な場合がある。

長時間型

一般名	商品名	剤形	用量(1回)	増減	最大投与量	高齢者	備考
クアゼパム	ドラール	錠剤	20mg	○	30mg	少量から開始	空腹時投与(食後血中濃度↑) (代謝)CYP2C9など (禁忌)リトナビル
フルラゼパム塩酸塩	ダルメート	カプセル	10~30mg	○	—	少量から開始	(代謝)CYP3A4 (禁忌)リトナビル

メラトニン受容体作動薬

一般名	商品名	剤形	用量(1回)	増減	最大投与量	高齢者	備考
ラメルテオン	ロゼレム	錠剤	8mg	—	—	慎重に投与	CYP1A2による相互作用に注意 (禁忌)高度肝障害、フルボキサミン 投与開始2週後に有効性、安全性を評価 食直後の服用は避ける(食後血中濃度↑)、プロラクチン上昇

オレキシン受容体作動薬

一般名	商品名	剤形	用量(1回)	増減	最大投与量	高齢者	備考
スボレキサント	ベルソムラ	錠剤	20mg (成人)	—	—	1回15mg	(代謝)主にCYP3A、併用禁忌薬が多い 中程度CYP3A阻害薬の併用時は10mgに減量を考慮する 肝機能、傾眠、悪夢に注意 半減期は約12時間と長い (一包化)不可 食直後の服用は避ける(食後血中濃度↑)
レンボレキサント	デエビゴ	錠剤	5mg	○	10mg	慎重に投与	(代謝)CYP3A 中程度または強いCYP3A阻害薬併用時には2.5mgに減量 オレキシン受容体OXₓに親和性が高い 半減期は50時間と長い (禁忌)重度肝障害 (一包化)不可 [中等度肝障害]5mgを超えない

【指導のポイント】服用後は危険な仕事への従事、車の運転を避けること。

【ベンゾジアゼピン系睡眠薬の減量・中止方法】
長期間服用した睡眠薬の急な中断は不眠の悪化や離脱症状が出現するおそれがあり、減量はゆっくり行う必要がある。
1~2週ごとに経過を見て25%(4分の1錠)ずつゆっくり減量していく。症状が再燃した場合は一般的に多剤併用例では、半減期の短い薬剤から先に減量する
一般的に多剤併用例では、半減期の短い薬剤から先に減量する
離脱性の不眠症状が気になる場合には、半減期の長い薬剤に置換して漸減する方法もある。

オレキシン受容体(OX₁, OX₂)拮抗薬であるスボレキサント、レンボレキサントは認知機能に影響を与えないため高齢者にも使いやすい。
スボレキサント、レンボレキサントは高齢者の安心の予防効果があるといわれている。
長時間作用性薬は日中の生活に支障をきたすことから、臨床で使用されることが少なくなってきている。

2. 抗不安薬①

一般名	商品名	剤形	最大投与量	適応(症) 神経症	心身症	うつ病	術前不安除去	麻酔前	用法・用量
エチゾラム	デパス	錠剤 細粒	[高齢者] 1.5mg	①	②	①	—	—	①1日3mg, 分3 ②1日1.5mg, 分3 睡眠障害：1日1～3mg, 就寝前 頸椎症, 腰痛症, 筋収縮性頭痛：1日1.5mg, 分3
クロチアゼパム	リーゼ	錠剤 顆粒	—	—	①	—	—	②	①1日15-30mg, 分3 ②10-15mg, 就寝前または手術前 自律神経失調症：1日15-30mg, 分3
タンドスピロンクエン酸塩	セディール	錠剤	60mg	○	—	—	—	—	1日30mg, 分3
トフィソパム	グランダキシン	錠剤	—	—	—	—	—	—	自律神経症状：1回50mg, 1日3回
ブロマゼパム	レキソタン	錠剤 細粒	—	①	②	①	—	③	①1日6-15mg, 分2-3 ②1日3-6mg, 分2-3 ③5mg, 就寝前または手術前
ロラゼパム	ワイパックス	錠剤	—	○	○	—	—	—	1日1-3mg, 分2-3
アルプラゾラム	ソラナックス コンスタン	錠剤	1日2.4mg, 分3-4 [高齢者] 1.2mg	—	○	—	—	—	1日1.2mg, 分3 [高齢者]1回0.4mg, 1日1-2回から開始
クロキサゾラム	セパゾン	錠剤 散剤	—	①	①	—	②	—	①1日3-12mg, 分3 ②0.1-0.2mg/kg, 手術前
ロフラゼプ酸エチル	メイラックス	錠剤 細粒	—	○	○	—	—	—	1日2mg, 分1-2

| 一般名 | 商品名 | 剤形 | 最大投与量 | 適応（症） | | | | | 用法・用量 |
				神経症	心身症	うつ病	術前不安除去	麻酔前	
ジアゼパム	セルシン ホリゾン	錠剤 散剤 シロップ （セルシンのみ）	原則外来患者へは1日15mg以内	①	①	①	—	②	①1回2-5mg、1日2-4回 【小児】1日量を分1-3 3歳以下：1日1-5mg 4-12歳：1日2-10mg ②1回5-10mg、就寝前または手術前 脳脊髄疾患に伴う筋痙攣・疼痛：1回2-10mg、1日3-4回
オキサゾラム	セレナール	錠剤 散剤	—	①	①	—	—	②	①1回10-20mg、1日3回 ②1-2mg/kg、就寝前または手術前
クロルジアゼポキシド	コントール バランス	錠剤 散剤	—	○	○	○	—	—	1日20-60mg、分2-3 【小児】1日10-20mg、分2-4

2. 抗不安薬②

一般名	商品名	作用時間	適応(症) 抗不安	催眠作用	筋弛緩	抗痙攣	抗うつ	Tmax (時間)	備 考
エチゾラム	デパス	短時間	+++	+++	++	－	++	約3	睡眠時間の延長、主に入眠障害、中途覚醒型に使用
クロチアゼパム	リーゼ	短時間	++	+	±	±	+	約1	抗不安作用は緩和
タンドスピロンクエン酸塩	セディール	短時間	++	－	－	－	++	0.8-1.4	脳内セロトニン(5-HT1A)受容体を選択的に刺激 遅効性(効果発現に2-4週間) 筋弛緩作用、抗コリン作用、協調運動抑制作用などが少ない CYP3A4、CYP2D6で代謝
トフィソパム	グランダキシン	短時間	+++	±	－	－	±	1	自律神経系の緊張不均衡改善作用を示す 健忘作用が少ない CYP3A中程度阻害
ブロマゼパム	レキソタン	中間	+++	++	+++	++	+	1	強力な抗不安/鎮静作用、効果発現は速やか 高齢者で鎮静/筋弛緩作用が現れやすい
ロラゼパム	ワイパックス	中間	+++	++	+	－	+	約2	代謝過程が単純、肝障害時にも使用しやすい
アルプラゾラム	ソラナックス コンスタン	中間	++	++	+	－	++	約2	効果発現は速やか(1週間程度で現れる) 抗コリン作用は弱いが、眠気の頻度は高い
クロキサゾラム	セパゾン	長時間	+++	+	+	+	++	2-4	治療効果発現は速やか(1-2週間)
ロフラゼプ酸エチル	メイラックス	長時間	++	++	+	+++	±	0.8	速やかに効果が現れ持続的、退薬症状は出にくい 筋弛緩作用は比較的弱い
ジアゼパム	セルシン ホリゾン	長時間	++	++	+++	+++	+	1	高齢者、小児、肝障害患者へは少量から開始 代謝産物の蓄積から作用時間が長い
オキサゾラム	セレナール	長時間	+	++	±	±	－	7-9	作用は緩和で、副作用も少ない

| 一般名 | 商品名 | 作用時間 | 適応(症) | | | | | Tmax (時間) | 備　考 |
			抗不安	催眠作用	筋弛緩	抗痙攣	抗うつ		
クロルジアゼポキシド	コントロール バランス	長時間	++	++	+	±	−	3	活性代謝物により、臨床効果が持続する 作用は緩和

【ベンゾジアゼピン系処方時の注意点】
ベンゾジアゼピン系から非ベンゾジアゼピン系であるタンドスピロンクエン酸塩(セディール)への切り替えの注意事項】
ベンゾジアゼピン系薬剤と交差依存性がないため、ベンゾジアゼピン系薬剤からただちに切り替えるのではなく、退薬状態からの症状悪化を起こさないようにベンゾジアゼピン系薬剤を徐々に減量しながら、切り替える。
【抗不安薬処方時の注意点】
①漫然と長期処方を行わない。依存性や副作用のリスクを考える。
②頓服薬は患者からの希望のまま処方を行わない。効果や使用状況(服用量や回数が守られているか、薬のための込みすぎがないか、薬のための込みすぎがないか)、副作用の出現有無を確認して処方する。
③頓服薬の処方時は、1日の最大服用回数、服用量、追加間隔を決めて指導する(処方箋にも記載しておくとよい)。
【作用持続時間】
半減期を基準に、超短時間型(6時間以内)、短時間型(12～24時間)、中間型(12～24時間)、長時間型(24時間以上)と分類される。

3. 抗うつ薬

分類	一般名	商品名	剤形	適応症 うつ病/状態	パニック障害	社会不安障害	強迫性障害	外傷後ストレス障害	用量(成人) 開始(mg)	通常(mg)	最大(mg)	用法	主な代謝/阻害酵素 代謝	阻害
SSRI	フルボキサミンマレイン酸塩	デプロメール、ルボックス	錠剤	○	—	○	○	—	1日50	150まで	—	分2	CYP2D6	CYP1A2, 2C19 (強い阻害)
	パロキセチン塩酸塩水和物	パロキセチン	錠剤	① ○	②	③	④	⑤	①1回10-20	1日20-40(*1)	40	分1(*6)	CYP2D6	CYP2D6 (強い阻害)
									②1回10	1日30(*1)	30	分1(*6)		
									③1回10	1日20(*1)	40	分1(*6)		
									④1回20	1日40(*1)	50	分1(*6)		
									⑤1回10-20	1日20(*1)	40	分1(*6)		
		パキシル	CR錠	○	—	—	—	—	1日12.5	1日25(*2)	50	分1		
	セルトラリン塩酸塩	ジェイゾロフト	錠剤 OD錠	○	○	—	—	○	1日25	100まで漸増	100	分1	CYP2C19, 2C9, 2B6, 3A4など	—
	エスシタロプラムシュウ酸塩	レクサプロ	錠剤	○	—	○	—	—	1日10	1日10	20	分1(*6)	CYP2C19, 2D6, 3A4	CYP2D6 (中程度の阻害)

分類	一般名	商品名	剤形	適応症					用量			用法	主な代謝/阻害酵素	
				うつ病/状態	パニック障害	社会不安障害	強迫性障害	外傷後ストレス障害	開始(mg)	通常(mg)	最大(mg)		代謝	阻害
SNRI	ミルナシプラン塩酸塩	トレドミン	錠剤	○	—	—	—	—	1日25	100まで漸増(*3)	—	分2-3	主にグルクロン酸抱合	—
SNRI	デュロキセチン塩酸塩	サインバルタ	カプセル	○	—	—	—	—	1日20	40(*4)	60	分1(*7)	CYP1A2, 2D6	CYP2D6(中程度の阻害)
SNRI	ベンラファキシン塩酸塩	イフェクサーSR	カプセル	○	—	—	—	—	1日(*8)37.5	75(*8)	225(*8)	分1	CYP2D6, 3A4	CYP2D6
NaSSA	ミルタザビン	リフレックス レメロン	錠剤	○	—	—	—	—	1日15	15-30(*5)	45	分1(*9)	CYP1A2, 2D6, 3A4	—

*1 1週ごとに1日10mgずつ増量。
*2 1週間以上の間隔をあけて1日用量125mgずつ増量。
*3 高齢者は1日60mgまで漸増。
*4 1週間以上の間隔をあけて1日用量20mgずつ増量。
*5 1週間以上の間隔をあけて1日用量15mgずつ増量。
*6 夕食後
*7 朝食後
*8 （中程度肝障害）375mg 2日に1回開始。1週後に1日1回375mgに増量。最大1日1125mg。1週間以上の間隔をあけて1日375mgずつ増量。
*9 就寝前。

・効果発現は約1-2週間程度。服用中断後の再発などを防ぐためにも、治療目的や今後の治療方針、継続の必要性、副作用などについて十分な説明を行う。
・主な副作用は胃腸障害（悪気、下痢、食欲不振など）、頭痛、眠気など。
SSRIの消化器症状は抵抗性の開始で軽減。従来の抗うつ薬に比べ、抗コリン作用や心毒性の発現は少ない。
SNRIは排尿障害の発現に注意する。尿閉（前立腺疾患など）への投与は禁忌。
セルトラリン塩酸塩（ジェイゾロフト）は他のSSRIに比べて薬の発現規程が高い。
ミルタザピン（リフレックス、レメロン）は抗ヒスタミン作用が強く、眠気が出現しやすい。
・SSRIの離脱症状は、めまい、不安/焦燥感、不眠、電気ショック様の感覚など。服用中止は1-3日以内に出現し、1-2週間持続することがある。
・パロキセチン塩酸塩水和物（パキシル）は半減期短く、投与中止時は漸減し、急な投与中止は行わない。
・投与初期/増減時は中枢刺激症状のactivation syndrome（軽度の興奮、不安、易刺激性、衝動性、アカシジア、自傷行為など）が出現することがあり注意。

4. 利尿薬

サイアザイド系、サイアザイド類似系利尿薬

一般名	商品名	用法・用量	備考
トリクロルメチアジド	フルイトラン	1日2-8mg、分1-2	主に遠位尿細管に作用する 降圧効果は、初期にNa排泄に伴う循環血液量減少、長期投与で末梢血管抵抗の減少をもたらす（詳細な機序は不明） 代謝性の副作用は量依存的（1/4~1/2の低用量投与が望ましい） 尿中全Ca排泄減少 [副作用]低Na/K/Mg血症、高尿酸血症など
インダパミド	ナトリックス	1日1回2mg	

【keypoint】
①血性Cr 2mg/dL以上またはCcr 30mL/分未満では効果が期待できない（ループ系を使用する）
②単剤、合剤の頻用時は、電解質異常に注意しモニタリングを行う
特に合剤では利尿薬投与中であることを忘れずに電解質異常に注意する

ループ系利尿薬

一般名	商品名	用法・用量	備考
アゾセミド	ダイアート	1日1回60mg	主にヘンレ係蹄上行脚に作用する 利尿作用は強力（用量依存的に作用が増強） 主に体液量増加（浮腫性疾患）の改善に使用 ダイアートは緩和かつ持続的な利尿作用を示す ルプラックは抗アルドステロン作用をもち、K値の上昇に注意 →腎不全ではフロセミドの投与量を増加する必要がある →腎不全で蓄積した有機陰イオンとフロセミドが競合し、フロセミドの尿細管分泌が阻害されるため [副作用]低Na/K/Mg血症、脱水症、聴覚障害など
トラセミド	ルプラック	1日1回4-8mg	
フロセミド	ラシックス	1日1回40-80mg、連日または隔日	

【keypoint】
①乏尿、無尿時は原因を考え、むやみに投与しない
②体液量増加（浮腫性疾患）の改善が不十分なときは、塩分制限と投与量を確認する

カリウム保持性利尿薬

一般名	商品名	用法・用量	備考
スピロノラクトン	アルダクトンA	1日50-100mg、分割	血性Cr：2mg/dL以上には使用しない 緊急加療量、糸球体ろ過量は少なく、Ccrに影響しない、利尿作用は弱い [併用禁忌]タクロリムス、エプレレノン、ミトタン、トラン、エサキセレノン [副作用]女性化乳房、性機能障害など
		慢性心不全における死亡率を有意に抑制する（RALES study）	

ミネラルコルチコイド受容体拮抗薬（MRA）

一般名	商品名	用法・用量	備考
エプレレノン	セララ	高血圧症：1日1回50mgから開始 効果不十分：100mgまで増量可 慢性心不全：1日1回25mgから開始 開始から4週間以降を目安に1日1回50mgへ増量 中等度の腎障害：1日1回25mgから開始、最大1日1回25mg	重度・腎障害のある患者：禁忌 レニン活性化に依存せず（低レニン型高血圧にも有効） CYP3A4阻害薬と併用 1回25mgを超えない 鉱質コルチコイド以外の作用は弱い 投与中に血清K値が5mEq/Lを超えた場合は減量または中止、6mEq/L以上の場合は中止 5.5mEqを超えた場合は減量または中止 6mEq/L以上の場合は中止
エサキセレノン	ミネブロ	高血圧症：1日1回2.5mg 効果不十分：5mgまで増量可	中等度腎障害のある患者、アルブミン尿・タンパク尿を伴う糖尿病患者：1日1回1.25mgから開始 4週間以降を目安に1日1回2.5mgに増量、効果不十分な時には5mgまで増量可 重度腎障害のある患者：禁忌 投与中に血清K値が5mEq/Lを超えた場合は減量または中止 5.5mEqを超えた場合は減量または中止 6mEq/L以上の場合は中止
フィネレノン	ケレンディア	2型糖尿病を合併する慢性腎臓病 除く 1日1回20mg	eGFR60mL/分/1.73m²未満：10mgから開始 血清K値、eGFRに応じ投与開始から4週間後を目安に20mgへ増量する *20mgを投与する場合、10mg・2錠は同じ錠とならない 投与開始時に血清K値が5.5mEq/Lを超えている患者：禁忌 重度肝障害のある患者

・併用禁忌：多数あり注意
・心不全においても予後改善効果が示されている。MRAは心不全治療におけるキードラッグであることを忘れずに！
末期腎不全または透析施行中は

バソプレシン受容体拮抗薬

一般名	商品名	用法・用量	備考
トルバプタン	サムスカ	心不全による体液貯留：1日1回15mg 肝硬変による体液貯留：1日1回7.5mg SIADHにおける低Na血症の改善：1日1回7.5mg 1日最大60mg 常染色体顕性（優性）多発性嚢胞腎の進行抑制：1日60mgを2回に分割（朝45mg・夕15mg）で開始 1週以上の間隔をあけ段階的に増量、1日最大120mg	Na⁺を介した利尿ではなく自由水利尿。Na排出や血管内の浸透圧利尿に影響なし 他の利尿薬で効果不十分な体液貯留に使用 入院下で投与開始が原則 急激な水利尿による高Na血症に注意、水分制限を指導する（口渇を感じ飲水ができる患者に投与） CYP3A4阻害薬との併用は避けること（やむを得ず併用する場合、減量あるいは低用量リソースを検討） グレープフルーツジュースは避ける CYP3A4で代謝。P糖タンパク質阻害作用あり、P糖タンパク質の基質

血清Na濃度：投与開始時、投与中は1日1回の検査。
肝機能検査：投与開始前に肝機能検査を実施。少なくとも投与開始後2週間は頻回に肝機能検査を行う（目安：1～2日ごと）。
・常染色体顕性（優性）多発性嚢胞腎への処方は、e-learning受講が必要。

5. ACE阻害薬

一般名	商品名	剤形	用法・用量（成人）	最大投与量(mg)	作用持続時間（時間）	排泄型
カプトプリル	カプトリル	錠剤 細粒	1日37.5~75mg, 分3	150	4	腎
カプトプリル	カプトリル-R	カプセル	1日18.75-37.5mg, 1日2回	—	8-12	腎
リシノプリル水和物	ロンゲス	錠剤	1日1回10-20mg / 1日1回5-10mg（慢性心不全）	—	24	腎
アラセプリル	セタプリル	錠剤	1日25-75mg, 分1-2	100	12-24	腎
エナラプリルマレイン酸塩	レニベース	錠剤	1日1回5-10mg / 1日1回5-10mg（慢性心不全）	—	24	腎
デラプリル塩酸塩	アデカット	錠剤	1日15mg, 分2開始 / 1日30-60mg, 分2	120	12-24	腎
テモカプリル塩酸塩	エースコール	錠剤	1日1mg開始, 漸増 / 1日1回2-4mg	4	24	腎
トランドラプリル	オドリック	錠剤	1日1回1-2mg	—	24	胆汁/腎
イミダプリル塩酸塩	タナトリル	錠剤	1日1回5-10mg / 1日1回5mg（糖尿病性腎症）	—	24	腎
ペリンドプリルエルブミン	コバシル	錠剤	1日1回2-4mg	8	24	腎

【注意点】
少量から開始し、徐々に増量していく。特に重症または腎障害、腎性/腎実質性血圧症の患者、高齢者には少量から開始する。
重症な腎障害患者への投与は、投与量の減量または投与間隔を延長することを考慮する。
外来では血清Cr値2mg/dL程度以上の値であるときは腎臓専門医へのコンサルが望ましい。

【禁忌】
妊娠または妊娠している可能性のある婦人。
ARNI（エンレスト®）を投与中、または投与中止後から36時間以内。
デキストラン硫酸固定化セルロース、トリプトファン固定化ポリビニルアルコールまたはポリエチレンテレフタレートを用いた吸着器による血液浄化施行中。
アクリロニトリルメタリルスルホン酸ナトリウム膜（AN69）を用いた血液透析施行中。
アリスキレンフマル酸塩を投与中の糖尿病患者（他の降圧治療を行っても血圧コントロール不良の患者を除く）。

【副作用】
血管浮腫の発現頻度は低いが、気道閉塞による致死的転帰を招くため注意を怠らない。
自覚症状は、顔面・口唇・咽喉・舌下部などの腫脹、灼熱感、掻痒感、しびれなど。異常がみられた場合には投与を中止する。
空咳は、投与を中止する咳嗽で、投与開始から数週間もしくはそれ以上経過してから発現することがある。

6. アンジオテンシン受容体拮抗薬 (ARB)・アンジオテンシン受容体ネプリライシン阻害薬 (ARNI)

分類	一般名	商品名	適応症 高血圧症	腎実質性	その他	用法・用量 (成人)	最大投与量 (mg)	備考
ARB	ロサルタンカリウム	ニューロタン	①	—	②	①1日1回25-50mg ②高血圧およびびタンパク尿を伴う2型糖尿病における糖尿病性腎症 1日1回50mg(過度の血圧低下のおそれがある場合25mg開始)	100mg	URAT₁阻害による尿酸排泄促進(平均0.7mg/dL)が報告 プロドラッグ グレープフルーツジュースを避ける
	カンデサルタンシレキセチル	ブロプレス	①	②	③	①1日1回4-8mg[腎障害1日1回2mg開始] ②1日1回2mg開始 ③慢性心不全(ACE阻害薬以外の基礎治療薬は継続) 1日1回4mg開始(*)	12mg / 8mg / 8mg	(高血圧症)小児適応あり 食事の影響(−) プロドラッグ / 食事の影響(−) プロドラッグ
	バルサルタン	ディオバン	○	—	—	1日1回40-80mg	160mg	食事の影響(+)
	テルミサルタン	ミカルディス	○	—	—	1日1回20mg開始、1日1回40mg[肝障害1日1回20mg開始]	80mg / 40mg	非線形性、PPAR γ活性作用が報告 食事の影響(+) アスピリンと一包化不可(メタルシンー非含有製剤は可)
	オルメサルタンメドキソミル	オルメテック	○	—	—	1日1回5-10mg開始 1日1回10-20mg	40mg	食事の影響(−)、プロドラッグ 重度の下痢を起こすことあり メトホルミン、カナグリと一包化不可
	イルベサルタン	アバプロ イルベタン	○	—	—	1日1回50-100mg	200mg	腎保護作用、URAT₁阻害による尿酸排泄促進作用の報告 PPAR γ活性作用が報告
	アジルサルタン	アジルバ	○	—	—	1日1回20mg	40mg	—
ARNI	サクビトリルバルサルタンナトリウム水和物	エンレスト	①	—	②	①1日1回200mg、1日1回 ②慢性心不全1日1回50mg、1日2回	400mg / 400mg	ACE阻害薬を中止してから36時間後以降に開始 ARBとは切り替えて投与 低血圧、高K血症に注意 (慢性心不全)小児適応あり

【Triple Whammy】
RA系＋利尿薬＋NSAIDs→急性腎障害 (AKI) リスク高まる
【腎障害】
*：投与開始時の小球体濾過量120mmHg血圧未満. 腎障害、利尿薬併用. 重度心不全:1日2mg投与は. 1日2mg投与は、低血圧関連の前作用に対する認容性確認目的. 4週間を超えて行かない.

7. β遮断薬

一般名	商品名	剤形	適応症				用法・用量	備考	排泄型	ISA	MSA	脂溶性/水溶性
			本態性	狭心症	その他	心不全						
プロプラノロール塩酸塩	インデラル	錠剤	①	②	②(*1)	—	①1日30-60mg開始, 分3, 120mgまで増量可 ②1日30mg開始, 分3, 効果不十分時は60mg, 90mgと漸増	*1 期外収縮(上室性, 心室性), 発作性頻拍の予防(徐脈効果), 洞性頻脈, 新鮮心房細動, 発作性心房細動の予防, 褐色細胞腫の手術時	肝	—	+	脂溶性
ニプラジロール	ハイパジール	錠剤	○	○	—	—	1日6-12mg, 分2, 1日最大18mg		肝=腎	—	—	脂溶性
メトプロロール酒石酸塩	ロプレソール セロケン	錠剤	①	②	②(*2)	—	①1日60-120mg, 分3, 240mgまで増量可 ②1日60-120mg, 分2-3	*2 頻脈性不整脈	肝	—	—	脂溶性
	ロプレソールSR セロケンL	錠剤	○	—	—	—	1日1回120mg		肝	—	—	脂溶性
アテノロール	テノーミン	錠剤	○	○	○(*3)	—	1日1回50mg, 1日最大100mg	*3 頻脈性不整脈(洞性頻脈, 期外収縮)	腎	—	—	水溶性
ビソプロロールフマル酸塩	メインテート	錠剤	①	①(*4)	②(*5)	③	①1日1回5mg ②1日1回2.5mg開始, 1日最大5mg ③1日1回0.625mg開始, 段階的に増量。1日最大5mg	*4 心室性期外収縮 頻脈性心房細動 *5 頻脈性心房細動	肝=腎	—	—	水溶性
ベタキソロール塩酸塩	ケルロング	錠剤	①	②	③(*6)	—	①1日1回5-10mg, 1日最大20mgまで ②1日1回10mg, 1日最大20mgまで ③1日1回5mg, 1日最大10mgまで	*6 腎実質性高血圧症	肝>腎	—	—	脂溶性/水溶性

一般名	商品名	剤形	適応症				用法・用量	備考	排泄型	ISA	MSA	脂溶性/水溶性
			本態性	狭心症	その他	心不全						
セリプロロール塩酸塩	セレクトール	錠剤	①	②	(*6)	—	①1日1回100-200mg、1日最大400mgまで ②1日1回200mg、1日最大400mgまで	*6 腎実質性高血圧	腎	+	−	水溶性
アロチノロール塩酸塩	アロチノロール塩酸塩	錠剤	①	①	①(*2) ②(*7)	—	①1日20mg、分2、1日30mgまで増量可 ②1日10mg開始、効果不十分時は段階的に増量20mg、分2、1日最大30mg	*2 頻脈性不整脈 *7 本態性振戦	肝	−	−	脂溶性
アモスラロール塩酸塩	ローガン	錠剤	○	—	○(*8)	—	1日20mg開始 効果不十分：1日60mgまで漸増、分2	*8 褐色細胞腫による高血圧症	肝>腎	−	−	脂溶性/水溶性
カルベジロール	アーチスト	錠剤	①	②	①(*6) ③ ④(*5)	④	①1日1回10-20mg ②1日1回20mg ③1日1回5mg開始、効果不十分時は段階的に増量 最大1日1回20mg ④1回1.25mg、1日2回開始、分2、段階的に増量。維持：2.5-10mg、1日2回	*6 腎実質性高血圧 *5 頻脈性心房細動	肝	−	+	脂溶性

・いずれの薬剤もほぼ等しい降圧作用。α遮断作用を有する薬剤を除く。血漿トリグリセリドの上昇傾向がみられる。
・少量のβ遮断薬は心不全の治療薬として使用される。過去にβ遮断薬は心不全に対して禁忌とされていた背景があるが、予後を改善する薬剤である認識をもつ必要がある。
・β遮断薬は選択性に限らず喘息患者に禁忌と考えるべきである。

8. Ca拮抗薬

一般名	商品名	剤形	適応症①					用法・用量	適応症②			用法・用量②	Caチャネル抑制
			本態性	高血圧症	腎性	腎血管性	腎実質性		狭心症	異型狭心症	その他		
ニフェジピン	ニフェジピン	カプセル	○	—	○	—	—	1回10mg, 1日3回	○	—	—	1回10mg, 1日3回。緊急時の舌下投与は行わない*	L
ニフェジピン徐放 1日2回	ニフェジピンL	錠剤	○	—	○	—	—	1回10-20mg, 1日2回	○	—	—	1回20mg, 1日2回	L
ニフェジピン徐放 1日1回	アダラートCR	錠剤	—	○	○	○	○	1日1回10-20mg開始, 漸増 *1	○	—	—	1日1回40mg, 最大1日1回60mgまで	L
ニカルジピン	ヘルジピン	錠剤	○	—	—	—	—	1回10-20mg, 1日3回	—	—	—	—	L
ニカルジピン塩酸塩	ヘルジピンLA	カプセル	○	—	—	—	—	1回20-40mg, 1日2回	—	—	—	—	L
ジルチアゼム塩酸塩	ヘルベッサー	錠剤	○	—	—	—	—	1回30-60mg, 1日3回	○	—	—	1回30mg, 1日3回 1回60mg, 1日3回まで増量可	L
ジルチアゼム塩酸塩	ヘルベッサーR	カプセル	○	—	—	—	—	1日1回100-200mg	○	—	—	1回100mg, 1日1回 1回200mgまで増量可	L
ベラパミル塩酸塩	ワソラン	錠剤	—	—	—	—	—	—	○	—	○(頻脈性不整脈)	1回40-80mg, 1日3回 *2	L
ニルバジピン	ニバジール	錠剤	○	—	—	—	—	1回2-4mg, 1日2回	—	—	—	—	L
ニトレンジピン	バイロテンシン	錠剤	—	○	—	—	—	1日1回5-10mg	○	—	—	1日1回10mg	L
マニジピン塩酸塩	カルスロット	錠剤	—	○	—	—	—	1日5mg開始, 漸増 1日1回10-20mg	—	—	—	—	L

* 高血圧切迫症・緊急症においては、かつてニフェジピンカプセル内容物の舌下投与が行われた時期があったが、過度の降圧による反射性頻脈、脳梗塞や心筋虚血を誘発するため現在は推奨されない。
*1 高血圧症：1日1回40mgで効果不十分の場合、1日1回60mgまで増量可。狭心症：適宜増減。
*2 狭心症：適宜増減。頻脈性不整脈：1日2回まで増量可。

一般名	商品名	剤形	適応症①					用法・用量	適応症②			用法・用量②	Caチャネル抑制剤
			本態性	高血圧症	腎性	腎血管性	腎実質性		狭心症	異型狭心症	その他		L, N, T
ベニジピン塩酸塩	コニール	錠剤	—	○	—	—	○	1日1回2-4mg 1日1回8mgまで増量可, [重症]1日1回4-8mg	○	—	—	1回4mg, 1日2回	L, N, T
バルニジピン塩酸塩	ヒポカ	カプセル	—	○	—	○	○	1日1回5-10mg開始、漸増 1日1回10-15mg	—	—	—	—	L
エホニジピン塩酸塩エタノール付加物	ランデル	錠剤	—	○	—	○	○	1日20-40mg, 分1-2 最大1日60mgまで	○	—	—	1日1回40mg	L, T
シルニジピン	アテレック	錠剤	—	○	—	—	—	1日1回5-10mg 1日1回20mgまで増量可, [重症]1日1回10-20mg	—	—	—	—	L, N
アムロジピンベシル酸塩	ノルバスク アムロジン	錠剤	—	○	—	—	—	1日1回2.5-5mg, 10mgまで増量可 (6歳以上の小児)1日1回2.5mg, 最大5mg	○	—	—	1日1回5mg	L
アゼルニジピン	カルブロック	錠剤	—	○	—	—	—	1回8mg開始(またはさらに低用量から) 1日1回8-16mg, 最大16mg	—	—	—	—	L, T

アゼルニジピン(カルブロック)：併用禁忌多数あり、注意。
ジルチアゼム(ヘルベッサー)：中程度のCYP3A阻害。併用に注意。
ベラパミル(ワソラン)：中程度のCYP3A阻害。P糖タンパク質の基質であり阻害作用あり。併用注意。

9. α遮断薬

一般名	商品名	剤形	適応症					用法・用量		最大投与量	備考
			高血圧症	本態性	腎性	褐色細胞腫	排尿障害	開始	効果不十分		
プラゾシン塩酸塩	ミニプレス	錠剤	—	①	①	—	②	1回0.5mg, 1日2-3回	1-2週間の間隔後, 1日1.5-6mgまで漸増, 分2-3 (①:または1日15mgまで漸増)	—	2週間頃から降圧. 4-10週で安定
ブナゾシン塩酸塩	デタントール	錠剤 R錠	○	○	○	—	—	1日1.5mg, 分2-3 1日1回3mg	1日3-6mgに漸増, 分2-3 1日1回3-9mg	12mg 9mg	緩和で持続的作用 R錠は徐放性. 噛まずに服用するように指導する
ウラピジル	エブランチル	カプセル	—	①	①	①	②, ③	①1回15mg, 1日2回 ②(前立腺肥大)1回15mg, 1日2回 ③(神経因性膀胱)1回15mg, 1日2回	1-2週間の間隔後, ①1日120mgまで漸増, 分2 ②1日60-90mgまで漸増, 分2 ③1日60mgに漸増, 分2	②90mg ③90mg	中枢性降圧作用とβ遮断作用をもつ 内容物は徐放性のため粉砕不可
ドキサゾシンメシル酸塩	カルデナリン	錠剤 OD錠	①	—	—	②	—	1日1回0.5mg	1-2週間の間隔後, 1日1-4mgに漸増, 分1	①8mg ②16mg	半減期が長い(10-16時間) 1日1回型 連続投与4日目でほぼ定常状態に達する

早朝時高血圧には就寝前に投与.

10.硝酸薬

| 分 類 | 一般名 | 商品名 | 用法・用量 | | 増　減 | 作用発現時間 | 作用持続時間 |
			開　始	効果不十分			
舌下	ニトログリセリン	ニトロペン舌下錠0.3mg	1回1-2錠、舌下(発作時)	1-2錠追加	○	1-2分	10-30分
	硝酸イソソルビド	ニトロール錠5mg	1回1-2錠、舌下(発作時)	—	○	2分前後	1-2時間
スプレー	ニトログリセリン	ミオコールスプレー0.3mg	1回1噴霧、舌下	1噴霧追加	—	1-2分	30分
	硝酸イソソルビド	ニトロールスプレー1.25mg	口腔内に1回1噴霧	1回1噴霧に限り追加	—	1-2分	0.5-2時間
内服薬	硝酸イソソルビド (ISDN)	ニトロール錠5mg	1回1-2錠、1日3-4回(経口、または舌下)	—	○	30分前後	4-6時間
		ニトロールRカプセル20mg	1回1カプセル、1日2回	—	○	1時間以内	6-12時間
		アイトロール錠10mg アイトロール錠20mg	1回20mg、1日2回	1回40mg、1日2回まで	○	1時間以内	6-12時間
経皮吸収剤	ニトログリセリン	ニトロダームTTS25mg	1日1回1枚貼付(胸部、腰部、上腕部)	2枚に増量	—	1時間以上	24時間以上
	硝酸イソソルビド	フランドルテープ40mg	1枚、24または48時間ごとに貼付 (胸部、上腹部、背部)	—	○	1-2時間	24-48時間

舌下錠、スプレー剤は発作時に使用する。内服薬、テープ剤は発作予防に使用する。

V

頻用薬剤一覧

367

11. 脂質異常症治療薬 ①

一般名	商品名	剤形	用法・用量	排泄型	脂溶性/水溶性	代謝酵素	併用禁忌
プラバスタチンナトリウム	メバロチン	錠剤 細粒	1日10mg, 分1-2, 最大20mg	肝	水溶性	カルボキシエステラーゼ	―
シンバスタチン	リポバス	錠剤	1日1回5mg, 夕食後, 最大20mg	肝	脂溶性	CYP3A4	イトラコナゾール, ミコナゾール, アタザナビル, サキナビルメシル酸塩, コビシスタット含有製剤, ポサコナゾール
フルバスタチンナトリウム	ローコール	錠剤	1日1回20mg開始 1日1回20-30mg, 夕食後, 最大60mg	肝	脂溶性	CYP2C9	―
アトルバスタチンカルシウム水和物	リピトール	錠剤	1日1回10mg, 最大20mg 家族性：1日1回10mg, 最大40mg	肝	脂溶性	CYP3A4	グレカプレビル・ピブレンタスビル
ピタバスタチンカルシウム	リバロ	OD錠	(成人) 1日1回1-2mg, 最大4mg (小児・家族性) 10歳以上1日1回1mg, 最大2mg	肝	脂溶性	CYP2C9で一部代謝	シクロスポリン
ロスバスタチンカルシウム	クレストール	錠剤 OD錠	1日1回2.5-5mg開始, 10mgまで漸増可 家族性：最大20mg	肝	水溶性	CYP代謝を受けにくい	シクロスポリン

11. 脂質異常症治療薬②

フィブラート系，選択的PPARαモジュレーター

一般名	商品名	剤形	用法・用量	注意
				血清Crがベザフィブラート2mg/dL、フェノフィブラート2.5mg/dL以上で タンパク結合が高いため、併用時はタンパク結合率が高い薬剤（ワルファリンカリウム、SU剤など）の相互作用が増強することがある
ベザフィブラート	ベザトールSR	錠剤	1日400mg、分2 腎障害、高齢者は適宜減量	禁忌
フェノフィブラート	リピディル トライコア	錠剤	1日1回106.6-160mg食後、適宜減量 最大1日160mg	
ペマフィブラート	パルモディア	錠剤 XR錠	1回0.1mg、1日2回、最大0.2mg、1日2回 最大0.4mg 徐放錠：1日1回0.2mg	PPAR αへの選択性が高い eGFR30mL/分/1.73m²未満で投与間隔を延長

PPAR α活性作用：TG↓、HDL↑
腎機能低下患者にスタチン系を併用する場合は、定期的に腎機能値を確認。
胆石症の既往（胆石の既往）には投与しない。
投与開始後3ヵ月間は、特に肝機能検査に注意する。

小腸コレステロールトランススポーター阻害薬

一般名	商品名	剤形	用法・用量	注意
エゼチミブ	ゼチーア	錠剤	1日1回10mg、食後、適宜減量	内因性（胆汁中）、外因性コレステロール吸収抑制作用 CYP代謝の影響なし（グルクロン酸抱合） シクロスポリン、ワルファリンカリウムとの併用に注意する

プロブコール

一般名	商品名	剤形	用法・用量	注意
プロブコール	シンレスタール	錠剤 細粒	1日500mg、分2、食後 家族性：1日1gまで増量可	抗酸化、脂質代謝改善（LDLを小さくさない）作用 肝（胆汁）排泄型　脂肪組織蓄積で半減期が長い（50-98時間） 皮膚/腱黄色腫を退縮 肝障害、QT延長：まれに重篤な心室性不整脈が発現することがある 低LDL血症患者に対する投与は増量に行う 脂溶性、食事中の脂肪含有により吸収は変化するため、高脂肪食は避ける

369

陰イオン交換樹脂

一般名	商品名	剤形	用法・用量	備考
コレスチミド	コレバイン コレバインミニ	錠剤 顆粒	1回1.5g、1日2回 最大1日4g	胆汁酸の腸肝循環を阻害し、コレステロールを低下 妊婦への使用可（有益性＞危険性） 脂溶性ビタミンや併用薬剤吸収を阻害するため服用間隔をあける 処方後の便通状況を確認する 速やかに嚥下するように指導（口中で長時間とどめると膨張し服用困難になる）

EPA

一般名	商品名	剤形	用法・用量	備考
イコサペント酸エチル	エパデールS エパデール エパデールEM	カプセル	1回900mg、1日2回または1回600mg、1日3回、食直後 TG異常：1回900mg、1日3回まで増量可 エパデールEMは、1回2g、1日1回食直後 エパデールEMにより1回4g、1日1回まで TG高値の程度により増量可	n-3多価不飽和脂肪酸、コレステロール↓、TG↓ 脂質代謝改善、抗炎症、抗血栓、冠血管安定化作用により抗動脈硬化作用を示す 吸収は胆汁酸を介するため、食直後に服用する 噛まずに服用するように指導する（空腹時は吸収↓）

EPA・DHA製剤

一般名	商品名	剤形	用法・用量	備考
オメガ-3脂肪酸エチル	ロトリガ	カプセル	1回2g、1日1回食直後 TG高値の程度により1回2g、1日2回まで増量可	

12. 抗血小板薬

一般名	商品名	剤形	用法・用量	抗血小板凝集作用（休薬期間）	備考
アスピリン	バイアスピリン	錠剤	1日1回100mg、1回300mgまで	不可逆的（約10日）	腸溶性製剤 / 自覚症状を伴わない消化性粘膜障害への注意を怠らない / ミカルディス（メグルミン）含有の後発医薬品）とは、一包化不可
チクロピジン塩酸塩	パナルジン	錠剤 細粒	①1日200-300mg、分2-3 / ②1日300-600mg、分2-3 / ③1日200-300mg、分2-3 / ④1日300mg、分3	不可逆的（10-14日間）	①血管手術および血液体外循環に伴う血栓・塞栓の治療ならびに血流障害の改善 / ②慢性動脈閉塞症に伴う潰瘍・疼痛・冷感などの阻血性諸症状の改善 / ③虚血性脳血管障害に伴う血栓・塞栓および血流障害の改善 / ④くも膜下出血術後の脳血管攣縮に伴う血流障害の改善 / 【警告】血栓性血小板減少性紫斑病、無顆粒球症、重篤な肝障害（死亡例の報告あり） / 主に投与開始後2ヵ月間は、2週間に1回程度の血液検査を実施 / 投与開始後2ヵ月間は、原則として1回2週間分の処方とする
クロピドグレル硫酸塩	プラビックス	錠剤	1日1回75mg / 年齢、症状、体重により1日1回50mg	不可逆的（14日）	PCIが適応される虚血性心疾患：1日1回300mg開始、維持量1日1回75mg / 空腹時投与を避ける（消化器系副作用のリスク） / 血栓性血小板減少性紫斑病、無顆粒球症、重篤な肝障害 / 投与開始後2ヵ月間は、2週間に1回程度の血液検査を実施 / プロドラッグであり、主にCYP2C19で代謝。CYP2C8を阻害
リマプロストアルファデクス	オパルモン	錠剤	1日15-30μg、分3	可逆的（前日）	プロスタグランジン E_1 誘導体、血流増加、血流拡張、抗血小板作用を示す
イコサペント酸エチル	エパデール エパデールS	カプセル	1回600mg、1日3回、食直後	不可逆的（7-14日）	イワシなどから高純度に精製された多価不飽和脂肪酸（吸収↑） / 空腹時異常なし1回600mg、1日3回、または1回900mg、1日2回 / 【TG異常】空腹時1回900mg、1日3回まで増量可
シロスタゾール	プレタール	散剤 OD錠	1回100mg、1日2回	可逆的（2-3日）	【警告】原疾患増加・狭心症発現（症状の問題など）を注意深く実現） / 血管拡張作用あり。主な副作用は頭痛、動悸 / 代謝は主にCYP3A4、グレープフルーツジュースによる影響あり

一般名	商品名	剤形	用法・用量	抗血小板凝集作用（休薬期間）	備考
ベラプロストナトリウム	ドルナー プロサイリン	錠剤	1日120μg, 分3	可逆的(前日)	抗血小板作用は用量依存的で血管拡張作用あり（原発性肺高血圧症）1日60μg, 分3. 最高1日180μg
プラスグレル塩酸塩	エフィエント	錠剤 OD錠	1日1回3.75mg	不可逆的(14日)	PCIが適用される虚血性心疾患：1日1回20mg開始、維持量1日1回3.75mg 抗血小板薬二剤併用療法期間はアスピリンと併用 低体重（50kg以下）には1日1回2.5mgを考慮 初回負荷投与を除き空腹投与を避けることが望ましい（空腹Cmax↑）
サルポグレラート塩酸塩	アンプラーグ	錠剤 細粒	1回100mg, 1日3回	可逆的(1-2日)	5-HT$_2$受容体拮抗薬で抗血小板作用、血管拡張作用あり 細粒は開封後速やかに服用する（長時間放置で固化、口中に長く含むと苦味が残る）

【keypoint】
休薬期間は処置、各薬剤で異なる。デメリットも考慮し休薬するか考える。
①処置によって休薬期間は異なる。止血可能な手術は中止の必要性はなく継続。
抜歯やsmall手術（佐藤科手術）、白内障手術、内視鏡検査（生検）は各薬剤ごとに異なり、各ガイドラインなどを参考に個々の状況に応じた休薬期間を設定する。
大手術、内視鏡検査（生検は血栓塞栓症）もリスクを十分に認識し、休薬期間は十分な注意を払う。

13. 解熱鎮痛薬

一般名	商品名	剤形	標準1日量・用法	小児	備考
アセトアミノフェン	カロナール	錠剤 細粒 坐剤 シロップ 原末	1回300-1000mg、4～6時間以上 最大1日4000mg 【急性上気道炎の解熱鎮痛】1回300-500mg頓用、1日最大1500mg；原則1日2回まで	1回10-15mg/kg、4～6時間以上 最大1日60mg/kg	小児にも比較的使用しやすい 小児用量は、成人量を超えないこと 高用量、長期投与では肝機能値を定期的に検査
メフェナム酸	ポンタール	散剤 細粒 カプセル シロップ	1回500mg その後1回250mg、6時間ごと 【急性上気道炎の解熱鎮痛】1回500mg、頓用1日2回まで	※急性上気道炎の解熱鎮痛 6.5mg/kgを頓用、原則1日2回まで	即効性で急性疾患にも適している 鎮痛作用が強く、解熱作用あり
ジクロフェナクナトリウム	ボルタレン ボルタレンSR ナボールSR	錠剤 坐剤 カプセル	(錠)1日75-100mg、分3 (SR)1日37.5mg、1日2回 【急性上気道炎の解熱鎮痛】1回25-50mgを頓用1日最大100mg；原則1日2回まで	1日1～2回 坐剤の1回投与量目安 1-3歳未満：6.25mg 3-6歳未満：6.25-12.5mg 6-9歳未満：12.5mg 9-12歳未満：12.5-25mg	坐剤は経口剤よりも吸収が速く、Cmaxが高い Tmax：約2時間(錠剤)、6-7時間(徐放)、約1時間(坐剤) 坐剤を併用する幼小児、高齢者、消耗性疾患患者に使用する場合は過度の体温低下や血圧低下に注意する
インドメタシンファルネシル	インフリー インフリーS	カプセル	1回200mg、1日2回	安全性データなし 他消無効または使用できない関節リウマチに慎重に投与	脂溶性。空腹時服用で吸収低下(食後投与) Tmax：約1.4時間、$T_{1/2}$：約6時間
ナプロキセン	ナイキサン	錠剤	1日300-600mg (痛風発作)初回400-600mg (頓用)初回300mg	安全性データなし 必要最小限に	即効性があり、急性疾患にも適する 腫瘍熱に効果があるとされる
ロキソプロフェンナトリウム	ロキソニン	錠剤 細粒	1回60mg、1日3回 (頓用)1回60-120mg、最大1日180mg 【急性上気道炎の解熱鎮痛】1回60mg頓用、原則1日2回まで	安全性データなし	プロドラッグ(胃腸障害軽減) Tmax：約0.5時間(代謝物約50分)、$T_{1/2}$：1.25時間

一般名	商品名	剤 形	標準1日量	小 児	備 考
ロルノキシカム	ロルカム	錠剤	1回4mg，最大18mg 【術後，外傷後，抜歯後】 1回8mg頓用，最大24mg	安全性データなし 必要最小限にとどめる	速効性，CYP2C9で代謝 Tmax：約0.5時間，T$_{1/2}$：約2.5時間 術後，外傷後，抜歯後：投与期間は3日まで
メロキシカム	モービック	錠剤	1回10mg 最大15mg	安全性データなし	COX-2選択性，Tmax：約7時間，T$_{1/2}$：約20-28時間 胃腸障害が少ない
セレコキシブ	セレコックス	錠剤	1回100-200mg 【術後，外傷後，抜歯後】 1回400mg頓用，最大800mg	安全性データなし	COX-2選択性，Tmax：約2時間，T$_{1/2}$：約5-9時間 胃腸障害が少ない CYP2C9で代謝，CYP2D6阻害作用あり
チアラミド 塩酸塩	ソランタール	錠剤	1回100mg 【急性上気道炎の鎮痛】 1回100mg頓用，最大300mg 原則として1日2回まで	必要最小限にとどめる 安全性データなし	酸性系と比較して抗炎症作用は弱い
イブプロフェン	ブルフェン	錠剤 顆粒	1日600mg，分3 【急性上気道炎の解熱鎮痛】 1回200mg頓用，最大600mg 原則として1日2回まで	以下を3回に分服 5-7歳：1日200-300mg 8-10歳：1日300-400mg 11-15歳未満：1日400-600mg	小児にも使用しやすい

・胃腸障害に対し，PPIなどの併用を考慮する．
・妊娠後期の患者には使用しない．
・COX-2選択的阻害薬であっても胃腸障害には注意が必要．

374

14. H₂受容体拮抗薬

一般名	商品名	剤形	排泄型	用法・用量	備考
シメチジン	タガメット、カイロック	錠剤、細粒	腎	[胃潰瘍、十二指腸潰瘍、吻合部潰瘍、上部消化管出血（消化性潰瘍、急性ストレス潰瘍、出血性胃炎による）、逆流性食道炎、Zollinger-Ellison症候群] 1回200mg、1日4回	CYP阻害作用を有し、特にCYP3A4、2D6に対し強い阻害作用を有する相互作用薬が多い点に注意
ファモチジン	ガスター	注射剤、錠剤、D錠、散剤	腎	[胃潰瘍、十二指腸潰瘍（消化性潰瘍）、吻合部潰瘍、上部消化管出血（消化性潰瘍、急性ストレス潰瘍、出血性胃炎による）、逆流性食道炎、Zollinger-Ellison症候群] 1回20mg、1日2回	代謝にCYPの関与がない麻酔前投与により誤嚥性肺炎の予防
ロキサチジン酢酸エステル塩酸塩	アルタット	注射剤、カプセル、細粒	腎	[胃潰瘍、十二指腸潰瘍、吻合部潰瘍、逆流性食道炎、Zollinger-Ellison症候群] 1回75mg、1日2回	代謝にCYPの関与がない脱カプセルは可能だが、内容物の粉砕は不可（徐放性顆粒）H₂受容体拮抗薬の中で唯一小児適応を有する
ニザチジン	アシノン	錠剤	腎	[胃潰瘍、十二指腸潰瘍、吻合部潰瘍、逆流性食道炎] 1回150mg、1日2回	代謝にCYPの関与がない錠剤の粉砕可能
ラフチジン	プロテカジン	錠剤、OD錠	肝	[胃潰瘍、十二指腸潰瘍、吻合部潰瘍、逆流性食道炎] 1回10mg、1日2回	胃粘膜防御作用あり CYP3A4、2D6で代謝一部腎排泄のため、腎障害時の投与量に注意

腎排泄型薬剤は腎機能値に応じた減量が必要。腎障害者や高齢者での投与量に注意が必要。

15. プロトンポンプ阻害薬 (PPI), P-CAB

PPI

一般名	商品名	剤形	用法・用量	備考
エソメプラゾール マグネシウム 水和物	ネキシウム	カプセル 懸濁顆粒	①胃潰瘍・十二指腸潰瘍・吻合部潰瘍・逆流性食道炎・Zollinger-Ellison症候群 1日1回20mg ②NSAIDs・低用量アスピリン投与時における胃潰瘍または十二指腸潰瘍の再発抑制 1日1回20mg ③非びらん性胃食道逆流症 1日1回10mg	・再発・再燃を繰り返す逆流性食道炎 1日1回10-20mg PPIの中で唯一小児適応あり (粉砕)不可　(代謝)主にCYP2C19 ②は10mg製剤のみの適応 オメプラゾールの光学異性体(S体) 代謝酵素の遺伝子多型(CYP2C19)による個体間の変動が少ない 懸濁顆粒は約15mLの水に溶かして粘性が増してから服用（懸濁30分以内の服用が望ましい）
オメプラゾール	オメプラール オメプラゾン	錠剤	①胃潰瘍・十二指腸潰瘍・吻合部潰瘍・逆流性食道炎・Zollinger-Ellison症候群 1日1回20mg ②非びらん性胃食道逆流症 1日1回10mg	・再発・再燃を繰り返す逆流性食道炎の維持療法 1日1回10-20mg (粉砕)不可　(代謝)主にCYP2C19 エソメプラゾールに比べ、CYP2C19の影響あり ②は10mg製剤のみの適応 併用注意薬が多い 連続投与で胃酸分泌抑制効果が上昇
ラベプラゾール ナトリウム	パリエット	錠剤	①胃潰瘍・十二指腸潰瘍・吻合部潰瘍・Zollinger-Ellison症候群 1日1回10mg (病状により) 1日1回20mg可) 逆流性食道炎 1日1回10mg (病状により) 1日1回20mg可) 効果不十分：1日1回10mgまたは20mgを1日2回、さらに8週間投与可 ・1日20mg、効果不十分な場合、重度粘膜障害を有する場合 ・内視鏡で確認必要 ②低用量アスピリン投与時における胃潰瘍または十二指腸潰瘍の再発抑制 1日1回5mg、効果不十分：1日1回10mg投与可 ③非びらん性胃食道逆流症 1日1回10mg	・再発・再燃を繰り返す逆流性食道炎の維持療法 1日1回10mg、PPIによる治療で効果不十分：1回10mg、1日2回 (粉砕)主に非酵素的還元反応 20mg製剤は、①のみ適応あり 初回投与から安定したバイオアベイラビリティを示す

一般名	商品名	剤形	用法・用量	備考
ランソプラゾール	タケプロン	カプセル OD錠 注射剤	①胃潰瘍・十二指腸潰瘍・吻合部潰瘍・逆流性食道炎・Zollinger-Ellison症候群 1日1回30mg ②NSAIDs・低用量アスピリン投与時における胃潰瘍または十二指腸潰瘍の再発抑制 1日1回15mg ③非びらん性胃食道逆流症 1日1回15mg	再発・再燃を繰り返す逆流性食道炎の維持療法：1回30mg可 1日1回15mg、効果不十分：1回30mg可 初回投与から安定したバイオアベイラビリティを示す（粉砕・不可）（代謝）主にCYP2C19、3A4

P-CAB

一般名	商品名	剤形	用法・用量	備考
ボノプラザンフマル酸塩	タケキャブ	錠剤 OD錠	①胃潰瘍・十二指腸潰瘍 1日1回20mg ②逆流性食道炎 1日1回20mg、4週間まで。効果不十分：8週間まで ③NSAIDs・低用量アスピリン投与時における胃潰瘍または十二指腸潰瘍の再発抑制 1日1回10mg	再発・再燃を繰り返す逆流性食道炎の維持療法 1日1回10mg、効果不十分：1回20mg可 強力で持続的な作用 PPIより即効性あり（粉砕・可）、遮光保存　苦味↑（代謝）主にCYP3A4（阻害）弱いCYP3A4

酸による活性化を必要とせず、カリウムイオンと競合的な様式で可逆的に酵素活性を阻害する。
H. pyloriの除菌治療では、P-CABと抗菌薬2剤併用療法が第1選択となっている。
【H. pylori診断について】
尿素呼気試験、迅速ウレアーゼ試験、血清ペプシノゲン濃度は、PPI、P-CABの影響を受けるので2週間以上休薬して実施［除菌治療薬内服終了4週間以降は除菌判定を実施］
【PPI、P-CAB投与期間】
胃潰瘍・逆流性食道炎：8週間までの投与。吻合部潰瘍：6週間までの投与。
十二指腸潰瘍：6週間までの投与。
非びらん性胃食道逆流症：4週間までの投与。

16. インスリン製剤①

ヒトインスリン

分類	一般名	商品名	作用発現時間	最大作用発現時間	作用持続時間	備　考
	インスリン ヒト速効型	ノボリンR	約30分	1-3時間	約8時間	食事30分前
		ヒューマリンR	30分~1時間	1-3時間	5-7時間	
	インスリン ヒト中間型	ノボリンN	約1.5時間	4-12時間	約24時間	十分に混和
		ヒューマリンN	1-3時間	8-10時間	18-24時間	

インスリンアナログ

分　類	一般名	商品名	作用発現時間	最大作用発現時間	作用持続時間	備　考
超速効型	インスリン アスパルト	ノボラピッド	10-20分	1-3時間	3-5時間	食事開始後20分以内の投与も可能
		フィアスプ	5-15分	1-3時間	3-5時間	
	インスリン リスプロ	ヒューマログ・HD	15分未満	30分-1.5時間	3-5時間	食事開始後20分以内の投与も可能
		ルムジェブ・HD	10分未満	30分-1.5時間	3-5時間	
	インスリン グルリジン	アピドラ	15分未満	30分-1.5時間	3-5時間	
混合型	インスリン アスパルト混合型	ノボラピッド30ミックス	10-20分	1-4時間	約24時間	超速効型と中間型を3：7で含有 十分に混和してから使用する
		ノボラピッド50ミックス	10-20分	1-4時間	約24時間	超速効型と中間型を5：5で含有 十分に混和してから使用する
	インスリン リスプロ混合型	ヒューマログミックス25	15分未満	30分-6時間	18-24時間	超速効型と中間型を25：75で含有 十分に混和してから使用する
		ヒューマログミックス50	15分未満	30分-4時間	18-24時間	超速効型と中間型を50：50で含有 十分に混和してから使用する
配合溶解		ライゾデグ	10-20分	1-3時間	42時間以上	超速効型と持効型を3：7で含有 食直前、混和不要
持効型	インスリン デテミル	レベミル	約1時間	3-14時間	約24時間	
	インスリン グラルギン	ランタス	1-2時間	明らかなピークなし	約24時間	
		ランタスXR	1-2時間	明らかなピークなし	24時間以上	1.5mL、450単位、空打ち3単位
	インスリン デグルデク	トレシーバ	—	明らかなピークなし	42時間以上	

【投与のタイミング】
ノボラピッド、ヒューマログ、アピドラ、ライゾデグ、ノボラピッドミックス、ヒューマログミックス→食直前
フィアスプ、ルムジェブ→食事開始時(2分以内)、または食事開始後

16. インスリン製剤 ②

GLP-1受容体作動薬

一般名	商品名	剤形	用法・用量	半減期	保管方法	備考
セマグルチド	リベルサス	錠剤	1日1回3mg（開始）4週以上投与後7mgに増量 効果不十分で14mgに増量可	約7日	吸湿性が強い 原則としてシート（ミニシート）以外では切り離さない	1日の最初の食事または飲水前に行う。コップ約半分（120mL以下）で服用 服用後30分は飲食や他薬剤の経口摂取を避ける ※14mg投与時に7mg 2錠の投与は不可
セマグルチド	オゼンピック	皮下注キット	週1回0.25mgを皮下注（開始）4週投与後に0.5mgに増量 効果不十分で1mgまで増量可	約7日	使用前は2-8℃で遮光保存 使用開始後は室温で保管し、8週間以内に使用する	同一の曜日に投与 単回使用製剤である [注射忘れ]次の投与予定日まで2日以上：気付いた時点で注射 2日未満：忘れた分は注射しない [空打ち]初回1回のみ [注射装着]必要
デュラグルチド	トルリシティ	皮下注キット	週1回0.75mgを皮下注 状態に応じて、週1回1.5mgに変更	約5日	使用前は2-8℃で遮光保存 室温で保管する場合は14日以内に使用する	※1.5mg投与時に0.75mg 2本の投与は不可 [空打ち]不要 [注射針装着]不要 プラチナ中央部分を強くつままない（注射針が戻らなくなる恐れあり）[注射忘れ]次の投与予定日まで3日以上：気付いた時点で注射 3日未満：忘れた分は注射しない
リラグルチド	ビクトーザ	皮下注キット	1日1回0.3mg、朝または夕に皮下注（開始）1週以上の間隔で0.3mgずつ増量（維持量）1日1回0.9mg 1日0.9mgで効果不十分の場合、1週以上の間隔で0.3mgずつ増量 最大1.8mgまで増量可	13-15時間	使用前は2-8℃で遮光保存 使用中は冷所に保管しないこと。室温保存で30日以内に使用する	[空打ち]必要 [注射装着]必要 1本当りの使用可能日数＝18mg/本÷（1日投与量＋空打ち0.12mg）

GLP-1受容体作動薬とDPP-4阻害薬との併用は避ける。

GIP／GLP-1受容体作動薬

一般名	商品名	剤形	用法・用量	半減期	保管方法	備考
チルゼパチド	マンジャロ	皮下注キット	週1回2.5mgを皮下注（開始）4週投与後に5mgに増量 週1回5mg（維持量）週1回5mg 週1回5mgで効果不十分の場合、4週以上の間隔で2.5mgずつ増量 最大週1回15mgまで増量可	5-6日	凍結を避け2-8℃で遮光保存 室温で保存する場合、30℃を超えない場所で外箱から出さずに保存し、21日以内に使用する	単回使用製剤 ［空打ち］不要 ［注射忘れ］次の投与予定日まで3日以上：気付いた時点で注射 3日未満：忘れた分は注射しない アテオス中央部分は強くつままない（注射針が戻らなくなる恐れあり） 複数本投与は不可。必要投与量に応じた製剤を選択

適応症は2型糖尿病。インスリン分泌が低下している1型糖尿病では使用できない。
GLP-1受容体作動薬。GIP／GLP-1受容体作動薬は薬剤の適正使用が強く求められる。美容目的で使用しない。

17. 糖尿病治療薬①

α グルコシダーゼ阻害薬

一般名	商品名	剤 形	用法・用量	備 考
アカルボース	アカルボース	錠剤 OD錠	1回50mg開始、1日3回、食直前 【忍容性確認後】1回100mgまで増量可	（ボグリボース0.2mg/脂糖能異常における2型糖尿病の発症抑制。1回0.2mg、毎食直前、吸収型（ミグリトール）、吸収型（アカルボース、ボグリボース）、作用時間2-3時間） 非吸収型（アカルボース、ボグリボース）
ボグリボース	ベイスン	錠剤 OD錠	1回0.2mg、1日3回、食直前 【効果不十分】1回0.3mgまで増量可	糖質の消化・吸収を遅延させる（作用時間2-3時間） 臨床効果を十分に発揮するには、目安として摂取エネルギーの50%は炭水化物から摂取する 脂肪、タンパク質の消化吸収には影響を与えない
ミグリトール	セイブル	錠剤 OD錠	1回50mg開始、1日3回、食直前 【効果不十分】1回75mgまで増量可	主な副作用は腹部膨満感、鼓腸、下痢など （アカルボース）1,5-AG低値を示すことがあり、血糖値の参考にならない

【注意点】
・食直前投与は忘れやすいため、処方の意図を十分に説明する（食後高血糖が問題点。食直前以外に服用する理由がある）。
・低血糖の遷延性を確認しながら増量する（放置などの副作用中断してしまうことがあるため）。
・低血糖の対応はブドウ糖（砂糖は吸収が困難されるため）。
・定期的に肝機能検査を実施する（重篤な肝障害が海外安全性情報で報告されている）。

チアゾリジン系

一般名	商品名	剤 形	用法・用量	備 考
ピオグリタゾン 塩酸塩	アクトス	錠剤 OD錠	1日1回15-30mg、朝食前または朝食後 1日1回45mg上限 【インスリン使用時】1回15mg開始 朝食前または朝食後 1日1回30mg上限	インスリン抵抗性改善薬　脂質代謝改善　抗炎症　抗動脈硬化作用（PPAR γ に結合） 十分な効果が発揮されるには時間が必要（3 ヵ月程度） 主な副作用は、体重増加（脂肪蓄積/水分貯留）、肝障害など

【注意点】
・浮腫の発現は男性に比べて女性に多くみられる。
・女性、高齢者、インスリン製剤併用への投与は副作用発現に注意。低用量（1日15mg）から投与することが望ましい。
・AST、ALT、ALPなどの著しい上昇を伴う肝障害、黄疸の出現に注意し、定期的に肝機能検査を実施する。
・心電図異常や胸部X線像の拡大が出現することがある。定期的に心電図検査を行うなど十分に観察、異常がみられれば減量・中止を考慮する。
・緊急安全性情報として急激な水分貯留による急性心不全（肺水腫、浮腫、急激な体重増加、心不全症状に注意）。心不全を増悪または発症させるおそれがあり、心不全と既往歴のある患者には投与しない。心不全全症状に注意。

381

ビグアナイド系

一般名	商品名	剤形	用法・用量（成人）	備考
メトホルミン塩酸塩	メトグルコ	錠剤	1日500mg開始、分2-3 食直前または食後 効果を確認し維持量を決定 通常：1日750-1500mg 【最高用量】1日2250mg	肝臓の糖放出抑制、骨格筋でのブドウ糖利用率亢進、小腸での糖吸収抑制作用など 膵β細胞を刺激しない（生理的レベルまで血糖を下げないため単独投与では低血糖を起こさない） 肥満2型糖尿病に対する有効性が報告（UKPDSなど） 2型糖尿病以外に、多嚢胞性卵巣症候群における排卵誘発、生殖補助医療における調節卵巣刺激の適応を有する 体重増加をきたしにくい 小児適応あり

【注意点】
・腎排泄型。腎機能低下時の投与に注意。中等度腎機能障害者では1日最大量減量。45≦eGFR (mL/分/1.73m²) <60：1500mg/日、30≦eGFR (mL/分/1.73m²) <45：750mg。eGFR (mL/分/1.73m²) <30または透析患者：禁忌。
・海外で実施された大規模臨床試験においては乳酸アシドーシスの発現頻度はまれである。しかし一度発症すると死亡率は50%以上にであり投与初期、増量期に注意。嘔吐、下痢などの消化器症状や脱水症、筋肉痛の発現に注意を払う。
・オルメサルタンと一包化しない。

テトラヒドロトリアジン（グリニン）系薬

一般名	商品名	剤形	用法・用量	備考
イメグリミン塩酸塩	ツイミーグ	錠剤	1回1000mg、1日2回朝夕	インスリン分泌促進作用をもつ インスリン分泌低下、インスリン抵抗性亢進のいずれにも血糖降下作用が期待できる eGFR 45mL/分/1.73m²未満の腎機能障害患者（透析患者を含む）への投与は推奨されない

【注意点】
・腎機能障害を有する場合、血中濃度が上昇するおそれがある。

17. 糖尿病治療薬 ②

グリニド系

一般名	商品名	剤形	用法・用量	備考
ナテグリニド	ファスティック	錠剤	1回90mg、1日3回、毎食直前(食前10分以内) 1回120mgまで増量可	CYP2C9で代謝 作用発現時間：3時間、半減期：約1時間
ミチグリニドカルシウム水和物	グルファスト	錠剤 OD錠	1回10mg、1日3回、毎食直前(食前5分以内) 患者の状態に応じて、適宜増減	主にグルクロン酸抱合(一部CYP2C9) 作用持続時間：3時間、半減期：約1.2時間
レパグリニド	シュアポスト	錠剤	1回0.25mg開始、1日3回毎食直前(食前10分以内) 維持量1回0.25-0.5mg、適宜増減 1回量は1mgまで増量可	CYP2C8、一部CYP3A4で代謝 作用持続時間：4時間、半減期：0.8時間 グルカゴン分泌に影響を与えない

【注意点】
・食直前投与されやすいため、処方の意図を十分に説明する(食後高血糖の問題点など)
・服用から食事までの時間が長いと、食事前に低血糖を起こす危険性がある(各薬剤で作用発現時間が異なるため注意)。
・食事の摂取状況を確認する(必ず1日3回食事を摂取しているとは限らない)。

SU剤

一般名	商品名	剤形	用法・用量	備考
グリベンクラミド	オイグルコン	錠剤	1日1.25-2.5mg、1日1-2回 必要に応じ適宜増量して維持量を決定 1日最大10mg	腎、胆汁排泄、作用持続時間12-24時間 強力な血糖降下作用を示す 特に高齢者、腎障害患者では重症低血糖に注意
グリクラジド	グリミクロン	錠剤 HA錠	1日40mg開始、1日1-2回 維持量：1日40-120mg 1日最大160mg	主に腎排泄、作用持続時間：6-24時間 受容体への親和性は弱いが、血中半減期が長いため繰り返し作用が持続する 血小板凝集抑制作用を示す
グリメピリド	アマリール	錠剤	1日0.5-1mg開始、1日1-2回 維持量：1日1-4mg 1日最大6mg	腎・胆汁排泄 インスリン分泌作用とインスリン抵抗性改善作用、血小板凝集抑制作用を示す 作用持続時間：6-24時間

【注意点】
・血糖降下作用(最大投与量効力)：グリベンクラミド＞グリメピリド＞グリクラジド
・高齢者、肝障害、腎障害への投与では、遷延性の低血糖を起こすことがあるので注意する。
・高齢者は無自覚性低血糖を起こしし、重症低血糖による意識障害を引き起こす危険性がある。低血糖の有無、対処法の理解とともに目標血糖値を個々に合わせ設定し、注意を払う。

383

選択的DPP-4阻害薬

一般名	商品名	主な排泄	用法・用量	腎機能		肝機能
				重度・末期	中程度	
アナグリプチン	スイニー	腎	1回100mg、1日2回. 効果不十分 1回200mgまで増量可	1日1回100mg		
アログリプチン安息香酸塩	ネシーナ	腎	1日1回25mg	1日1回6.25mg	1日1回12.5mg	
オマリグリプチン	マリゼブ	腎	1週間に1回25mg	週1回12.5mg		
サキサグリプチン	オングリザ	腎	1日1回5mg 1日1回2.5mgまで可	1日1回2.5mg	1日1回2.5mg	
シタグリプチン	グラクティブ ジャヌビア	腎	1日1回50mg、効果不十分 1日1回100mgまで増量可	1日1回12.5mg [最大]1日1回25mg	1日1回25mg [最大]1日1回50mg	
テネリグリプチン臭化水素酸塩水和物	テネリア	肝腎	1日1回20mg、効果不十分 1回1回40mg増量可			
トレラグリプチンコハク酸	ザファテック	腎	1週間に1回100mg	1週間に1回25mg	1週間に1回50mg	
ビルダグリプチン	エクア	腎	1回50mg、1日2回 1日1回50mgまで可	1日1回50mg	1日1回50mg	[重度]禁忌
リナグリプチン	トラゼンタ	胆汁	1日1回5mg			

【注意点】
・単独では低血糖を起こしにくいが、SU剤など重症低血糖が危惧される薬剤との併用による重症低血糖の出現に注意が必要。
・高齢者、腎機能低下者、両者併存は、SU薬を減量する。
 [グリメピリド]2mg/日超え→2mg/日以下. [グリベンクラミド]1.25mg/日超え→1.25mg/日以下.
 [グリクラジド]40mg/日超え→40mg/日以下.
・インスリン製剤、グリニド薬も、SU薬同様に減量し重症低血糖の出現に注意する。
・GLP-1受容体作動薬とは併用不可.
・水疱性類天疱瘡、膵炎疾患、胆道疾患、RS3PE症候群の出現に注意.

17. 糖尿病治療薬 ③

選択的SGLT2阻害薬

一般名	商品名	剤形	適応症	用法・用量	備考
イプラグリフロジン L-プロリン	スーグラ	錠剤	2型糖尿病 1型糖尿病	1日1回50mg, 朝食前または朝食後 [2型糖尿病] 効果不十分 100mgまで増量可	1型糖尿病はインスリン製剤と併用する インスリン製剤減量を考慮 (臨床試験:1日投与量15%程度減量)
エンパグリフロジン	ジャディアンス	錠剤	2型糖尿病 慢性腎臓病 慢性心不全	1日1回10mg, 朝食前または朝食後 [2型糖尿病] 効果不十分 25mgまで増量可	【慢性心不全】 1日1回10mg, 朝食前または朝食後 [慢性心不全・慢性腎臓病合併の慢性心不全で2型糖尿病合併でない場合は, 10mgまで] 25mg増量可 (2型糖尿病合併の慢性腎臓病2型糖尿病合併でない場合は, 10mgまで) eGFR 20mL/分/1.73m²未満の患者には投与の必要性を慎重に検討. 【慢性腎臓病】1日1回10mg, 朝食前または朝食後
カナグリフロジン水和物	カナグル	錠剤 OD錠	2型糖尿病 2型糖尿病を合併する慢性腎臓病	1日1回100mg, 朝食前または朝食後	【2型糖尿病を合併する慢性腎臓病】 1日1回100mg, 朝食前または朝食後 eGFR 30mL/分/1.73m²未満の患者には新規に投与しない
ダパグリフロジンプロピレングリコール水和物	フォシーガ	錠剤	2型糖尿病 1型糖尿病 慢性心不全 慢性腎臓病	[2型糖尿病, 1型糖尿病] 1日1回5mg [効果不十分]1日1回10mgまで増量可	1型糖尿病はインスリン製剤と併用する 【慢性心不全】 1日1回10mg 1型糖尿病合併患者は5mgから開始 【慢性腎臓病】 1日1回10mg eGFR25mL/分/1.73m²未満の患者には投与の必要性を慎重に判断 1型糖尿病合併患者は5mgから開始
トホグリフロジン水和物	デベルザ	錠剤	2型糖尿病	1日1回20mg, 朝食前または朝食後	
ルセオグリフロジン水和物	ルセフィ	錠剤 ODフィルム	2型糖尿病	1日1回2.5mg, 朝食前または朝食後 [効果不十分]1日1回5mgに増量可	・適切な水分摂取を指導すること。 ・1,5-AG低値を示すため, 血糖コントロールの参考にならない。 ・手術前には休薬する必要がある。

†糖尿病治療におけるSGLT2阻害薬の適正使用に関するRecommendationを確認すること。
・重度の腎障害または末期腎不全の患者には, 投与しないこと。
・SGLT2阻害薬は糖尿病以外にも, 慢性心不全, 慢性腎臓病などで使用される。心不全治療では
キードラッグの1つである。

18. 骨粗鬆症治療薬

Ca製剤

一般名	商品名	剤形	用法・用量	増減	備考
L-アスパラギン酸カルシウム水和物	アスパラ-CA	錠剤	1日6錠、分2-3	○	胃腸障害の副作用頻度が高い （禁忌）腎結石、重篤な腎不全 VD製剤併用時の高Ca血症、尿路結石に注意

VD₃製剤

一般名	商品名	剤形	用法・用量	増減	備考
アルファカルシドール	アルファロールワンアルファ	カプセル 散剤 内用液	1日0.5-1.0μg、分1	○	腸管におけるCa、Pの吸収を促進、副甲状腺ホルモンの合成、分泌抑制作用 Ca製剤併用時の高Ca血症に注意 骨密度増加は軽度 アルファカルシドールはプロドラッグ（肝で代謝され活性型VD₃になる）
エルデカルシトール	エディロール	カプセル 錠剤	1日1回0.75μg、症状により適宜0.5μgに減量	—	[エディロール]骨への作用を強化した活性型　Ca代謝、骨代謝の両方を改善する。妊娠、妊娠している可能性がある場合は禁忌。投与中、最終投与後2週間は確立していない（漫然投与は避ける） 1日1回0.5μg投与による骨折予防効果は確立していない

VK₂製剤

一般名	商品名	剤形	用法・用量	増減	備考
メナテトレノン	グラケー	カプセル	1日45mg、分3、食後	—	ワルファリンカリウム服用患者へは併用禁忌 空腹時服用で吸収低下

カルシトニン製剤

一般名	商品名	剤形	用法・用量	増減	備考
エルカトニン	エルシトニン	注射剤	1回10単位、週2回 1回20単位、週1回	○	適応：骨粗鬆症における疼痛 破骨細胞に直接作用して骨吸収を抑制する 上行性セロトニン神経に作用して鎮痛効果を示し、疼痛改善に有効

選択的エストロゲン受容体モジュレーター (SERM)

一般名	商品名	剤形	用法・用量	増減	備考
ラロキシフェン塩酸塩	エビスタ	錠剤	1日1回60mg	—	アロマターゼ阻害薬との併用は避ける* 静脈血栓塞栓症に注意（既往歴やADL確認） 下肢の疼痛・浮腫、突然の呼吸困難、息切れ、胸痛、急性視力障害等を説明しておく [エビスタ] 長期不動状態**に入る3日前に中止。完全歩行後に再開
バゼドキシフェン酢酸塩	ビビアント	錠剤	1日1回20mg	—	[ビビアント] 長期不動状態**に入る前に中止。完全歩行後に再開

* 添付文書に記載はないが、乳癌診療ガイドラインに記述されている
** 長期不動状態（術後回復期、長期安静期等）

ビスホスホネート製剤 (BP)

一般名	商品名	剤形	用法・用量	増減	備考
アレンドロン酸ナトリウム水和物	ボナロン フォサマック	錠剤 経口ゼリー	1日1回5mg、起床時 週1回35mg、起床時	—	起きられない患者（寝たきりや感冒など）には服用させない 水以外の飲み物（便度の高いミネラルウォーター等）で服用しないよう指導する 腸管吸収は非常に低い。食物や不溶性の錯体を形成するため空腹時に服用
リセドロン酸ナトリウム水和物	アクトネル ベネット	錠剤	1日1回2.5mg、起床時 週1回17.5mg、起床時 月1回75mg、起床時	—	服用後 ・イバンドロン酸：60分は横にならず、飲food や他の経口薬剤服用を避ける ・イバンドロン酸以外：30分は横にならず、飲食や他の経口薬剤服用を避ける
ミノドロン酸水和物	ボノテオ リカルボン	錠剤	1日1回1mg、起床時 月1回50mg、起床時	—	ボナロンボンビビには、注射剤あり 嚥下困難患者や嚥下痛、胸骨下痛などの訴えがある場合は、上部消化管障害を考慮。大もやや大きものの付け根、または tre直前 長期服用患者の増痛、筋肉痛や関節痛、発熱、全身倦怠等の一過性インフルエンザ様症状 服用初期に、股関節や大腿骨折の発現に注意 など症状があれば相談する が起きることがある（特に、静注製剤や間欠投与型高用量製剤で急性期反応の注意が必要）
イバンドロン酸ナトリウム水和物	ボンビバ	静注 錠剤	月1回1mg 月1回100mg、起床時	—	

V

頻用薬剤一覧

387

PTH製剤

一般名	商品名	剤 形	用法・用量	増 減	備 考
テリパラチド	フォルテオ テリボン	皮下注射	1回20μgを皮下注、連日 1回28.2μgを皮下注、週2回 1回56.5μgを皮下注、週1回	—	骨形成の低下が著明な患者への適応 第1選択ではなく、BPやSERMなどでの治療後の骨折例などに 脊椎骨折の抑制効果は高い 悪心、嘔吐、頭痛、倦怠感の副作用 【投与期間】 オスタバロ皮下注カートリッジ1.5mg連日18ヵ月間まで テリボン皮下注用28.2μgオートインジェクター週2回連日24ヵ月間まで テリボン皮下注用56.5μg週1回連日24ヵ月間まで フォルテオ皮下注キット600μg連日24ヵ月間まで
アバロパラチド	オスタバロ	皮下注射	1回80μgを皮下注、連日		

抗スクレロスチン抗体

一般名	商品名	剤 形	用法・用量	増 減	備 考
ロモソズマブ	イベニティ	皮下注射	1ヵ月に1回210mgを皮下投与	—	治療期間は12ヵ月まで 心血管系（虚血性心疾患または脳血管障害）の副作用に注意が必要 12ヵ月の治療後は骨吸収抑制薬での後療法が必要

ヒト型抗RANKL モノクローナル抗体

一般名	商品名	剤 形	用法・用量	増 減	備 考
デノスマブ	プラリア	皮下注射	6ヵ月に1回60mgを皮下注（骨粗鬆症）	—	6ヵ月に1回の投与 低Ca血症に注意。Ca、ビタミンDを経口補充し、定期的に血清補正Ca値をモニタリングする（非定型骨折の発現報告があるため）

[keypoint]
骨粗鬆症治療薬は服薬期間守が重要となるため、患者の服薬環境に合わせた薬剤選択が望まれる。

【BP製剤、抗RANKL抗体薬と顎骨壊死】
・典型的な症状は、疼痛、軟組織の腫脹および硬化、歯の動揺、排膿、骨露出。
・発生機序は不明、発症を防ぐ最善の方法は、口腔衛生状態を良好に保ち、定期的に歯科検診などの口腔ケアを行うこと。
・注射剤と比較して経口剤では顎骨壊死のリスクは低いが、歯科受診時には患者にBP製剤の服用を伝えるように患者に指導する。
・BP製剤投与による顎骨壊死に関連したリスク因子：悪性腫瘍、化学療法、ステロイド療法、放射線療法、侵襲性歯科治療（抜歯、インプラントなど）。

文　献

文　献

I　基本のき

1　問　診

1) 須藤 博, ほか（監訳）：サパイラ 身体診察のアートとサイエンス. p.70, 医学書院, 2013.

2) 山中克郎, ほか：かんかんかん TO 鑑別診断. p.88, 金原出版, 2018.

3) 金城紀与史, ほか（監訳）：身体診察シークレット. p.46, MEDSi, 2009.

2　バイタルサインの解釈

1) Lamantia MA, et al.：Predictive value of initial triage vital signs for critically ill older adults. West J Emerg Med, 14 (5)：453-460, 2013.［PMID：24106542］

2) Gabayan GZ, et al.：Emergency department vital signs and outcomes after discharge. Acad Emerg Med, 24 (7)：846-854, 2017.［PMID：28375565］

3) Nguyen OK, et al.：Vital signs are still vital：instability on discharge and the risk of post-discharge adverse outcomes. J Gen Intern Med, 32 (1)：42-48, 2017.［PMID：27503438］

4) Bleyer AJ, et al.：Longitudinal analysis of one million vital signs in patients in an academic medical center. Resuscitation, 82 (11)：1387-1392, 2011.［PMID：21756971］

5) Asiimwe SB, et al.：Vital signs data and probability of hospitalization, transfer to another facility, or emergency department death among adults presenting for medical illnesses to the emergency department at a large urban hospital in the United States. J Emerg Med, 58 (4)：570-580, 2020.［PMID：31924465］

6) Simel DL：Approach to the patient：history and physical examination. Goldman L, et al. eds, Goldman-Cecil Medicine. 26th ed. p.32-35, Elsevier, 2020.

7) Ball JW, et al.：Vital signs and pain assessment. Ball JW, et al. eds, Seidel's Guide to Physical Examination. 9th ed. p.79, 84, Elsevier, 2019.

8) McGee S：Evidence-Based Physical Diagnosis. 4th ed. Elsevier, 2017.

9) Bickley LS, et al.：Chap 4. Beginning the Physical Examination General Survey, Vital Signs, and Pain Bates' Guide to Physical Examination and History Taking. 10th ed. p.114-121, Lippincott Williams & Wilkins, 2008.

10) Cunha BA：The diagnostic significance of relative bradycardia in infectious disease. Clin Microbiol Infect, 6 (12)：633-634, 2000.［PMID：11284920］

11) Ishigami J, et al.：Effects of Cuff Size on the Accuracy of Blood Pressure Readings：The Cuff (SZ) Randomized Crossover Trial. JAMA Intern Med, 183 (10)：1061-1068, 2023.［PMID：37548984］

12) 和足孝之：臨床現場におけるバイタルサインの活用. 日内会誌, 108 (12)：2460-2466, 2019.

13) 鎌田一宏：身体診察の技法. 病院総合診療医学 追補版. p.73-75, 日本病院総合診療医学会, 2021.

14) Allgöwer M, et al.：Shock index. Dtsch Med Wochenschr, 92 (43)：1947-1950, 1967.［PMID：5299769］

15) Orient JM：Sapira's Art and Science of Bedside Diagnosis. 5th ed. Lippincott Williams & Wilkins, 2018.

16) Lanier JB, et al.：Evaluation and management of orthostatic hypotension. Am Fam Physician, 84 (5)：527-536, 2011.［PMID：21888303］

17) Tang KS, et al.：Wide pulse pressure：A clinical review. J Clin Hypertens (Greenwich), 22 (11)：1960-1967, 2020.［PMID：32986936］

18) Homan TD, et al.：Physiology, Pulse Pressure［Updated 2023 Jul 10］. StatPearls［Internet］. StatPearls Publishing, 2023.［PMID：29494015］

19) Dinallo S, et al.：Cushing Reflex［Updated 2023 Mar 20］. StatPearls［Internet］. StatPearls Publishing, 2023.［PMID：31747208］

文献

389

20) Liu YC, et al. : Modified shock index and mortality rate of emergency patients. World J Emerg Med, 3 (2) : 114-117, 2012. [PMID : 25215048]

21) Cannon JW : Hemorrhagic Shock. N Engl J Med, 378 (4) : 370-379, 2018. [PMID : 29365303]

22) Royal College of Physicians : National Early Warning Score (NEWS) 2. 〈https://www.rcplondon.ac.uk/projects/outputs/national-early-warning-score-news-2〉

23) Green M, et al. : Comparison of the Between the Flags calling criteria to the MEWS, NEWS and the electronic Cardiac Arrest Risk Triage (eCART) score for the identification of deteriorating ward patients. Resuscitation, 123 : 86-91, 2018. [PMID : 29169912]

24) Kamata K, et al. : Dynamic vital signs may predict in-hospital mortality in elderly trauma patients. Medicine (Baltimore) , 99 (25) : e20741, 2020. [PMID : 32569217]

3 12誘導心電図の読み方

1) 山下武志：ナース・研修医のための心電図が好きになる！ 南江堂, 2004.

2) 森 博愛：心臓病と叩建のホームページ. 〈http://www.udatsu.vs1.jp〉 [2021年1月閲覧]

3) Thygesen K, et al. : ESC Scientific Document Group. Fourth universal definition of myocardial infarction (2018) . Eur Heart J, 40 (3) : 237-269, 2019. [PMID : 30165617]

4 エコーの活用法

1) 畠 二郎, ほか（編）：「Medical Technology」別冊 超音波エキスパート14 消化管エコーUPDATE. 医歯薬出版, 2013.

2) Copetti R, et al. : Chest sonography : a useful tool to differentiate acute cardiogenic pulmonary edema from acute respiratory distress syndrome. Cardiovasc Ultrasound, 6 : 16, 2008. [PMID : 18442425]

3) Singh AK, et al. : The use of M-mode ultrasonography to differentiate the causes of B lines. Chest, 153 (3) : 689-696, 2018. [PMID : 29106902]

4) Thiele RG, et al. : Diagnosis of gout by ultrasound. Rheumatology (Oxford) , 46 (7) : 1116-1121, 2007. [PMID : 17468505]

5) Gottlieb M, et al. : Point-of-care ultrasonography for the diagnosis of skin and soft tissue abscesses : a systematic review and meta-analysis. Ann Emerg Med, 76 (1) : 67-77, 2020. [PMID : 32081383]

5 グラム染色／抗菌薬の使い方

1) 藤本卓司：感染症レジデントマニュアル. 第2版. 医学書院, 2013.

2) 岡 秀昭：感染症プラチナマニュアル Ver.8 2023-2024. メディカル・サイエンス・インターナショナル, 2023.

3) 青木 眞：レジデントのための感染症診療マニュアル. 第4版. 医学書院, 2020.

4) 金城光代：本音で語る！ リウマチ・膠原病治療薬の使い方. 羊土社, 2020.

5) Absar N, et al. : Desensitization to trimethoprim/sulfamethoxazole in HIV-infected patients. J Allergy Clin Immunol, 93 (6) : 1001-1005, 1994. [PMID : 8006304]

6 救命処置

1) American Heart Association : 2020 American Heart Association Guidelines for CPR and ECC. 2020.

2) Hasegawa K, et al. : Association of prehospital advanced airway management with neurologic outcome and survival in patients with out-of-hospital cardiac arrest. JAMA, 309 (3) : 257-266, 2013. [PMID : 23321764]

3) Levine RL, et al. : End-tidal carbon dioxide and outcome of out-of-hospital cardiac arrest. N Engl J Med, 337 (5) 301-306, 1997. [PMID : 9233867]

4) Jabre P, et al.：Early Identification of Patients With Out-of-Hospital Cardiac Arrest With No Chance of Survival and Consideration for Organ Donation. Ann Intern Med, 165(11)：770-778, 2016.[PMID：27618681]
5) Chen JT, et al.：Variation in Fluid and Vasopressor Use in Shock With and Without Physiologic Assessment：A Multicenter Observational Study. Crit Care Med, 48(10)：1436-1444, 2020.[PMID：32618697]
6) Evans L, et al.：Executive Summary：Surviving Sepsis Campaign：International Guidelines for the Management of Sepsis and Septic Shock 2021. Crit Care Med, 49(11)：1974-1982, 2021.[PMID：34643578]
7) Yoshida T, et al.：Diagnostic accuracy of point-of-care ultrasound for shock：a systematic review and meta-analysis. Crit Care, 27(1)：200, 2023.[PMID：37231510]
8) 林 寛之：ER 外来指導法 – プライマリケア最前線のERで何をどう教えるか？ 日プライマリケア連合会誌, 37(2)：159-161, 2014.
9) Estoos E, et al.：Diagnostic Ultrasound Use in Undifferentiated Hypotension. StatPearls Publishing, 2023.

Ⅱ 症候

1 原因不明の発熱

1) Chick D, et al.：Infectious disease. MKSAP19, p.54-55, American College of Physicians, 2021.
2) Fung M, et al.：CURRENT Medical Diagnosis and Treatment 2024. 63rd ed. p.1278-1280, McGraw-Hill, 2024.
3) Huppert LA：Huppert's Notes：Pathophysiology and Clinical Pearls for Internal Medicine. p.256-259, McGraw Hill, 2021.
4) Sabatine MS：Pocket Medicine. 8th ed. p.6-23, Wolters Kluwer, 2022.
5) Haidar G, et al.：Fever of unknown origin. N Engl J Med, 386(5)：463-477, 2022.[PMID35108471]
6) 國松淳和：機能性高体温症の臨床. Jpn J Psychosom Med, 60：227-233, 2020.

2 失神 / 意識障害

1) Jackson KP：Syocope. Current Medical Diagnosis & Treatment 2024, p.435-436, McGraw-Hill, 2024.
2) Chick D, et al.：Syncope. MKSAP19. General Internal Medicine I. 36-39, American College of Physicians, 2021.
3) Freeman R：Clinical practice. Neurogenic orthostatic hypotension. N Engl J Med, 358(6)：615-624, 2008.[PMID：18256396]
4) 土肥栄祐：実践！ 脳から疾患をみる. 治療, 95(12)：2072-2077, 2013.
5) Freeman R：Syncope. Harrison's principles of internal medicine 21st ed. pp.152-158, McGraw-Hill, 2022.

3 頭 痛

1) 日本頭痛学会：国際頭痛分類第3版(ICHD-3)日本語版.〈https://www.jhsnet.net/kokusai_new_2019.html〉[2024年2月閲覧]
2) Chick D, et al.：Headache and Facial Pain. MKSAP19. Neurology. p. 1, American College of Physicians, 2021.
3) 日本頭痛学会：頭痛ダイアリーで頭痛を攻略.〈https://www.jhsnet.net/dr_medical_diary.html〉[2024年2月閲覧]
4) Headache Classification Committee of the International Headache Society (IHS) The International Classification of Headache Disorders, 3rd edition. Cephalalgia, 38(1)：1-211, 2018.[PMID：29368949]

5) Goadsby PJ, et al.：International Classification of Headache Disorders-ICHD-4 alpha. Cephalalgia, 40 (9)：887-888, 2020.［PMID：32321289］

6) 日本神経学会・日本頭痛学会・日本神経治療学会（監）：頭痛の診療ガイドライン2021. 医学書院, 2021.〈https://www.jhsnet.net/pdf/guideline_2021.pdf〉［2024年2月閲覧］

7) World Health Organization：Atlas of headache disorders and resources in the world 2011.〈https://www.who.int/publications/i/item/9789241564212〉［2024年2月閲覧］

8) Do TP, et al.：Red and orange flags for secondary headaches in clinical practice：SNNOOP10 list. Neurology, 92 (3)：134-144, 2019.［PMID：30587518］

9) Detsky ME, et al.：Does this patient with headache have a migraine or need neuroimaging? JAMA, 296 (10)：1274-1283, 2006.［PMID：16968852］

10) Kamtchum-Tatuene J, et al.：Neuroimaging findings in headache with normal neurologic examination：Systematic review and meta-analysis. J Neurol Sci, 416：116997, 2020.［PMID：32623142］

11) Lipton RB, et al.：Migraine diagnosis and treatment：results from the American Migraine Study II. Headache, 41 (7)：638-645, 2001.［PMID：11554951］

12) Cousins G, et al.：Diagnostic accuracy of the ID Migraine：a systematic review and meta-analysis. Headache, 51 (7)：1140-1148, 2011.［PMID：21649653］

13) Pryse-Phillips W, et al.：A headache diagnosis project. Headache, 42 (8)：728-737, 2002.［PMID：12390635］

14) Oliveira FAA, et al.：Headaches Attributed to Ischemic Stroke and Transient Ischemic Attack. Headache, 59 (3)：469-476, 2019.［PMID：30667047］

15) Perry JJ, et al.：Clinical decision rules to rule out subarachnoid hemorrhage for acute headache. JAMA, 310 (12)：1248-1255, 2013.［PMID：24065011］

16) Patel S, et al.：Subarachnoid hemorrhage in the emergency department. Int J Emerg Med, 14 (1)：31, 2021.［PMID：33980142］

17) Edlow JA, et al.：Clinical policy：critical issues in the evaluation and management of adult patients presenting to the emergency department with acute headache. Ann Emerg Med, 52 (4)：407-436, 2008.［PMID：18809105］

18) Edlow JA, et al.：Avoiding pitfalls in the diagnosis of subarachnoid hemorrhage. N Engl J Med, 342 (1)：29-36, 2000.［PMID：10620647］

19) Perry JJ, et al.：Is the combination of negative computed tomography result and negative lumbar puncture result sufficient to rule out subarachnoid hemorrhage? Ann Emerg Med, 51 (6)：707-713, 2008.［PMID：18191293］

20) 鎌田一宏：部位別システム1診断アプローチ：頭痛でレア疾患のシステム1診断. 総合診療, 25 (11)：1008-1015, 2015.

21) Mollan SP, et al.：Idiopathic intracranial hypertension：consensus guidelines on management. J Neurol Neurosurg Psychiatry, 89 (10)：1088-1100, 2018.［PMID：29903905］

22) Ducros A：Reversible cerebral vasoconstriction syndrome. Lancet Neurol, 11 (10)：906-917, 2012.［PMID：22995694］

23) Burton TM, et al.：Reversible cerebral vasoconstriction syndrome. Stroke, 50 (8)：2253-2258, 2019.［PMID：31272323］

4 めまい

1) Gurley KL, et al.：Diagnosis of patients with acute dizziness. Emerg Med Clin North Am, 39 (1)：181-201, 2021.［PMID：33218657］

2) Kerber KA, et al.：Misdiagnosing dizzy patients：common pitfalls in clinical practice. Neurol Clin, 33 (3)：565-575, viii, 2015.［PMID：26231272］

3) Zaleski-King A, et al.：Vestibular migraine and its comorbidities. Otolaryngol Clin North Am, 54 (5)：949-958, 2021.［PMID：34294433］

4) Kim J-S, et al.：Vascular vertigo and dizziness：diagnostic criteria. J Vestib Res, 32 (3)：205-222, 2022.［PMID：35367974］

5) Lee H：Isolated vascular vertigo. J Stroke, 16 (3)：124-130, 2014.［PMID：25328871］

文 献

6) Muncie HL, et al.：Dizziness：approach to evaluation and management. Am Fam Physician, 95（3）：154-162, 2017.［PMID：28145669］

以下はめまい全般に関する参考文献である．

● 城倉 健：外来で目をまわさない めまい診療シンプルアプローチ．医学書院, 2013.

以下はBPPV全般に関する参考文献である．

● 上田剛士：ジェネラリストのための内科診断リファレンス：エビデンスに基づく究極の診断学をめざして．医学書院, 2014.
● 髙岸勝繁：ホスピタリストのための内科診療フローチャート―専門的対応が求められる疾患の診療の流れとエビデンス．第2版．シーニュ, 2019.

以下は病態生理全般に関する参考文献である．

● McKean SC, et al.：Principles and practice of hospital medicine. 2nd ed. McGraw-Hill, 2016.

5 胸 痛

1) Hoorweg BB, et al.：Frequency of chest pain in primary care, diagnostic tests performed and final diagnoses. Heart, 103（21）：1727-1732, 2017.［PMID：28634285］

2) Gulati M, et al.：2021 AHA/ACC/ASE/CHEST/SAEM/SCCT/SCMR Guideline for the Evaluation and Diagnosis of Chest Pain：Executive Summary：A Report of the American College of Cardiology/American Heart Association Joint Committee on Clinical Practice Guidelines. J Am Coll Cardiol, 78（22）：2218-2261, 2021.［PMID：34756652］

3) Zitek T, et al.：The association of chest pain duration and other historical features with major adverse cardiac events. Am J Emerg Med, 38（7）：1377-1383, 2020.［PMID：31843326］

4) Assaad MC, et al.：The relationship between chest pain duration and the incidence of acute myocardial infarction among patients with acute chest pain. Crit Pathw Cardiol, 12（3）：150-153, 2013.［PMID：23892946］

5) Swap CJ, et al.：Value and limitations of chest pain history in the evaluation of patients with suspected acute coronary syndromes. JAMA, 294（20）：2623-2629, 2005.［PMID：16304077］

6) Fanaroff AC, et al.：Does this patient with chest pain have acute coronary syndrome?：The rational clinical examination systematic review. JAMA, 314（18）：1955-1965, 2015.［PMID：26547467］

7) Gräni C, et al.：Diagnostic performance of reproducible chest wall tenderness to rule out acute coronary syndrome in acute chest pain：a prospective diagnostic study. BMJ Open, 5（1）：e007442, 2015.［PMID：25631316］

8) Chun AA, et al.：Bedside diagnosis of coronary artery disease：a systematic review. Am J Med, 117（5）：334-343, 2004.［PMID：15336583］

9) Dezman ZD, et al.：Utility of the history and physical examination in the detection of acute coronary syndromes in emergency department patients. West J Emerg Med, 18（4）：752-760, 2017.［PMID：28611898］

10) Brieger D, et al.：Acute coronary syndromes without chest pain, an underdiagnosed and undertreated high-risk group：insights from the Global Registry of Acute Coronary Events. Chest, 126（2）：461-469, 2004.［PMID：15302732］

11) Ferry AV, et al.：Presenting symptoms in men and women diagnosed with myocardial infarction using sex-specific criteria. J Am Heart Assoc, 8（17）：e012307, 2019.［PMID：31431112］

12) Writing Committee Members; Isselbacher EM, et al.：2022 ACC/AHA Guideline for the Diagnosis and Management of Aortic Disease：A Report of the American Heart Association/American College of Cardiology Joint Committee on Clinical Practice Guidelines. J Am Coll Cardiol, 80（2）：e223-e393, 2022.［PMID：36334952］

13) Bima P, et al.：Systematic review of aortic dissection detection risk score plus D-dimer for diagnostic rule-out of suspected acute aortic syndromes. Acad Emerg Med, 27（10）：1013-1027, 2020.［PMID：32187432］

14) Verdon F, et al.：Chest wall syndrome among primary care patients：a cohort study. BMC Fam Pract, 8：51, 2007.［PMID：17850647］

文献

393

15) Gumbiner CH：Precordial catch syndrome. South Med J, 96 (1)：38-41, 2003.［PMID：12602711］

16) 中川紘明, 宮田靖志：プライマリ・ケアの現場で役立つ もっと！一発診断100. p.90, 文光堂, 2016.

6 呼吸困難

1) Maisel AS, et al.：Rapid measurement of B-type natriuretic peptide in the emergency diagnosis of heart failure. N Engl J Med 347, (3)：161-167, 2002.［PMID：12124404］

2) Chick D, et al.：Dyspnea. MKSAP 19. General Internal Medicine 1, p.26-27, American College of Physicians, 2021.

3) Huppert LA：Huppert's Notes：Pathophysiology and Clinical Pearls for Internal Medicine. p.54, McGraw-Hill, 2021.

4) Baron RM：Dyspnea. Harrison's principles of internal medicine. 21st ed. pp.263-267, 2022.

7 腹 痛

- Fields JM, et al.：Systemic causes of abdominal pain. Emerg Med Clin North Am, 29 (2)：195-210, vii, 2011.［PMID：21515176］.

- Staniland JR, et al.：Clinical presentation of acute abdomen：study of 600 patients. Br Med J, (5823)：393-398, 1972.［PMID：4506871］

- Wolfe C, et al.：Abdominal pain in the immunocompromised patient. Emerg Med Clin North Am, 39 (4)：807-820, 2021.［PMID：34600639］

- Silen W：Cope's early diagnosis of the acute abdomen. 22nd ed. Oxford University Press, 2010.

- de Dombal FT：Diagnosis of acute abdominal pain. Churchill Livingstone, 1980.

- 窪田忠夫：ブラッシュアップ急性腹症. 第2版. 中外医学社, 2018.

Column 腹痛のみかた

1) 腹痛を「考える」会：腹痛の「なぜ？」がわかる本. 医学書院, 2020.

2) Bloomfield AL, et al.：Experimental referred pain from the gastro intestinal tract. Part Ⅱ. Stomach, duodenum and colon. J Clin Inrest, 10 (3)：453-473, 1931.［PMID：16693992］

8 下痢／便秘

1) Mansoor AM：Frameworks for internal medicine. pp.176-197, Wolters Kluwer, 2018.

2) 岡 秀昭：感染症プラチナマニュアル Ver.8 2023-2024. p.401-409. メディカル・サイエンス・インターナショナル, 2023.

3) Chick D, et al.：Disorders of the small and large bowel. MKSAP19. Gastroenterology and Hepatology. p.26-39, American College of Physicians, 2021.

4) McQuaid KR：constipation. diarrhea. Current Medical Diagnosis & Treatment 2024. p.583-593, McGraw-Hill, 2024.

5) Huppert LA：Huppert's Notes：Pathophysiology & Clinical Pearls for Internal Medicine. p.107-109, McGraw-Hill, 2021.

6) Sabatine MS, et al.：Diarrhea, Dysmotility & nutrition. Pocket Medicine, 8th ed. p.3-5 ～ 3-8. Wolters Kluwer, 2023.

7) Riddle MS, et al.：ACG Clinical Guideline：Diagnosis, Treatment, and Prevention of Acute Diarrheal Infections in Adults. Am J Gastroenterol, 111 (5)：602-622, 2016.［PMID：27068718］

8) Hamilton KW, and Cifu AS：Diagnosis and Management of Infectious Diarrhea. JAMA, 321 (9)：891-892, 2019.［PMID：30763429］

9) DuPont HL：Acute infectious diarrhea in immunocompetent adults. N Engl J Med, 370 (16)：1532-1540, 2014.［PMID：24738670］

文　献

10) Seller RH, and Symons AB：Constipation. Differential diagnosis of common complaints. 7th ed. p.91-101. Elsevier, 2018.

9　異常出血

1) Sabatine MS, et al.：Disorder of hemostasis. Pocket Medicine, 8th ed. p.5-6 ～ 5-10, Wolters Kluwer, 2023.

2) Goldman L, et al.：Approach to the patient with bleeding or thrombosis. Goldman-Cecil Medicine, 27th ed. p.1165-1198, Elsevier, 2024.

3) Alguire PC, et al.：Approach to bleeding disorders. MKSAP 19 Board Basics. p.209-215, American College of Physicians, 2021.

4) Papadakis MA, et al.：Current Medical Diagnosis & Treatment 2023. p.546, 558, McGraw-Hill, 2022.

5) Binder WD, et al.：Case records of the Massachusetts General Hospital. Case 37-2010. A 16-year-old girl with confusion, anemia, and thrombocytopenia. N Engl J Med, 363 (24)：2352-2361, 2010. [PMID：21142538]

10　貧　血

1) Vieth JT, et al.：Anemia. Hematol Oncol Clin North Am, 31 (6)：1045-1060, 2017. [PMID：29078923]

2) Patel P, et al.：Hematologic Findings in Pregnancy：A Guide for the Internist. Cureus, 13 (5)：e15149, 2021. [PMID：34164247]

3) Cascio MJ, et al.：Anemia：Evaluation and Diagnostic Tests. Med Clin North Am, 101 (2)：263-284, 2017. [PMID：28189170]

4) Lanier JB, et al.：Anemia in Older Adults. Am Fam Physician, 98 (7)：437-442, 2018. [PMID：30252420]

5) Newhall DA, et al.：Anaemia；A disease or symptom. Neth J Med, 78 (3)：104-110, 2020. [PMID：32332184]

6) 日本外傷学会：外傷初期診療ガイドラインJATEC. 改訂第6版, p.47, へるす出版, 2021.

7) Napolitano JD：The Physical Examination to Assess for Anemia and Hypovolemia. Med Clin North Am, 106 (3)：509-518, 2022. [PMID：35491070]

8) Siva B, et al.：The sensitivity and specificity of ultrasound estimation of central venous pressure using the internal jugular vein. J Crit Care, 27 (3)：315. e7-11, 2012. [PMID：22137379]

9) 上田剛士：ジェネラリストのための内科診断リファレンス 第2版. p.697, 医学書院, 2024.

10) Bracho FJ, et al.：Evaluation of the Reticulocyte Production Index in the Pediatric Population. Am J Clin Pathol, 154 (1)：70-77, 2020. [PMID：32270177]

11) Koepke JF, et al.：Reticulocytes. Clin Lab Haematol, 8 (3)：169-179, 1986. [PMID：3530617]

12) Makharia A, et al.：Differentiation between Anemia of Chronic Disease and Iron Deficiency Anemia Using Newer Erythrocyte Parameters. J Assoc Physicians India, 70 (4)：11-12, 2022. [PMID：35443539]

13) Verdon F, et al.：Iron supplementation for unexplained fatigue in non-anaemic women：double blind randomised placebo controlled trial. BMJ, 326 (7399)：1124, 2003. [PMID：12763985]

14) Ning S, et al.：Management of iron deficiency. Hematology Am Soc Hematol Educ Program, 2019 (1)：315-322, 2019. [PMID：31808874]

15) Gattermann N, et al.：The Evaluation of Iron Deficiency and Iron Overload. Dtsch Arztebl Int, 118 (49)：847-856, 2021. [PMID：34755596]

16) Hidese S, et al.：Association between iron-deficiency anemia and depression：A web-based Japanese investigation. Psychiatry Clin Neurosci, 72 (7)：513-521, 2018. [PMID：29603506]

17) 是枝 哲 編著：外来で役立つ爪診療ハンドブック. 中外医学社, 2018.

18) Lobbes H, et al.：Computed and Subjective Blue Scleral Color Analysis as a Diagnostic Tool for Iron Deficiency：A Pilot Study. J Clin Med, 8 (11)：1876, 2019. [PMID：31694276]

文
献

19) Kalra L, et al.：Blue sclerae：a common sign of iron deficiency? Lancet, 2 (8518)：1267-1269, 1986. [PMID：2878143]

20) Hunt A, et al.：Vitamin B_{12} deficiency. BMJ, 349；g5226, 2014. [PMID：25189324]

21) Oh R, et al.：Vitamin B_{12} deficiency. Am Fam Physician, 67 (5)：979-986, 2003. [PMID：12643357]

22) Stabler SP：Vitamin B_{12} deficiency. N Engl J Med, 368 (21)：2041-2042, 2013. [PMID：23697526]

23) Evstatiev R：Eisenmangel, Thrombozytose und Thromboembolie [Iron deficiency, thrombocytosis and thromboembolism]. Wien Med Wochenschr, 166 (13-14)：437-446, 2016. [PMID：27682430]

24) Salvagno GL, et al.：Red blood cell distribution width：A simple parameter with multiple clinical applications. Crit Rev Clin Lab Sci, 52 (2)：86-105, 2015. [PMID：25535770]

11 腰　痛

1) 折目純久：腰痛のred flagsを考える. 臨床雑誌整形外科, 72 (13)：1340, 2021.

2) 篠崎義雄：腰椎椎間板ヘルニア・腰部脊柱管狭窄症の診断. Orthopaedics, 30 (10)：25-32, 2017.

3) Devillé WL, et al.：The test of Lasègue：systematic review of the accuracy in diagnosing herniated discs. Spine (Phila Pa 1976), 25 (9)：1140-1147, 2000. [PMID：10788860]

4) Hall AM, et al.：Do not routinely offer imaging for uncomplicated low back pain. BMJ, 372：n291, 2021. [PMID：33579691]

5) 日本整形外科学会, 日本脊椎脊髄病学会 (監)：腰部脊柱管狭窄症診療ガイドライン2021. 改訂第2版. 南江堂, 2021.

12 関節痛

1) Carpenter CR, et al.：Evidence-based diagnostics：adult septic arthritis. Acad Emerg Med 18 (8)：781-796, 2011. Erratum in：Acad Emerg Med, 18 (9)：1011, 2011. [PMID：21843213]

2) George G A Pujalte, et al.：Differential Diagnosis of Polyartialar Arthritis. Am Fam Physician, 92 (1)：35-41, 2015. [PMID：26132125]

3) 山中克郎, ほか 編：UCSFに学ぶ できる内科医への近道. 改訂4版. 南山堂, 2012.

4) 石井義洋：卒後20年目総合内科医の診断術 ver.3. 中外医学社, 2024.

5) Caliş M, et al.：Diagnostic values of clinical diagnostic tests in subacromial impingement syndrome. Ann Rheum Dis, 59 (1)：44-47, 2000. [PMID：10627426]

6) 白石吉彦, ほか 編：THE整形内科. 南山堂, 2016.

7) Margaretten ME, et al.：Does this adult patient have septic arthritis? JAMA, 297 (13)：1478-1488, 2007. [PMID：17405973]

13 下肢の浮腫

1) Chick D, et al.：Lower extramity edema and ulcers. MKSAP19 General Internal Medicine 1, p.32-34, American College of Physicians, 2021.

2) Papadakis MA, et al.：Current Medical Diagnosis & Treatment 2024, p.28-30, McGraw-Hill, 2024.

3) 高橋 良：とことんわかる病態のクリニカルロジック 本当に使える症候学の話をしよう. pp.124-154, じほう, 2020.

4) Newman SA：Chronic venous disease. Fitzpatrick's dermatology. 9th ed. pp.2686-2693, Mc Graw-Hill, 2019.

14 皮　疹

1) Lari Park, et al.：Poison ivy (*Toxico den dron*) dematitis. UpToDate, 2024.

2) Chick D, et al.：Dermatologic disorders. MKSAP19. General Internal Medicine 2. p.82-129, American College of Physicians, 2021.

3) Shinkai K, et al.：Dermatologic disorders. Current Medical Diagnosis & Treatment 2024. p.102-169, McGraw-Hill, 2024.
4) Huppert LA：Dermatology. Huppert's Notes：Pathophysiology & Clinical Pearls for Internal Medicine. p.351-365, McGraw-Hill, 2021.

Column　皮疹のみかた

1) 松田光弘：誰も教えてくれなかった皮疹の診かた・考えかた. 医学書院, 2022.
　→非専門医にもわかりやすく簡潔に記載されている. とっかかりによい.
2) 北島康雄（編）：北島康雄レクチャー 皮疹を「因数分解」してみよう. Visual Dermatology, 9 (12), 2010.
　→病理所見も交えて詳細な解説あり. より知識を深めるのによい.
3) 北島康雄：皮疹の因数分解・ロジック診断. 学研メディカル秀潤社, 2018.
　→文献2) を書籍化したもの. より詳細になっているがやや高価なことが難点.

15　がん性疼痛

1) World Health Organization：Cancer pain relief：with a guide to opioid availability, 2nd ed. 1996.〈https://iris.who.int/handle/10665/37896〉[2025年2月閲覧]
2) World Health Organization：WHO Guidelines for the pharmacological and radiotherapeutic management of cancer pain in adults and adolescents, 2019.〈https://www.who.int/publications/i/item/9789241550390〉[2025年2月閲覧]
3) 日本緩和医療学会ガイドライン統括委員会 編：がん疼痛の薬物療法に関するガイドライン 2020年版. 第3版. 金原出版, 2020.
4) 日本緩和医療学会：緩和ケア継続教育プログラム PEACEプロジェクト.〈https://www.kanwacare.net/jspm-peace/〉[2025年2月閲覧]

1　脳血管障害

1) Johnston SC, et al.：Validation and refinement of scores to predict very early stroke risk after transient ischaemic attack. Lancet, 369 (9558)：283-292, 2007. [PMID：17258668]
2) Kizer JR, et al.：Clinical practice. Patent foramen ovale in young adults with unexplained stroke. N Engl J Med, 353 (22)：2361-2372, 2005. [PMID：16319385]
3) Chu DK, et al.：Mortality and morbidity in acutely ill adults treated with liberal versus conservative oxygen therapy (IOTA)：a systematic review and meta-analysis. Lancet, 391 (10131)：1693-1705, 2018. [PMID：29726345]
4) Hemphill JC 3rd, et al.：The ICH score：a simple, reliable grading scale for intracerebral hemorrhage. Stroke, 32 (4)：891-897, 2001. [PMID：11283388]
5) Chick D, et al.：Stroke. MKSAP19. Neurology. p.26-39, American College of Physicians, 2021.
6) Douglas VC, et al.：Stroke. Current Medical Diagnosis & Treatment 2024. p.994-1002, McGraw-Hill, 2024.
7) Huppert LA：Neurologic emergencies Huppert's Notes：Pathophysiology & Clinical Pearls for Internal Medicine. p.380-381, McGraw-Hill, 2021.
8) Berkman JM, et al.：Stroke. Pocket Medicine, 8th ed. p.9-6～9-7, Wolters Kluwer, 2023.
9) 井口正寛, ほか（編）：特集 脳梗塞. Hospitalist, 10 (2), 2022.
10) 荒木信夫, ほか：脳卒中ビジュアルテキスト, 第4版. 医学書院, 2015.

2 高血圧

1) Ettehad D, et al.：Blood pressure lowering for prevention of cardiovascular disease and death：a systematic review and meta-analysis. Lancet, 387 (10022)：957-967, 2016.［PMID：26724178］

2) Hermida RC, et al.：Bedtime hypertension treatment improves cardiovascular risk reduction：the Hygia Chronotherapy Trial. Eur Heart J, 41 (48)：4565-4576, 2020.［PMID：31641769］

3) Law MR, et al.：Value of low dose combination treatment with blood pressure lowering drugs：analysis of 354 randomised trials. BMJ, 326 (7404)：1427, 2003.［PMID：12829555］

4) Hirsch JS, et al.：The demystification of secondary hypertension：diagnostic strategies and treatment algorithms. Curr Treat Options Cardiovasc Med, 21 (12)：90, 2019.［PMID：31823067］

5) 日本高血圧学会高血圧治療ガイドライン作成委員会(編)：高血圧治療ガイドライン2019. ライフサイエンス出版, 2019.

3 脂質異常症

1) Nakamura H, et al.：Primary prevention of cardiovascular disease with pravastatin in Japan (MEGA Study)：a prospective randomised controlled trial. Lancet, 368 (9542)：1155-1163, 2006.［PMID：17011942］

2) Vodnala D, et al.：Secondary causes of dyslipidemia. Am J Cardiol, 110 (6)：823-825, 2012.［PMID：22658245］

3) 日本動脈硬化学会：動脈硬化性疾患予防ガイドライン2022年版.〈https://www.j-athero.org/jp/jas_gl2022/〉

4) Riccardi G, et al.：Dietary recommendations for prevention of atherosclerosis. Cardiovasc Res, 118 (5)：1188-1204, 2022.［PMID：34229346］

5) Saita T, et al.：Screening of furanocoumarin derivatives in citrus fruits by enzyme-linked immunosorbent assay. Biol Pharm Bull, 27 (7)：974-977, 2004.［PMID：15256725］

4 心不全

1) 日本循環器学会／日本心不全学会合同ガイドライン：2021年JCS/JHFSガイドライン フォーカスアップデート版 急性・慢性心不全診療.〈https://www.j-circ.or.jp/cms/wp-content/uploads/2021/03/JCS2021_Tsutsui.pdf〉

2) WRITING COMMITTEE MEMBERS；Yancy CW, et al.：2013 ACCF/AHA guideline for the management of heart failure：a report of the American College of Cardiology Foundation/American Heart Association Task Force on practice guidelines. Circulation, 128 (16)：e240-327, 2013.［PMID：23741058］

3) Thibodeau JT, et al.：Characterization of a novel symptom of advanced heart failure：bendopnea. JACC Heart Fail, 2 (1)：24-31, 2014.［PMID：24622115］

4) Writing Committee Members；ACC/AHA Joint Committee Members：2022 AHA/ACC/HFSA Guideline for the Management of Heart Failure. J Card Fail, 28 (5)：e1-e167, 2022.［PMID：35378257］

5) McMurray JJ, et al.：Angiotensin-neprilysin inhibition versus enalapril in heart failure. N Engl J Med, 371 (11)：993-1004, 2014.［PMID：25176015］

6) Solomon SD, et al.：Angiotensin-Neprilysin Inhibition in Heart Failure with Preserved Ejection Fraction. N Engl J Med, 381 (17)：1609-1620, 2019.［PMID：31475794］

7) McMurray JJV, et al.：Dapagliflozin in Patients with Heart Failure and Reduced Ejection Fraction. N Engl J Med, 381 (21)：1995-2008, 2019.［PMID：31535829］

8) Anker SD, et al.：Empagliflozin in Heart Failure with a Preserved Ejection Fraction. N Engl J Med, 385 (16)：1451-1461, 2021.［PMID：34449189］

9) Solomon SD, et al.：Dapagliflozin in Heart Failure with Mildly Reduced or Preserved Ejection Fraction. N Engl J Med, 387 (12)：1089-1098, 2022.［PMID：36027570］

文　献

10) 日本心不全学会：血中BNPやNT-proBNPを用いた心不全診療に関するステートメント2023年改訂版.

11) Zannad F, et al.：Eplerenone in patients with systolic heart failure and mild symptoms. N Engl J Med, 364 (1)：11-21, 2011. [PMID：21073363]

12) 日本循環器学会／日本心不全学会：循環器疾患における緩和ケアについての提言. 2021年改訂版.

13) Pitt B, et al.：The effect of spironolactone on morbidity and mortality in patients with severe heart failure. Randomized Aldactone Evaluation Study Investigators. N Engl J Med, 341 (10)：709-717, 1999. [PMID：10471456]

5　冠動脈疾患

1) 日本循環器学会. 急性冠症候群ガイドライン (2018年改訂版).〈https://www.j-circ.or.jp/cms/wp-content/uploads/2018/11/JCS2018_kimura.pdf〉[2023年11月閲覧]

2) 日本循環器学会. 2022年JCSガイドラインフォーカスアップデート版 安定冠動脈疾患の診断と治療.〈https://www.j-circ.or.jp/cms/wp-content/uploads/2022/03/JCS2022_Nakano.pdf〉[2023年11月閲覧]

3) Collet JP, et al.：2020 ESC Guidelines for the management of acute coronary syndromes in patients presenting without persistent ST-segment elevation. Eur Heart J, 42 (14)：1289-1367, 2021. [PMID：32860058]

4) Gulati M, et al.：2021 AHA/ACC/ASE/CHEST/SAEM/SCCT/SCMR Guideline for the Evaluation and Diagnosis of Chest Pain：A Report of the American College of Cardiology/American Heart Association Joint Committee on Clinical Practice Guidelines. Circulation, 144 (22)：e368-e454, 2021. [PMID：34709879]

6　深部静脈血栓症／肺血栓塞栓症

1) Wells PS, et al.：Derivation of a simple clinical model to categorize patients probability of pulmonary embolism：increasing the models utility with the SimpliRED D-dimer. Thromb Haemost, 83 (3)：416-420, 2000. [PMID：10744147]

2) Raja AS, et al.：Evaluation of patients with suspected acute pulmonary embolism：best practice advice from the clinical guidelines committee of the American College of Physicians. Ann Intern Med, 163 (9)：701-711, 2015. [PMID：26414967]

3) Key NS, et al.：Venous thromboembolism prophylaxis and treatment in patients with cancer：ASCO clinical practice guideline update. J Clin Oncol, 38 (5)：496-520, 2020. [PMID：31381464]

4) Ortel TL, et al.：American Society of Hematology 2020 guidelines for management of venous thromboembolism：treatment of deep vein thrombosis and pulmonary embolism. Blood Adv, 4 (19)：4693-4738, 2020. [PMID：33007077]

5) Chick D, et al.：Deep venous thrombosis and pulmonary embolism. MKSAP19. Hematology. p.55-62, American College of Physicians, 2021.

6) Abbas R, et al.：Pulmonary venous thromboembolism. Current Medical Diagnosis & Treatment 2024, p.296-299, McGraw-Hill, 2024.

7) Huppert LA：Pulmonary embolism. Huppert's Notes：Pathophysiology & Clinical Pearls for Internal Medicine. p.65-66, McGraw-Hill, 2021.

8) Mounsey LA, et al.：Venous thromboembolism. Pocket Medicine, 8th ed. p.2-13 〜 2-15, Wolters Kluwer, 2023.

7　市中肺炎

1) Metlay JP, et al.：Diagnosis and Treatment of Adults with Community-acquired Pneumonia. An Official Clinical Practice Guideline of the American Thoracic Society and Infectious Diseases Society of America. Am J Respir Crit Care Med, 200 (7)：e45-e67, 2019. [PMID：31573350]

2) File TM, et al.：Community-Acquired Pneumonia. N Engl J Med, 389：632-641, 2023.［PMID：37585629］

3) Xiaodong Wa, et al.：Incidence of respiratory viral infections detected by PCR and real-time PCR in adult patients with community-acquired pneumonia：a meta-analysis. Respiration, 89 (4)：343-352, 2015.［PMID：25791384］

4) Eshwara VK, et al.：Community-acquired bacterial pneumonia in adults：An update. Indian J Med Res, 151 (4)：287-302, 2020.［PMID：32461392］

5) Miyashita N, et al.：Diagnostic sensitivity of a rapid antigen test for the detection of Mycoplasma pneumoniae：Comparison with real-time PCR. J Infect Chemother, 21 (6)：473-475, 2015.［PMID：25818195］

6) Molinos L, et al.：Sensitivity, specificity, and positivity predictors of the pneumococcal urinary antigen test in community-acquired pneumonia. Ann Am Thorac Soc, 12 (10)：1482-1489, 2015.［PMID：26288389］

7) Toberna CP, et al.：Epidemiologic Survey of Legionella Urine Antigen Testing Within a Large Wisconsin-Based Health Care System. J Patient Cent Res Rev, 7 (2)：165-175, 2020.［PMID：32377550］

8) Lim WS, et al.：Defining community acquired pneumonia severity on presentation to hospital：an international derivation and validation study. Thorax, 58 (5)：377-382, 2003.［PMID：12728155］

9) Fine MJ, et al.：A prediction rule to identify low-risk patients with community-acquired pneumonia. N Engl J Med, 336 (4)：243-250, 1997.［PMID：8995086］

10) Rothberg MB：Community-Acquired Pneumonia. Ann Intern Med, 175 (4)：ITC49-ITC64, 2022.［PMID：35404672］

11) 日本感染症学会：ガイドライン・提言：65歳以上の成人に対する肺炎球菌ワクチン接種に関する考え方（第6版 2024年9月6日）〈https://www.kansensho.or.jp/modules/guidelines/index.php?content_id=56〉

12) 岡 秀昭：感染症プラチナマニュアル Ver.7. メディカル・サイエンス・インターナショナル, 2021.

13) 青木 眞：レジデントのための感染症診療マニュアル. 第4版, 医学書院, 2020.

14) 成田 雅：ドキシサイクリンとミノサイクリン. medicina, 50 (7)：1240-1244, 2013.

8 気管支喘息

1) Papi A, et al.：Asthma. Lancet, 391 (10122)：783-800, 2018.［PMID：29273246］

2) Bel EH：Clinical Practice. Mild asthma. N Engl J Med, 369 (6)：549-557, 2013. Erratum in：N Engl J Med, 369 (20)：1970, 2013.［PMID：23924005］

3) Global Initiative for Asthma：Global Strategy for Asthma Management and Prevention. Updated 2023.〈https://ginasthma.org/2023-gina-main-report/〉［2025年1月閲覧］

4) Chick D, et al.：Asthma. Pulmonary and Critical Care Medicine. MKSAP19. p.5-15, American College of Physicians, 2021.

5) Abbas R, et al.：Asthma. Current Medical Diagnosis & Treatment 2024. p.246-259, McGraw-Hill, 2023.

6) Huppert LA：Asthma. Huppert's Notes：Pathophysiology & Clinical Pearls for Internal Medicine. p.59-61, McGraw-Hill, 2024.

7) Sabatine MS, et al.：Asthma. Pocket Medicine, 8th ed. p.2-2 〜 2-4, Wolters Kluwer, 2023.

8) Mosnaim G：Asthma in Adults. N Engl J Med, 389 (11)：1023-1031, 2023.［PMID：37703556］

9 慢性閉塞性肺疾患（COPD）

1) Rabe KF, et al.：Chronic obstructive pulmonary disease. Lancet, 389 (10082)：1931-1940, 2017.［PMID：28513453］

2) 一般社団法人GOLD日本委員会：COPDアセスメントテスト（CAT）.〈http://www.gold-jac.jp/support_contents/cat.html〉

文　献

3) HOKUTO編集部：【mMRCスケール】COPD, 息切れの評価方法には多くの修正版が存在？〈https://hokuto.app/post/KcU8moYneqcPptRTtjv8〉

4) Hurst JR, et al.：Susceptibility to exacerbation in chronic obstructive pulmonary disease. N Engl J Med, 363 (12)：1128-1138, 2010. [PMID：20483247]

5) Vogelmeier C, et al.：Tiotropium versus salmeterol for the prevention of exacerbations of COPD. N Engl J Med, 364 (12)：1093-1103, 2011. [PMID：21428765]

6) Chick D, et al.：Chronic obstructive pulmonary disease. MKSAP19. Pulmonary and Critical Care Medicine. p.15-22, American College of Physicians, 2021.

7) Abbas R, et al.：Chronic obstructive pulmonary disease. Current Medical Diagnosis & Treatment 2024. p.259-265, McGraw-Hill, 2024.

8) Huppert LA：Chronic obstructive pulmonary disease (COPD). Huppert's Notes：Pathophysiology & Clinical Pearls for Internal Medicine. p.58-61, McGraw-Hill, 2021.

9) Mounsey LA, et al.：Chronic obstructive pulmonary disease. Pocket Medicine, 8th ed. p.2-5 ～ 2-6, Wolters Kluwer, 2023.

10) 山中克郎：医学生からの診断推論. p.96-99, 羊土社, 2016.

10 糖尿病

1) 日本糖尿病学会 編著：糖尿病治療ガイド2022-2023. p.26, 文光堂, 2022.

2) Chick D, et al.：Disorders of glucose metabolism. MKSAP19. Endocrinology and Metabolism. p.1-26, American College of Physicians, 2021.

3) Masharani V, et al.：Diabetes mellitus&hypoglycemia Current Medical Diagnosis & Treatment 2024. p.1201-1204, McGraw-Hill, 2024.

4) Huppert LA：Diabetes mellitus. Huppert's Notes：Pathophysiology & Clinical Pearls for Internal Medicine. p.156-160, McGraw-Hill, 2021.

5) Schatoff D, et al.：Diabetes mellitus. Pocket Medicine, 8th ed. p.7-13, 14, Wolters Kluwer, 2023.

6) 三澤美和, ほか 編：かゆいところに手が届く！ まるわかり糖尿病塾. 医学書院, 2020.

11 急性腎障害 (AKI)

1) Kidney Disease Improving Global Outcomes (KDIGO)：KDIGO Clinical Practice Guideline for Acute Kidney Injury. 2012.

2) Chick D, et al.：Acute Kidney Injury. MKSAP19. Nephrology. p.60-70, American College of Physicians, 2021.

3) Dirkx TC, et al.：Acute Kidney Injury. Current Medical Diagnosis & Treatment 2024. p.913-920, McGraw-Hill, 2024.

4) Huppert LA：Acute Kidney Injury (AKI). Huppert's Notes：Pathophysiology & Clinical Pearls for Internal Medicine. p.169-170, McGraw-Hill, 2021.

5) Street SE, et al.：Acute Kidney Injury (AKI). Pocket Medicine, 8th ed. p.4-12 ～ 4-13, Wolters Kluwer, 2023.

12 酸-塩基異常

● 山中克朗, ほか 編：UCSFに学ぶ できる内科医への近道. 改訂4版. 南山堂, 2012.

1) Chick D, et al.：Acid-base disorders. MKSAP19. Nephrology. p.19-26, American College of Physicians, 2021.

2) Arora N, et al.：Acid-base Disorders. Current Medical Diagnosis & Treatment 2024. p.900-907, McGraw-Hill, 2024.

3) 須藤 博：Dr. 須藤の酸塩基平衡と水・電解質. 中山書店, 2015.

13 尿路感染症

1) Foxman B：Epidemiology of urinary tract infections：Incidence, morbidity, and economic costs. Dis Mon, 49 (2)：53-70, 2003. [PMID：12601337]

2) 上田剛士：ジェネラリストのための内科診断リファレンス第2版. pp.525-526, 医学書院, 2024.

3) Bent S, et al.：Does this woman have an acute uncomplicated urinary tract infection? JAMA, 287（20）：2701-2710, 2002.［PMID：12020306］

4) Ramakrishnan K, et al.：Diagnosis and management of acute pyelonephritis in adults. Am Fam Physician, 71（5）：933-942, 2005.［PMID：15768623］

5) 山中克郎, ほか 編：UCSFに学ぶ できる内科医への近道. 改訂4版. 南山堂, 2012.

6) Rathaus V, et al.：Acute focal nephritis：its true sonographic face. Isr Med Assoc J, 9（10）：729-731, 2007.［PMID：17987762］

7) 内村智也, ほか：腎盂腎炎. 臨床検査, 64（6）：672-676, 2020.

8) Grigoryan L, et al.：Diagnosis and management of urinary tract infections in the outpatient setting：a review. JAMA, 312（16）：1677-1684, 2014.［PMID：25335150］

9) 感染症診療の手引き編集委員会編著：感染症診療の手引き―正しい感染症診療と抗菌薬適正使用を目指して. 新訂第4版. シーニュ, 2021.

14 カリウム異常

1) Street SE, et al.：Potassium homeostasis. Pocket Medicine, 7th ed. p.4-10 ～ 4-11, Wolters Kluwer, 2020.

2) Arora N and Jefferson JA：Disorders of potassium concentration. Current Medical Diagnosis & Treatment 2024. p.887-893, McGraw-Hill, 2024.

3) Chick D, et al.：Disorders of serum potassium. MKSAP19. Nephrology p.14-17, American College of Physicians, 2021.

4) Huppert LA：Potassium. Huppert's Notes：Pathophysiology & Clinical Pearls for Internal Medicine. p.186-187, McGraw-Hill, 2021.

5) 柴﨑俊一：LIVE!!輸液プラクシス3つのRで現場に実装輸液ど真ん中!! pp.258-273, シチズンシップ, 2024.

6) 坂本 壮：救急外来ただいま診断中！第2版. pp.340-359, 中外医学社, 2024.

15 ナトリウム異常

1) Chick D, et al.：Disorders of serum sodium.MKSAP19. Nephrology. p.11-14, American College of Physicians, 2021.

2) Arora N and Jefferson JA：Disorders of sodium concentration. Current Medical Diagnosis & Treatment 2024. p.881-887, McGraw-Hill, 2024.

3) Huppert LA：Sodium. Huppert's Notes：Pathophysiology & Clinical Pearls for Internal Medicine. p.179-183, McGraw-Hill, 2021.

4) Street SE, et al.：Sodium and water homeostasis. Pocket Medicine, 8th ed. p.4-6 ～ 4-9, Wolters Kluwer, 2023.

5) 柴﨑俊一：LIVE!!輸液プラクシス3つのRで現場に実装輸液ど真ん中!! pp.258-273, シチズンシップ, 2024.

6) 石井義洋：卒後15年目総合内科医の診断術 ver.2. pp.620-636, 中外医学社, 2019.

16 カルシウム異常

1) Huppert LA：Hypercalcemia, Hypocalcemia. Huppert's Notes：Pathophysiology & Clinical Pearls for Internal Medicine. p.184-185, McGraw-Hill, 2021.

2) Insogna KL：Primary hyperparathyroidism. N Engl J Med, 379（11）：1050-1059, 2018.［PMID：30207907］

3) Guise TA and Wysolmerski JJ：Cancer-associated hypercalcemia. N Engl J Med, 386（15）：1443-1451, 2022. Erratum in：N Engl J Med, 387（1）：96, 2022.［PMID：35417639］

4) Bilezikian JP, et al.：Hyperparathyroidism. Lancet, 391（10116）：168-178, 2018.［PMID：28923463］

文　献

5) Schatoff D, et al.：Calcium disorders. Pocket Medicine, 8th ed. p.7-11 ～ 7-12, Wolters Kluwer, 2023.
6) Chick D, et al.：Calcium and bone disorders. MKSAP19. Endocrinology and Metabolism. p.73-77, American College of Physicians, 2021.
7) Arora N and Jefferson JA：Disorders of calcium concentration. Current Medical Diagnosis & Treatment 2024. p.893-896, McGraw-Hill, 2024.

17 中　毒

1) Levine MD：General approach to drug poisoning in adults. UpToDate, 2023.〈https://www.uptodate.com/contents/general-approach-to-drug-poisoning-in-adults〉[2024年2月閲覧]
2) 石井友美, ほか：医薬品過量内服584例の検討. 広島医学, 75（6）：244-248, 2022.
3) Vukcević NP, et al.：Benzodiazepine poisoning in elderly. Vojnosanit Pregl, 73（3）：234-238, 2016.[PMID：27295906]
4) 吉原克則, ほか：有機リン中毒治療による医療者二次被害の事例－先天性コリンエステラーゼ欠損症と二次被害. 日救急医会誌, 20：93-98, 2009.
5) Mason PJ, et al.：Serotonin syndrome. Presentation of 2 cases and review of the literature. Medicine (Baltimore), 79（4）：201-209, 2000.[PMID：10941349]

Ⅳ　分野別問題

1　呼吸器

Q1

1) Rutledge RK, et al.：Images in clinical medicine. Whooping cough in an adult. N Engl J Med, 366（25）：e39, 2012. Erratum in：N Engl J Med, 367（13）：1272, 2012.[PMID：22716993]〈https://www.youtube.com/watch?v=31tnXPlhA7w〉
2) Abuelgasim H, et al.：Effectiveness of honey for symptomatic relief in upper respiratory tract infections：a systematic review and meta-analysis. BMJ Evid Based Med, 26（2）：57-64, 2021.[PMID：32817011]
3) Chick D, et al.：Cough. MKSAP19. General Internal Medicine 1. p.19-21, American College of Physicians, 2021.
4) Nodler PL, et al.：Cough. Current Medical Diagnosis & Treatment 2024, p.15-18, McGraw-Hill, 2024.
5) Huppert LA：Chronic cough in immunocompetent adults. Huppert's Notes：Pathophysiology & Clinical Pearls for Internal Medicine. p.56, McGraw-Hill, 2021.

Q2

1) Abbas RA, et al.：Interstitial lung disease. Current Medical Diagnosis & Treatment 2024, p.291-296, McGraw-Hill, 2024.
2) Chick D, et al.：Diffuse parenchymal lung disease. Pulmonary and critical care medicine. MKSAP19. p.25-35, American College of Physicians, 2021.
3) Huppert LA：Restrictive lung disease. Huppert's Notes：Pathophysiology & Clinical Pearls for Internal Medicine. p.62-64, McGraw-Hill, 2021.
4) Sabatine MS, et al.：Internal lung disease. Pocket Medicine, 8th ed. p.2-9～2-10, Wolters Kluwer, 2023.

Q3

1) Chick D, et al.：Pulmonary vascular disease. MKSAP19. Pulmonary and critical care medicine. p.41-45, American College of Physicians, 2021.
2) Abbas R, et al.：Pulmonary hypertension. Current Medical Diagnosis & Treatment 2024, p.300-302, McGraw-Hill, 2024.

3) Merdez MP：Pulmonary hypertension. The Saint-Chopra Guide to Inpatient Medicine. 4th ed. p.149-153, Oxford University Press, 2019.

Q4

1) Brock University：Lung cancer Risk Calculators.〈https://brocku.ca/lung-cancer-screening-and-risk-prediction/risk-calculators/〉.

2) MacMahon H, et al.：Guidelines for Management of Incidental Pulmonary Nodules Detected on CT Images：From the Fleischner Society 2017. Radiology, 284 (1)：228-243, 2017.［PMID：28240562］

3) Chick D, et al.：Lung tumors. MKSAP19. Pulmonary and critical care medicine. p.45-47, American College of Physicians, 2021.

4) Abbas R, et al.：Solitary pulmonary nodule. Current Medical Diagnosis & Treatment 2024, p.289-290. McGraw-Hill, 2024.

2 循環器

Q1

1) Whelton PK, et al.：2017 ACC/AHA/AAPA/ABC/ACPM/AGS/APhA/ASH/ASPC/NMA/PCNA Guideline for the Prevention, Detection, Evaluation, and Management of High Blood Pressure in Adults：A Report of the American College of Cardiology/American Heart Association Task Force on Clinical Practice Guidelines. Hypertension, 71 (6)：e13-e115, 2018. Erratum in：Hypertension, 71 (6)：e140-e144, 2018.［PMID：29133356］

Q2

● 山中克朗, ほか 編：UCSFに学ぶ できる内科医への近道. 改訂4版. 南山堂, 2012.

1) 鵜山保典：頸静脈の診察. Hospitalist, 10 (1)：21-27, 2022.

2) Innes JA, et al.：Macleod's Clinical Examination. 14th ed, p.52-53, Elsevier, 2018.

3) McGee S：Evidence-Based Physical Diagnosis. 5th ed, p.295-307, Elsevier, 2022.

Q3

● 山中克朗, ほか 編：UCSFに学ぶ できる内科医への近道. 改訂4版. 南山堂, 2012.

1) McGee S：The first and second heart sounds, The third and fourth heart sounds. Evidence-based physical diagnosis. 5th ed, p.335-347, Elsevier, 2021.

2) Wang CS, et al.：Does this dyspneic patient in the emergency department have congestive heart failure? JAMA, 294 (15)：1944-1956, 2005.［PMID：16234501］

Q5

1) Chick D, et al.：Atrial fibrillation. MKSAP19 Board basics p.17-19, American College of Physicians, 2021.

2) Camm AJ, et al.：European Heart Rhythm Association；European Association for Cardio-Thoracic Surgery. Guidelines for the management of atrial fibrillation：the Task Force for the Management of Atrial Fibrillation of the European Society of Cardiology (ESC). Eur Heart J, 31：2369-2429, 2010.［PMID：20802247］

3 消化器

Q1

1) Chick D, et al.：Irritable bowel syndrome. MKSAP19. Gastroenterology and Hepatology. p.38-39, American college of Physicians, 2021.

Q2

1) Chick D, et al.：Gastroesophageal reflux disease. MKSAP19. Gastroenterology and Hepatology p.3-5, American College of Physicians, 2021.

2) McQuid KR：Gastroesophageal reflux disease. Current Medical Diagnosis & Treatment 2024. p.606-610, McGraw-Hill, 2024.

3) Huppert LA：Gastroesophageal reflux disease. Huppert's Notes：Pathophysiology & Clinical Pearls for Internal Medicine. p.116, McGraw-Hill, 2021.

4) 上田剛士：意外に多い?! PPIの副作用. 日常診療に潜むクスリのリスク. p.93-99, 医学書院, 2017.

5) 木下芳一, ほか：PPIと関連しうる有害事象―総論―. 日内会誌, 112（1）：10-17, 2023.

Q3

1) Talley NJ, et al.：Functional Dyspepsia. N Engl J Med, 373（19）：1853-1863, 2015.［PMID：26535514］

2) Chang L：Functional dyspepsia. Goldman L, et al. eds, Goldman-Cecil Medicine. 27th ed, p.898-899, Elsevier, 2024.

3) Pinto-Sanchez MI, et al.：Proton pump inhibitors for functional dyspepsia. Cochrane Database Syst Rev, 3（3）：CD011194, 2017. Update in：Cochrane Database Syst Rev 11：CD011194, 2017.［PMID：28271513］

4) Matsueda K, et al.：A placebo-controlled trial of acotiamide for meal-related symptoms of functional dyspepsia. Gut. 61（6）：821-828, 2012.［PMID：22157329］

5) 日本消化器病学会編：機能性消化管疾患診療ガイドライン2014―機能性ディスペプシア（FD）. 南江堂, 2014.

6) Chick D, et al.：Dyspepsia. Gastroenterology and Hepatology. MKSAP19. p.10-11, American College of Physicians, 2021.

7) McQuaid KR：Dyspepsia. Current Medical Diagnosis & Treatment 2024. p.577-579, McGraw-Hill, 2024.

Q4

1) 久里浜医療センター：CAGE（アルコール依存症スクリーニングテスト）.〈https://kurihama. hosp.go.jp/hospital/screening/cage.html〉

2) 久里浜医療センター：AUDIT（Alcohol Use Disorders Identification Test）.〈https://kurihama. hosp.go.jp/hospital/screening/audit.html〉

3) Palmer BF, et al.：Electrolyte Disturbances in Patients with Chronic Alcohol-Use Disorder. N Engl J Med, 377（14）：1368-1377, 2017.［PMID：28976856］

4) Chick D, et al.：Substance use disorders. MKSAP19. General Internal Medicine 1. p.81-83, American College of Physicians, 2021.

5) Sabatine MS, et al.：Alcohol withdrawal. Pocket Medicine, 8th ed, p.9-5, Wolters Kluwer, 2023.

6) O'Connor PG：Alcohol use disorders. Goldman-Cecil Medicine. 27th ed. p.2353-2359, Elsevier, 2023.

Q5

1) 日本消化器病学会・日本肝臓学会：NAFLD/NASH診療ガイドライン2020（改訂2版）. p.3-8, 2020.〈https://www.jsge.or.jp/committees/guideline/guideline/pdf/nafldnash2020_2_re.pdf〉［2024年7月閲覧］

2) MDCalc：Fibrosis-4 (FIB-4) Index for Liver Fibrosis.〈https://www.mdcalc.com/calc/2200/fibrosis-4-fib-4-index-liver-fibrosis〉［2023年12月閲覧］

3) MDCalc：NAFLD (Non-Alcoholic Fatty Liver Disease) Fibrosis Score.〈https://www.mdcalc.com/calc/3081/nafld-non-alcoholic-fatty-liver-disease-fibrosis-score〉［2023年12月閲覧］

4) Friedman LS：Nonalcoholic fatty liver disease. Current Medical Diagnosis & Treatment 2024. p.699-701, McGraw-Hill, 2024.

5) Chick D, et al.：Nonalcoholic fatty liver disease. MKSAP19. Gastroenterology and Hepatalogy. p.60-61, American College of Physicians, 2021.

4 血液／腫瘍

Q1

1) McGee S：Peripheral lymphadenopathy. Evidence-based physical diagnosis. 5th ed, p.221-231, Elsevier, 2022.
2) Lungo DL：Lymphadenopathy. Harrison's Principles of Internal Medicine. 21st ed, p.457-459, McGraw-Hill, 2022.
3) 石井義洋：卒後15年目総合内科医の診断術. p.485-509, 中外医学社, 2019.
4) Devata S：Lymphadenopathy. Saint S, et al. eds, The Saint-Chopra Guide to Inpatient Medicine. 4th ed, p.373-375, Oxford University Press, 2019.
5) Sabatine MS, et al.：Lymphadenopathy. Pocket Medicine, 8th ed. p.5-12, Wolters Kluwer, 2023.

Q2

1) Chick D, et al.：Eosinophilia and hypereosinophilic syndrome. MKSAP19. Hematology. p.7-8, American College of Physicians, 2021.
2) Huppert LA：Eosinophilia and Hypereosinophilic syndrome. Huppert's Notes：Pathophysiology & Clinical Pearls for Internal Medicine. p.207, McGraw-Hill, 2021.

Q3

● 山中克朗, ほか 編：UCSFに学ぶ できる内科医への近道. 改訂4版. 南山堂, 2012.
1) Chick D, et al.：Cancer of unknown primary site. Oncology. MKSAP19. p.39-40, American College of Physicians, 2021.
2) Doroshow JH：Cancer of unknown primary origin. Goldman L, et al. eds, Goldman-Cecil Medicine. 27th ed. p.1240-1243, Elsevier, 2024.

5 腎　臓

Q1

1) Mount DB：Polyuria. Harrison's Principles of Internal Medicine. 21th ed. p.337-338, 3432-3436, McGraw-Hill, 2022.

Q2

1) Ouslander JG, Reyes B：Urinary incontinence and overactive bladder. Harrison's Principles of Internal Medicine. 21th ed. p.3753-3754, McGraw-Hill, 2022.
2) Chick D, et al.：Urinary incontinence. MKSAP19. General Internal Medicine 1. p.95-98, American College of Physicians, 2021.
3) Witt LJ, et al.：Urinary incontinence. Current Medical Diagnosis & Treatment 2024. p.63-65, McGraw-Hill, 2024.

Q3

1) Chick D, et al.：Kidney stones. MKSAP19. Nephrology. p.70-72, American College of Physicians, 2021.
2) Sorensen M, et al.：Urinary stone disease. Current Medical Diagnosis & Treatment 2024. p.960-965, McGraw-Hill, 2024.
3) Bushinsky DA：Nephrolithiasis. Goldman L, et al. eds, Goldman-Cecil Medicine. 27th ed, p.803-808, Elsevier, 2024.

Q4

1) Chick D, et al.：Immune complex-mediated glomerulonephritis. MKSAP19. Nephrology. p.52-55, American College of Physicians, 2021.
2) Papadakis MA, et al.：Immune complex glomerulonephritis：IgA nephropathy. IgA vasculitis. Current Medical Diagnosis & Treatment 2024. p.933-934, McGraw-Hill, 2024.
3) Huppert LA：IgA nephropathy. Huppert's Notes：Pathophysiology & Clinical Pearls for Internal Medicine. p. 176, McGraw-Hill, 2021.

文　献

6 内分泌

Q1

1) Westerberg DP：Diabetic ketoacidosis：evaluation and treatment. Am Fam Physician, 87（5）：337-346, 2013.［PMID：23547550］

2) Kitabchi AE, et al.：Hyperglycemic crises in adult patients with diabetes. Diabetes Care, 32（7）：1335-1343, 2009.［PMID：19564476］

3) 髙岸勝繁：高血糖緊急症. 上田剛士（監）, ホスピタリストのための内科診療フローチャート. 第3版, p.541-545, シーニュ, 2024.

4) Powers AC, et al.：Harrison's Principles of Internal Medicine. 21st ed. p.3114-3117, McGraw-Hill, 2022.

5) Karslioglu French E, et al.：Diabetic ketoacidosis and hyperosmolar hyperglycemic syndrome：review of acute decompensated diabetes in adult patients. BMJ, 365：l1114, 2019.［PMID：31142480］

Q2

1) Chick D, et al.：Diabetic neuropathy. MKSAP19. Endocrinology and Metabolism. p.23, American College of Physicians, 2021.

2) Feldman EL：Epidemiology and classification of diabetic neuropathy. UpToDate 2024.

3) Masharani U：Diabetic neuropathy. Current Medical Diagnosis & Treatment 2024, p.1227-1230, McGraw-Hill, 2024.

4) Smith AG, Shy ME：The diabetic neuropathies. Goldman L, et al. eds, Goldman-Cecil Medicine. 26th ed. p.2577, Elsevier, 2020.

Q3

1) Chick D, et al.：Metabolic bone disease. MKSAP19. Endocrinology and Metabolism. p.77-83, American College of Physicians, 2021.

2) Papadakis MA, et al.：Osteoporosis. Current Medical Diagnosis & Treatment 2024, p.1153-1158, McGraw-Hill, 2024.

3) Lindsay R, et al.：Osteoporosis, Harrison's Principles of Internal Medicine. 21st ed. p.3191, McGraw-Hill, 2022.

4) Huppert LA：Osteoporosis. Huppert's Notes：Pathophysiology & Clinical Pearls for Internal Medicine. p.344, McGraw-Hill, 2021.

5) Reid IR, et al.：Drug therapy for osteoporosis in older adults. Lancet, 399（10329）：1080-1092, 2022.［PMID：35279261］

Q4

1) Chick D, et al.：Adrenal mass, MKSAP19. Endocrinology and Metabolism. p.44-46, American College of Physicians, 2021.

Q5

1) Chick D, et al.：Menopause. MKSAP19. General Internal Medicine 2. p.61-63, American College of Physicians, 2021.

2) Fitzgerald PA：Normal Menopause. Current Medical Diagnosis & Treatment 2024, p.1192-1197, McGraw-Hill, 2023.

Q6

1) Chick D, et al.：Male hypogonadism MKSAP19. Board Basics. p.72-73, American College of Physicians, 2021.

2) Snyder PJ：Approach to older males with low testosterone. UpToDate 2024.

3) 日本内分泌学会：男性更年期障害（加齢性腺機能低下症, LOH症候群）.〈http://www.j-endo.jp/modules/patient/index.php?content_id=71〉［2025年1月閲覧］

文　献

4) Chick D, et al.：Hypogonadism. MKSAP19. Endocrinology and Metabolism. p.67-68, American College of Physicians, 2021.

Q7

1) Chick D, et al.：Transgender hormone therapy management. MKSAP19. Endocrinology and Metabolism. p.70-72, American College of Physicians, 2021.
2) Hawkins M：Healthcare for transgender & gender diverse people. Current Medical Diagnosis & Treatment 2024. p.1740-1746, McGraw-Hill, 2024
3) Feldman J, et al.：Primary care of transgender individuals. UpToDate 2024.

7 神 経

Q1

1) Sabatine MS, et al.：Acute bacterial meningitis. Pocket Medicine. 8th ed, p.6-10, 11, Wolters Kluwer, 2023.
2) Huppert LA：Meningitis. Huppert's Notes：Pathophysiology & Clinical Pearls for Internal Medicine. p.260-261, McGraw-Hill, 2021.
3) Nath A：Meningitis：bacterial, viral, and other. Goldman L, et al. eds, Goldman-Cecil Medicine. 27th ed, p.2513, Elsevier, 2024.

Q2

1) Anand P, et al.：Nystagmus from Wernicke's Encephalopathy. N Engl J Med, 377（4）：e5, 2017.［PMID：28745996］
2) Harper CG, et al.：Clinical signs in the Wernicke-Korsakoff complex：a retrospective analysis of 131 cases diagnosed at necropsy. J Neurol Neurosurg Psychiatry, 49（4）：341-345, 1986. ［PMID：3701343］
3) Cook CC, et al.：B Vitamin deficiency and neuropsychiatric syndromes in alcohol misuse. Alcohol Alcohol, 33（4）：317-336, 1998.［PMID：9719389］

Q3

1) Alguire PC：Dementia. MKSAP19 board basic. p.298-300, American College of Physicians, 2021.
2) Douglas VC, Aminoff MJ：Dementia. Current Medical Diagnosis & Treatment 2023. p.1020-1025, McGraw-Hill, 2024.

Q4

1) 仲田和正：手・足・腰診療スキルアップ 第2版. シービーアール, 2021.
2) 上田剛士（企画）：特集 しびれるんです！―知っておくべきシビレル疾患. 総合診療, 26（5）, 2016.
3) 医療情報科学研究所：病気がみえる vol.7. 脳・神経. p.199, 245. メディックメディア, 2011.

Q5

1) 望月秀樹：ビデオで学ぶ「ふるえ」の鑑別と治療. 日内会誌, 107（3）：464-469, 2018.
2) Kalia LV, et al.：Parkinson's disease. Lancet, 386（9996）：896-912, 2015.［PMID：25904081］
3) Elias WJ, et al.：Tremor. JAMA, 311（9）：948-954, 2014.［PMID：24595779］
4) Chick D, et al.：Movement disorders. MKSAP19. Neurology. p.50-58, American College of Physicians, 2021.

Q6

1) 日本神経学会：フィッシャー症候群 CQ10-1 フィッシャー症候群に経静脈的免疫グロブリン療法, 血漿浄化療法が必要か. ギラン・バレー症候群, フィッシャー症候群診療ガイドライン 2013.〈https://www.neurology-jp.org/guidelinem/gbs/sinkei_gbs_2013_09.pdf〉［2024 年 2 月閲覧］
2) Chick D, et al.：Guillain-Barré syndrome. MKSAP19. Neurology. pp.81-82, American College of Physicians, 2021.

文　献

3) Papadakis MA, et al.：Acute idiopathic polyneurology. Current Medical Diagnosis & Treatment 2024, p.1040-1041, McGraw-Hill, 2024.

4) Smith AG, Shy ME：Guillain-Barré syndrome. Goldman L, et al. eds, Goldman-Cecil Medicine. 27th ed. p.2571-2572, Elsevier, 2024.

Q7

1) Chick D, et al.：Amyotrophic lateral sclerosis. MKSAP19. Neurplogy. p.83-84, American College of Physicians, 2021.

2) 安藤哲朗：頚椎症の診療. 臨神経, 52 (7)：469-479, 2012.

3) Shaw PJ, Cudkowicz ME：Amyotrophic lateral sclerosis. Goldman L, et al. eds, Goldman-Cecil Medicine. 27th ed, p.2562-2565, Elsevier, 2020.

Q8

1) Boyer EW, et al.：The serotonin syndrome. N Engl J Med, 352 (11)：1112-1120, 2005.

2) 杉田陽一郎：26. 中毒. 塩尻俊明（監）, 研修医のための内科診療ことはじめ 救急・病棟リファレンス. p.540-546, 羊土社, 2022.

Q9

1) Vélez Gómez B, et al.：Teaching Video NeuroImage：Clues in Myoclonus Evaluation：When to Consider Sialidosis. Neurology, 97 (20)：e2052-e2053, 2021.［PMID：34261781］

2) Scozzafava J, et al.：Images in clinical medicine. Essential palatal myoclonus. N Engl J Med, 362 (21)：e64, 2010.［PMID：20505175］

3) Okun MS, Ostrem JL：Myoclonus. Goldman-Cecil Medicine. 27th ed, p.2495, Elsevier, 2024.

4) Chick D, et al.：Myoclonus. MKSAP19. Neurology. p.60, American College of Physicians, 2021.

8　リウマチ・膠原病

Q1

1) Chick D, et al.：Gout. MKSAP19. Rheumatology. p.67-71, American College of Physicians, 2021.

2) Yazdary J, et al.：Gouty arthritis. Current Medical Diagnosis & Treatment 2024. p.828-832, McGraw-Hill, 2024.

3) Huppert LA：Gout. Huppert's Notes：Pathophysiology & Clinical Pearls for Internal Medicine. p.313-314, McGraw-Hill, 2021.

4) Mikuls TR：Gout. N Engl J Med, 387 (20)：1877-1887, 2022.［PMID：36383714］

Q2

1) Chick D, et al.：Calcium pyrophosphate deposition. MKSAP19. Rheumatology. p.71-73, American College of Physicians, 2021.

2) Huppert LA：Calcium pyrophosphate deposition (CPPD) arthropathies. Huppert's Notes：Pathophysiology & Clinical Pearls for Internal Medicine. p.314, McGraw-Hill, 2021.

3) Rosenthal AK, et al.：Calcium Pyrophosphate Deposition Disease. N Engl J Med, 374 (26)：2575-2584, 2016.［PMID：27355536］

Q3

1) Chick D, et al.：Rheumatoid arthritis. MKSAP19. Rheumatology p.17-23, American College of Physicians, 2021.

2) Papadakis MA, et al.：Rheumatoid arthritis. Current Medical Diagnosis & Treatment 2024, p.832-837, McGraw-Hill, 2024.

3) Huppert LA：Rheumatoid arthritis (RA). Huppert's Notes：Pathophysiology & Clinical Pearls for Internal Medicine. p.308-309, McGraw-Hill, 2021.

Q4

1) Chick D, et al.：Systemic vasculitis. MKSAP19. Rheumatology p.78-87, American College of Physicians, 2021.

2) Chick D, et al.：Vasculitis. MKSAP19. Board basics p.389-390, American College of Physicians, 2021.

9　その他

Q1

1) Kozin ED, et al.：Allergic Rhinitis. Current Medical Diagnosis & Treatment 2024, p.223-224, McGraw-Hill, 2024.

2) Greiner AN, et al.：Allergic rhinitis. Lancet, 378（9809）：2112-2122, 2011.［PMID：21783242］

3) Alguire PC, et al.：Allergic rhinitis. MKSAP19. Board Basics p.166-167, American College of Physicians, 2021.

Q2

1) Ngan V, et al.：Stevens–Johnson syndrome/toxic epidermal necrolysis.〈https://dermnetnz.org/topics/stevens-johnson-syndrome-toxic-epidermal-necrolysis〉［2024年6月閲覧］

2) Rademaker M, et al.：Drug hypersensitivity syndrome.〈https://dermnetnz.org/topics/drug-hypersensitivity-syndrome〉［2024年6月閲覧］

3) Purvis D, et al.：Acute generalised exanthematous pustulosis.〈https://dermnetnz.org/topics/acute-generalised-exanthematous-pustulosis〉［2024年6月閲覧］

4) Chick D, et al.：Drug eruptions. MKSAP19. General Internal Medicine 2. p.91-95, American College of Physicians, 2021.

5) Yazdany J, et al.：Delayed drug hypersensitivity. Current Medical Diagnosis & Treatment 2024. p.875-876, McGraw-Hill, 2024.

6) Huppert LA：Severe cutaneous drug reactions. Huppert's Notes：Pathophysiology & Clinical Pearls for Internal Medicine. p.359, McGraw-Hill, 2021.

Q3

1) Alguire PC, et al.：Urticaria. MKSAP19. Board Basics. p.172, American College of Physicians, 2021.

2) Shinkai K, et al.：Urticaria & angioedema. Current Medical Diagnosis & Treatment 2024. p.153-154, McGraw-Hill, 2024.

3) Stern SDC, et al.：Symptom to Diagnosis：An Evidence-Based Guide. 4th ed, p. 514, McGraw-Hill, 2020.

Q4

1) Schwartz LB：Anaphylaxis. Goldman L, et al. eds, Goldman-Cecil Medicine. 27th ed. p.1691-1695, Elsevier, 2024.

2) 国立感染症研究所：アニサキスアレルギーによる蕁麻疹・アナフィラキシー. IASR 38（4）：72-74, 2017.〈https://www.niid.go.jp/niid/ja/iasr-sp/2406-related-articles/related-articles-446/7212-446r03.html〉［2024年2月閲覧］

3) Choo KJL, et al.：Glucocorticoids for the treatment of anaphylaxis. Cochrane Database Syst Rev 4：CD007596, 2012.［PMID：22513951］

4) Tarrant TL and Kwan M：Immediate hypersensitivity. Current Medical Diagnosis & Treatment 2024. p.873-874, McGraw-Hill, 2023.

5) Sabatine MS, et al.：Anaphylaxis. Pocket Medicine, 8th ed. p.2-4, Wolters Kluwer, 2023.

6) 小澤廣記：アナフィラキシーに出会ったら？ シーン別ベスト・プラクティス. 金芳堂, 2023.

7) 島 惇, ほか（企画）：特集 えっ, これも！？ 知っておきたい！ 意外なアレルギー疾患. 総合診療, 32（4）, 2022.

Q6

1) Allen RE et al.：Nocturnal leg cramps. Am Fam Physician, 86（4）：350-355, 2012.［PMID：22963024］

410

2) Winkelman JW：Nocturnal muscle cramps. UpToDate 2024.

Q7

1) Chick D, et al.：Upper extremity disorders. MKSAP19. Generad Internal Medicine. p.55-59, American College of Physicians, 2021.
2) Beach H, et al.：VIDEOS IN CLINICAL MEDICINE. Clinical Examination of the Shoulder. N Engl J Med, 375 (11)：e24, 2016.［PMID：27626540］
　→診察の動画がついています.
3) Hermans J, et al.：Does this patient with shoulder pain have rotator cuff disease？：The Rational Clinical Examination systematic review. JAMA, 310 (8)：837-847, 2013.［PMID：23982370］

Q8

1) Yosipovitch G, et al.：Chronic pruritus. N Engl J Med, 368 (17)：1625-1634, 2013.［PMID：23614588］
2) Moses S：Pruritus. Am Fam Physician, 68 (6)：1135-1142, 2003.［PMID：14524401］

Q9

1) Yosipovitch G, et al.：Clinical practice. Chronic pruritus. N Engl J Med, 368 (17)：1625-1634, 2013.［PMID：23614588］
2) Moses S：Pruritus. Am Fam Physician, 68 (6)：1135-1142, 2003.［PMID：14524401］

Q10

1) Lethaby A, et al.：Local oestrogen for vaginal atrophy in postmenopausal women. Cochrane Database Syst Rev, 2016 (8)：CD001500, 2016.［PMID：27577677］

Q11

1) Chick D, et al.：Erythema Nodosum. MKSAP19. Internal Medicine 2. p.127-128, American College of Physicians, 2021.
2) 清水 宏：あたらしい皮膚科学. 第3版, p.333-335, 中山書店, 2018.
3) Schwartz RA, et al.：Erythema nodosum：a sign of systemic disease. Am Fam Physician, 75 (5)：695-700, 2007.［PMID：17375516］
4) Saavedra AP, et al.：Erythema nodosum syndrome. Fitzpatrick's Color Atlas and Synopsis of Clinical Dermotology, 9th ed. p.128-131. McGraw-Hill, 2023.

Q12

1) Chick D, et al.：Elbow Problems. MKSAP19. General Internal Medicine 1. p.58, American College of Physicians, 2021.
2) Luke A, et al.：Lateral & medical epicondylosis. Current Medical Diagnosis & Treatment 2024. p.1704-1705, McGraw-Hill, 2024.
3) Wolf JM：Lateral Epicondylitis. N Engl J Med, 388 (25)：2371-2377, 2023.［PMID：37342924］

Q13

1) Kirmayer LJ, et al.：Explaining medically unexplained symptoms. Can J Psychiatry, 49 (10)：663-672, 2004.［PMID：15560312］
2) Chick D, et al.：Medically unexplained symptoms. MKSAP19. Genetal Internal Medicine 1. p.34-36, American College of Physicians, 2021.
3) 加藤光樹：総合診療の視点で診る不定愁訴. 日本医事新報社, 2020.

Q14

1) OECD：OECD Policy Responses to Coronavirus (COVID-19). Tackling the mental health impact of the COVID-19 crisis：An integrated, whole-of-society response, 2021.〈https://www.oecd.org/coronavirus/policy-responses/tackling-the-mental-health-impact-of-the-covid-19-crisis-an-integrated-whole-of-society-response-0ccafa0b/〉［2024年2月閲覧］

2) Whooley MA, et al.：Case-finding instruments for depression. Two questions are as good as many. J Gen Intern Med, 12 (7)：439-445, 1997.［PMID：9229283］

3) Alguire PC, et al.：Depression. MKSAP19 Board basic. p.132-133, American College of Physicians, 2021.

Q15

1) Chick D, et al.：Anxiety disorders. MKSAP19. General Internal Medicine 1. p.78-80, American College of Physicians, 2021.

V　頻用薬剤比較表

1) 添付文書，インタビューフォーム．

2) 山中克郎，ほか編：UCSFに学ぶ できる内科医への近道．改定4版．南山堂，2012．

3) 厚生労働科学研究班・日本睡眠学会ワーキンググループ：睡眠薬の適正な使用と休薬のための診療ガイドライン．2013．

4) 厚生労働科学研究・障害者対策総合研究事業「睡眠薬の適正使用及び減量・中止のための診療ガイドラインに関する研究班」および「日本睡眠学会・睡眠薬使用ガイドライン作成ワーキンググループ」編：睡眠薬の適正な使用と休薬のための診療ガイドライン―出口を見据えた不眠医療マニュアル―．2013．

5) 三島和夫・編：睡眠薬の適正使用・休薬ガイドライン．じほう，2014．

6) 日本高血圧学会高血圧治療ガイドライン作成委員会編：高血圧治療ガイドライン2019．日本高血圧学会，2019．

7) 日本消化器病学会編：消化性潰瘍診療ガイドライン2020．改訂第3版．南江堂，2020．

8) 骨粗鬆症の予防と治療ガイドライン作成委員会編：骨粗鬆症の予防と治療ガイドライン2015年版．日本骨粗鬆症学会，2015．

主要な略語

A	ABI	ankle-brachial pressure index（足関節上腕血圧比）
	ABI	ankle-brachial index（足関節上腕血流比）
	ABPA	allergic bronchopulmonary aspergillosis（アレルギー性気管支肺アスペルギルス症）
	ACC	American College of Cardiology（米国心臓病学会）
	ACCF	American College of Cardiology Foundation（米国心臓病学会財団）
	ACE	angiotensin converting enzyme（アンジオテンシン変換酵素）
	ACLS	Advanced Cardiovascular Life Support（二次救命処置）
	ACNES	anterior cutaneous nerve entrapment syndrome（前皮神経絞扼症候群）
	ACPA	anti-citrullinated protein antibodies（抗シトルリン化タンパク抗体）
	ACR	American College of Rheumatology（米国リウマチ学会）
	ACS	acute coronary syndrome（急性冠症候群）
	ADA	American Diabetes Association（米国糖尿病学会）
	ADD-RS	aortic dissection detection risk score（大動脈解離検出リスクスコア）
	ADH	antidiuretic hormone（抗利尿ホルモン）
	ADL	activities of daily living
	AED	automated external defibrillator（自動体外式除細動器）
	Af	atrial fibrillation（心房細動）
	AFP	α-fetoprotein（α-フェトプロテイン）
	AG	anion gap（アニオンギャップ）
	AGEP	acute generalized exanthematous pustulosis（急性汎発性発疹性膿疱症）
	AHA	American Heart Association（アメリカ心臓協会）
	AICA	anterior inferior cerebellar artery（前下小脳動脈）
	AIDP	acute inflammatory demyelinating polyradiculpneulopathy
	AIDS	acquired immunodeficiency syndrome（後天性免疫不全症候群）
	AIN	acute interstitial nephritis（急性間質性腎炎）
	AIP	acute interstitial pneumonia（急性間質性肺炎）
	AKA	alcoholic ketoacidosis（アルコール性ケトアシドーシス）
	AKI	acute kidney injury（急性腎障害）
	ALP	alkaline phosphatase（アルカリフォスファターゼ）
	ALS	amyotrophic lateral sclerosis（筋萎縮性側索硬化症）
	AMAN	acute motor axonal neuropathy
	AML	acute myeloid leukemia（急性骨髄性白血病）
	AMSAN	acute motor sensory axonal neuropathy
	ANCA	anti-neutrophil cytoplasmic antibody（抗好中球細胞質抗体）
	APS	anti-phospholipid antibody syndrome（抗リン脂質抗体症候群）
	AR	aortic regurgitation
	ARB	angiotensin II receptor blocker（アンジオテンシンII受容体拮抗薬）
	ARDS	acute respiratory distress syndrome（急性呼吸窮迫症候群）
	ARNI	angiotensin receptor neprilysin inhibitor（アンジオテンシン受容体ネプリライシン阻害薬）

413

	AS	aortic stenosis (大動脈弁狭窄症)
	ASCVD	atherosclerotic cardiovascular disease (動脈硬化性心血管疾患)
	ATL	adult T-cell leukemia-lymphoma (成人T細胞白血病)
	ATN	acute tubular necrosis (急性尿細管壊死)
	ATS	American Thoracic Society (アメリカ呼吸器学会)
	AUDIT	Alcohol Use Disorders Identification Test
	AVS	acute vestibular syndrome
B	BAD	branch atheromatous disease
	BLNAR	β-lactamase non-producing ampicillin resistant (β-ラクタマーゼ非産生アンピリシン耐性)
	BLS	Basic Life Support (一次救命処置)
	BOT	basal-supported oral therapy
	BP	bisphosphonate (ビスホスホネート)
	BPPV	benign paroxysmal positional vertigo (良性発作性頭位めまい症)
C	CaSR	calcium-sensing receptor (Ca感知受容体)
	CBC	complete blood count (全血球計算)
	CCP	cyclic citrullinated peptide (抗シトルリン化ペプチド)
	CIDP	chronic inflammatory demyelinating polyneuropathy (慢性炎症性脱髄性多発神経炎)
	CIWA-Ar	Clinical Institute Withdrawal Assessment for Alcohol, Revised
	CKD	chronic kidney disease (慢性腎臓病)
	CMV	cytomegalovirus (サイトメガロウイルス)
	COP	cryptogenic organizing pneumonia (特発性器質化肺炎)
	COPD	chronic obstructive pulmonary disease (慢性閉塞性肺疾患)
	COX	cyclooxygenase (サイクロオキシゲナーゼ)
	CPFE	combined pulmonary fibrosis and emphysema (気腫合併肺線維症)
	CPP	calcium pyrophosphate (ピロリン酸カルシウム)
	CPPD	calcium pyrophosphate deposition
	CPPV	central paroxysmal positional vertigo (中枢性発作性頭位めまい症)
	CPR	cardiopulmonary resuscitation (心肺蘇生法)
	CTA	CT angiography (CTアンギオグラフィ)
	CTD	connective tissue diseases (膠原病)
	CTEPH	chronic thromboembolic pulmonary hypertension (慢性肺血栓塞栓症)
	CUP	cancer of unknown primary site (原発不明癌)
	CVA	costovertebral angle (肋骨脊柱角)
	CVD	cardio vascular disease (心血管疾患)
	CVP	central venous pressure (中心静脈圧)
D	DAPT	dual anti-platelet therapy (抗血小板薬2剤併用療法)
	dBP	diastolic blood pressure (拡張期血圧)
	DEXA	dual-energy X-ray absorptiometry (二重エネルギーX線吸収測定法)
	DIC	disseminated intravascular coagulation (播種性血管内凝固症候群)
	DIHS	drug-induced hypersensitivity syndrome (薬剤性過敏症症候群)
	DIP	desquamative interstitial pneumonia (剥離性間質性肺炎)

DIP関節	Distal Inter Phalangeal joint (遠位指節骨間関節)
DKA	diabetic ketoacidosis (糖尿病性ケトアシドーシス)
DM	diabetes mellitus (糖尿病)
DOAC	direct oral anticoagulant (直接経口抗凝固薬)
DPLD	diffuse parenchymal lung disease (びまん性実質性肺疾患)
DRESS	drug reaction with eosinophilia and systemic symptoms
DSM-5-TR	Diagnostic and Statistical Manual of Mental Disorders, 5th edition Text revision
DT	delirium tremens (振戦せん妄)
DVT	deep vein thrombosis (深部静脈血栓症)
EAE	episodic angioedema with eosinophilia
EBV	Epstein-Barr Virus (エプスタイン・バーウイルス)
eCART	the electronic Cardiac Arrest Risk Triage
ECMO	extracorporeal membrane oxygenation (緊急体外式膜型人工肺)
eGFR	estimated glomerular filtration rate (推定糸球体濾過量)
EGPA	eosinophilic granulomatosis with polyangiitis (好酸球性多発血管炎性肉芽腫症)
EHEC	enterohemorrhagic *Escherichia. coli* (腸管出血性大腸菌)
EPA	eicosa pentaenoic acid (エイコサペンタエン酸)
EPS	epigastric pain syndrome (心窩部痛症候群)
ESBL	extended-spectrum β-lactamase (基質特異性拡張型 β-ラクタマーゼ)
ETEC	enterotoxigenic *Escherichia. coli* (腸管毒素原性大腸菌)
EULAR	European Alliance of Associations for Rheumatology (欧州リウマチ学会)
FD	functional dyspepsia (機能性ディスペプシア)
FDA	Food and Drug Administration (米国食品医薬品局)
FE	fractional excretion
FGF	fibroblast growth factors (線維芽細胞増殖因子)
FHH	familial hypocalciuric hypercalcemia (家族性低Ca尿症高Ca血症)
FiO₂	fraction of Inspired oxygen (吸気酸素分圧)
FNS	femoral nerve stretching (大腿神経伸展)
FRAX	fracture risk assessment tool
FSH	follicle-stimulating hormone (卵胞刺激ホルモン)
FUO	fever of unknown origin (原因不明の発熱)
GBS	Guillain-Barré syndrome (Guillain-Barré 症候群)
GCA	giant cell arteritis (巨細胞性動脈炎)
GCS	Glasgow Coma Scale
GDH	glutamate dehydrogenase (グルタミン酸脱水素酵素)
GERD	gastroesophageal reflux disease (胃食道逆流症)
GIP	gastric inhibitory polypeptide (グルコース依存性インスリン分泌刺激ポリペプチド)
GLP-1	glucagon-like pepited-1 (グルカゴン様ペプチド-1)
GLP-1 RA	glucagon-like peptide-1receptor agonist (GLP-1 受容体作動薬)

	GM-CSF	granulocyte macrophage colony stimulating factor（顆粒球マクロファージコロニー刺激因子）
	GN	glomerulonephritis（糸球体腎炎）
	GNCB	gram negative coccobacilli（グラム陰性球桿菌）
	GNDC	gram negative diplococcus（グラム陰性双球菌）
	GNR	gram negative rod（グラム陰性桿菌）
	GOLD	Global Initiative for Chronic Obstructive Lung Disease
	GPA	granulomatosis with polyangiitis（多発血管炎性肉芽腫症）
	GPDC	gram positive diplococcus（グラム陽性双球菌）
	GPR	gram positive rod（グラム陽性桿菌）
	GVHD	graft-versus-host disease（移植片対宿主病）
H	Hb	Hemoglobin（ヘモグロビン）
	HBV	hepatitis B virus（B型肝炎ウイルス）
	hCG	human Chorionic Gonadotropin（ヒト絨毛性ゴナドトロピン）
	HCV	hepatitis C virus（C型肝炎ウイルス）
	HES	hypereosinophilic syndrome（好酸球増多症候群）
	HF	heart failure（心不全）
	HFmrEF	heart failure with mid-range EF（LVEFが軽度低下した心不全）
	HFpEF	heart failure with preserved EF（LVEF保たれた心不全）
	HFrEF	heart failure with reduced EF（LVEFが低下した心不全）
	HHS	hyperosmolar hyperglycemic syndrome（高浸透圧高血糖症候群）
	HIT	head impulse test
	HIT	heparin-induced thrombocytopenia（ヘパリン起因性血小板減少症）
	HIV	human immunodeficiency virus（ヒト免疫不全ウイルス）
	HOCM	hypertrophic obstructive cardiomyopathy（閉塞性肥大型心筋症）
	HP	hypersensitivity pneumonitis（過敏性肺炎）
	HR	heart rate（心拍数）
	HRCT	high-resolution computed tomography（高分解能CT）
	HSV	herpes simplex virus（単純ヘルペスウイルス）
	HUS	hemolytic uremic syndrome（溶血性尿毒症症候群）
I	IBD	inflammatory bowel disease（炎症性腸疾患）
	IBS	irritable bowel syndrome（過敏性腸症候群）
	IBS-C	irritable bowel syndrome with constipation（便秘型IBS）
	IBS-D	irritable bowel syndrome with diarrhea（下痢型IBS）
	IBS-M	irritable bowel syndrome with mixed bowel habits（混合型IBS）
	IBS-U	irritable bowel syndrome-unsubtyped（分類不能型IBS）
	ICS	inhaled corticosteroid（吸入ステロイド薬）
	ICU	intensive care unit（集中治療室）
	IDSA	Infectious Diseases Society of America（アメリカ感染症学会）
	IGRA	interferon-gamma release assay
	IIH	idiopathic intracranial hypertension（特発性頭蓋内圧亢進）
	IIPs	idiopathic interstitial pneumonia（特発性間質性肺炎）

	IL	interleukin（インターロイキン）
	ILD	interstitial lung disease（間質性肺炎）
	IPF	idiopathic pulmonary fibrosis（特発性肺線維症）
	IP関節	interphalangeal joint（指節間関節）
	IRIS	immune reconstitution inflammatory syndrome（免疫再構築症候群）
	ITP	immune thrombocytopenia（免疫性血小板減少症）
	IVC	inferior vena cava（下大静脈）
J	JCS	Japan Coma Scale
	JVP	jugular venous pressure（頸静脈圧）
K	KDIGO	Kidney Disease Improving Global Outcomes
L	LAM	lymphangioleiomyomatosis（リンパ脈管筋腫症）
	LAMA	long-acting muscarinic antagonist（長時間作用型抗コリン薬）
	LABA	long-acting β 2-agonist（長時間作用型 β 2 刺激薬）
	LAVI	left atrial volume index（左房容積係数）
	LBBB	left bundle branch block（左脚ブロック）
	LES	lower esophageal sphincter（下部食道括約筋）
	LH	luteinizing hormone（黄体形成ホルモン）
	LIP	lymphocytic interstitial pneumonia（特発性リンパ球性間質性肺炎）
	LMWH	low molecular weight heparin（低分子ヘパリン）
	LOH	late-onset hypogonadism
	LR	likelihood ratio
	LVEF	left ventricle ejection fraction（左室駆出率）
M	MAP	mean arterial pressure（平均動脈圧）
	MAT	multifocal atrial tachycardia（多源性心房性頻拍症）
	MCA	middle cerebral artery（中大脳動脈）
	MCI	mild cognitive impairment（軽度認知障害）
	MCP関節	metacarpophalangeal joint（中手指節間関節）
	MCV	mean corpuscular volume（平均赤血球容積）
	MDI	metered dose inhaler（定量噴霧式吸入器）
	MDS	myelodysplastic syndrome（骨髄異形成症候群）
	MEN	multiple endocrine neoplasia（多発性内分泌腫瘍症）
	MEWS	Modified Early Warning Score
	MHC	major histocompatibility complex（主要組織適合性複合体）
	mMRC	modified medical research council
	MODY	maturity-onset diabetes of the young（家族性若年糖尿病）
	MOH	medication-overuse headache（薬物乱用頭痛）
	MPA	microscopic pulyangiitis（顕微鏡的多発血管炎）
	mPAP	mean pulmonary arterial pressure（平均肺動脈圧）
	MR	mitral regurgitation（僧帽弁閉鎖不全）
	MRA	mineralcorticoid receptor antagonist（ミネラルコルチコイド受容体拮抗薬）
	MRSA	methicillinresistant *Staphylococcus aureus*（メチシリン耐性黄色ブドウ球菌）

	MTP関節	metatarsophalangeal joint（中足趾節関節）
	MUS	medically unexplained symptoms
N	NAEB	nonasthmatic eosinophilic bronchitis（非喘息性好酸球性気管支炎）
	NAFLD	nonalcoholic fatty liver disease（非アルコール性脂肪性肝疾患）
	NASH	nonalcoholic steatohepatitis（非アルコール性脂肪肝炎）
	NaSSA	noradrenergic and specific serotonergic antidepressant（ノルアドレナリン作動性・特異的セロトニン作動性抗うつ薬）
	NCSE	non-convulsive status epilepticus（非痙攣性てんかん重積）
	NEAE	non-episodic angioedema with eosinophilia
	NERD	non-erosive reflux disease（非びらん性逆流症）
	NEWS2スコア	The National Early Warning Score 2
	NFCC	nail fold capillary change（爪郭周囲毛細血管拡張）
	NMO	neuromyelitis optica（視神経脊髄炎）
	NMS	neuroleptic malignant syndrome（悪性症候群）
	NNT	number needed to treat（治療必要数）
	NPPV	non-invasive positive pressure ventilation（非侵襲的陽圧換気）
	NRS	Neumerical Rating Score
	NSAIDs	non-steroidal anti-inflammatory drugs（非ステロイド性抗炎症薬）
	NSIP	nonspecific interstitial pneumonia（非特異性間質性肺炎）
	NSTE-ACS	non-ST-elevation acute coronary syndrome（非ST上昇型急性冠症候群）
	NSTEMI	non-ST-elevation myocardial infarction（非ST上昇型急性心筋梗塞）
O	ODS	osmotic demyelination syndrome（浸透圧性脱髄症候群）
	OECD	Organisation for Economic Co-operation and Development（経済協力開発機構）
	OSAS	obstructive sleep apnea syndrome（閉塞性睡眠時無呼吸症候群）
P	**PACNS**	primary angiitis of the central nervous system（中枢神経原発血管炎）
	PAD	peripheral artery disease（末梢動脈疾患）
	PAH	pulmonary arterial hypertension（肺動脈性肺高血圧症）
	PCAB	potassium-competitive acid blocker（カリウムイオン競合型アシッドブロッカー）
	PCI	percutaneous coronary intervention（経皮的冠動脈形成術）
	PCV20	pneumococcal conjugate vaccine（肺炎球菌結合型ワクチン）
	PDS	postprandial distress syndrome（食後愁訴症候群）
	PE	pulmonary embolism（肺血栓塞栓症）
	PERC	pulmonary embolism rule-out criteria
	PESI	Pulmonary Embolism Severity Index
	PFO	patent foramen ovale（卵円孔開存）
	PGA	poly-γ-glutamic acid（ポリガンマグルタミン酸）
	PH	pulmonary hypertension（肺高血圧症）
	PHQ-2	Patient Health Questionnaire-2
	PICA	posterior inferior cerebellar artery（後下小脳動脈）
	PIP関節	Proximal Inter Phalangeal joint（近位指節骨間関節）

PLCH	pulmonary Langerhans cell histiocytosis（肺ランゲルハンス細胞組織球症）
PMR	polymyalgia rheumatica（リウマチ性多発筋痛症）
PN	polyarteritis nodosa（結節性多発動脈炎）
PPAR	Peroxisome proliferator-activated receptor（ペルオキシソーム増殖剤活性化受容体）
PPE	paradoxical pulmonary embolism（奇異性肺塞栓症）
PPFE	Idiopathic pleuroparenchymal fibroelastosis（特発性胸膜肺実質線維弾性症）
PPI	proton pump inhibitor（プロトンポンプ阻害薬）
PPSV	Pneumococcal polysaccharide vaccine（肺炎球菌莢膜ポリサッカライドワクチン）
PR	pulse rate（脈拍）
PRES	posterior reversible encephalopathy syndrome（可逆性後頭葉白質脳症）
PRSP	penicillin-resistant *Streptococcus pneumoniae*（ペニシリン耐性肺炎球菌）
PS	performance status（パフォーマンスステータス）
PSC	primary sclerosing cholangitis（原発性硬化性胆管炎）
PSI	pneumonia severity index
PSL	prednisolone（プレドニゾロン）
PTH	parathyroid hormone（副甲状腺ホルモン）
PTSD	posttraumatic stress disorder（心的外傷後ストレス症）
Q qSOFA	quick Sepsis-related Organ Failure Assessment
R RA	rheumatoid arthritis（関節リウマチ）
RAA	renin angiotensin aldosterone（レニン・アンジオテンシン・アルドステロン）
RB-ILD	respiratory bronchiolitis-associated interstitial lung disease（呼吸器気管支炎関連間質性肺疾患）
RCVS	reversible cerebral vasoconstriction syndrome（可逆性脳血管攣縮症候群）
RDW	RBC distribution width（赤血球分布幅）
Ret-Hb	reticulocyte hemoglobin equivalent（網状赤血球ヘモグロビン等量）
RF	rheumatoid factor（リウマトイド因子）
ROO	rapid-onset opioid（即効性オピオイド）
ROSC	Return Of Spontaneous Circulation（心拍再開）
RPGN	rapidly progressive glomerulonephritis
RPI	reticulocytes production index（網状赤血球産生指数）
RTA	renal tubular acidosis（尿酸管アシドーシス）
RUSH	rapid ultrasound in Shock
S SABA	short-acting β agonist（短時間作用型β2刺激薬）
SAH	subarachnoid hemorrhage（クモ膜下出血）
SAMA	short-acting muscarinic antagonist（短時間作用性抗コリン薬）
SAO	short-acting opioid（短時間作用型オピオイド）
sBP	systolic blood pressure（収縮期血圧）
SCA	superior cerebellar artery（上小脳動脈）
SCC	squamous cell carcinoma（扁平上皮癌）
SCORTEN	Severity-of-Illness Score for Toxic Epidermal Necrolysis

419

	SERM	Selective Estrogen Receptor Modulator（選択的エストロゲン受容体モジュレーター）
	s-EVS	spontaneous episodic vestibular syndrome
	SGLT2	sodium glucose co-transporter 2
	SGLT2i	sodium-glucose cotransporter 2 inhibitor（SGLT2阻害薬）
	SI	shock index（ショック指数）
	SIADH	syndrome of inappropriate secretion of antidiuretic hormone（抗利尿ホルモン不適合分泌症候群）
	SIBO	small intestine bacterial overgrowth（小腸内細菌異常増殖症）
	SJS	Stevens-Johnson syndrome（Stevens-Johnson症候群）
	SLE	systemic lupus erythematosus（全身性エリテマトーデス）
	SLR	straight leg raising（下肢伸展挙上）
	SNRI	Serotonin Noradrenaline Reuptake Inhibitor（セロトニン・ノルアドレナリン再取り込み阻害薬）
	SOFA	sepsis-related organ failure assessment
	SRIF	smoking-related interstitial fibrosis（喫煙関連間質性線維症）
	SSRI	selective serotonin reuptake inhibitor（選択的セロトニン再取り込み阻害薬）
	SSSS	staphylococcal scalded skin syndrome（ブドウ球菌性熱傷様皮膚症候群）
	STEMI	ST-elevation myocardial infarction（ST上昇型急性心筋梗塞）
	SU	sulfonyl urea（スルホニル尿素）
	SUNA	short-lasting unilateral neuralgiform headache attacks with cranial autonomic symptoms（短時間持続性片側神経痛様頭痛発作）
	SUNCT	short-lasting unilateral neuralgiform headache attacks with conjunctival injection and tearing（短時間持続性片側神経痛頭痛発作）
T	TACs	trigeminal autonomic cephalgias（三叉神経・自律神経性頭痛）
	TEN	toxic epidermal necrolysis（中毒性表皮壊死症）
	t-EVS	triggered episodic vestibular syndrome
	TGA	transient global amnesia（一過性全健忘）
	TI	tricuspid insufficiency（三尖弁閉鎖不全症）
	TIA	transient ischemic attack（一過性脳虚血発作）
	TIND	treatment-induced neuropathy of diabetes（糖尿病治療誘発性神経障害）
	TMA	thrombotic microangiopathy（血栓性微小血管症）
	TNF	tumor necrosis factor（腫瘍壊死因子）
	TR	tricuspid regurgitation（三尖弁逆流）
	TRV	tricuspid regurgitant velocity（三尖弁逆流最大血流速度）
	TSH	thyroid stimulating hormone（甲状腺刺激ホルモン）
	TSS	toxic shock syndrome（トキシックショック症候群）
	TTP	thrombotic thrombocytopenic purpura（血栓性血小板減少性紫斑病）
U	UA	unstable angina（不安定狭心症）
	UFH	unfractionated heparin（未分画ヘパリン）
	UIP	usual interstitial pneumonia（通常型間質性肺炎）
V	V／Q	ventilation／perfusion（換気血流比）
	VEGF	vascular endothelial growth factor（抗血管内皮増殖因子）

VT	ventricular tachycardia (心室頻拍)
VTE	venous thromboembolism (静脈血栓塞栓症)
vWD	von Willebrand disease (von Willebrand 病)
vWF	von Willbrand factor (von Willebrand 因子)
VZV	varicella zoster virus (水痘帯状疱疹ウイルス)
W WHO	World Health Organization (世界保健機関)

索　引

英語索引

■ 数字

10gモノフィラメント試験 … 215
1型糖尿病 … 208
2型糖尿病 … 208
2質問法 … 347
3段階除痛ラダー … 149
5H5T … 33
Ⅲ音 … 267
Ⅳ音 … 267

■ A

ABCD^{2}スコア … 158
ACE阻害薬 … 180
acute coronary syndrome (ACS) … 67, 182
acute generalized exanthematous pustulosis (AGEP) … 137
acute interstitial pneumonia (AIP) … 259
acute kidney injury (AKI) … 216
―― の分類と診断 … 217
acute vestibular syndrome (AVS) … 57
ADD-RSスコア … 69
Advanced Cardiovascular Life Support (ACLS) … 32
AG開大性代謝性アシドーシス … 224

AG非開大性アシドーシス … 225
AIUEOTIPS … 46
alcoholic ketoacidosis (AKA) … 224
α-Gal症候群 … 338
alveolar-arterial oxygen difference (A-aDO$_2$) … 74
amoxicillin (AMPC) … 25
amoxicillin / calvulanic acid (AMPC / CVA) … 25
amyotrophic lateral sclerosis (ALS) … 320
angiotensin Ⅱ receptor blocker (ARB) … 180
angiotensin receptor neprilysin inhibitor (ARNI) … 180
ankle-branchial index (ABI) … 268
atopic dermatitis … 133
AUDITスコア … 276

■ B

basal-supported oral therapy (BOT) … 213
bendopnea … 72, 178
β遮断薬 … 180
blue toe syndrome … 220
BNP / NT-proBNP … 179
BODE index … 204

英語索引

benign paroxysmal positional vertigo (BPPV) ·················· 61
Bragardテスト ······················ 314
branch atheromatous disease (BAD) ······························ 159
Brown–Séquard症候群 ········ 311
Buergerテスト ····················· 268

C

*C. difficile*感染症 ··················· 90
CAGE質問票 ························ 276
calcium pyrophosphate deposition (CPPD) ·········· 326
cancer of unknown primary site (CUP) ······················ 283
Carnett徴候 ·························· 81
Ca結石 ······························· 288
ceftriaxone (CTRX) ·············· 26
cephalexin (CEX) ················· 26
cervical angina ···················· 71
CHA₂DS₂-VAScスコア ········· 270
chronic obstructive pulmonary disease (COPD) ·············· 202
Chvostek徴候 ······················ 244
clindamycin (CLDM) ············ 27
contact dermatitis ············· 133
convulsive syncope ·············· 46
crowned den syndrome ···· 327
cryptogenic organizing pneumonia (COP) ··········· 258
CURB-65 ···························· 194
CYP3A4酵素 ························ 175

D

dawn phenomenon ············ 213
deep vein thrombosis (DVT) ·· 188

── における抗凝固の期間 ·· 191
delta-delta (Δ－Δ)比 ········ 224
diabetic ketoacidosis (DKA) ·· 224, 292
Dix-Hallpike test ················ 60
doxycycline (DOXY) ············ 27
drop arm sign ···················· 124
drug eruption ···················· 135
drug-induced hypersensitivity syndrome (DIHS) ············ 136
dual-energy X-ray absorptiometry (DEXA) ··· 297

E

early CT sign ······················ 161
empty can test ··················· 124
eosinophilic granulomatosis with polyangiitis (EGPA) ·· 332
Epley法 ······························· 60
EtCO₂ ································· 33

F

familial hypocalciuric hypercalcemia (FHH) ······ 243
fast edema ························· 129
FECa ································· 242
femoral nerve stretching (FNS) test ······························· 115
FENa ································· 218
FEurea ······························· 218
fever of unknown origin (FUO) ·· 42
FIB-4 index ························ 278
FODMAP ···························· 272

423

索引

fracture risk assessment tool
　(FRAX) ·························· 297

G

gastroesophageal reflux
　disease (GERD) ·············· 272
giant cell arteritis (GCA)
　·································· 55, 331
GLP-1受容体作動薬 ······· 181, 211
granulomatosis with
　polyangiitis (GPA) ··········· 332
Gufoni法 ····························· 60
Guillain-Barré症候群 ···· 311, 318

H

Hamman-Rich症候群 ········· 259
hand dermatitis ················ 134
Hawkins test ···················· 124
Head Impulse Test (HIT) ····· 60
heart failure with reduced EF
　(HFrEF) ························· 179
HELLP症候群 ····················· 220
Henoch-Schönlein紫斑病
　································· 291, 332
heart failure with preserved
　EF (HFpEF) ···················· 177
hyperosmolar hyperglicemic
　syndrome (HHS) ············· 293
HINTS ······························· 59
Hollenhorst斑 ··················· 220
hungry bone syndrome ····· 245
hypereosinophilic syndrome
　(HES) ···························· 282
hypersensitivity pneumonitis
　(HP) ····························· 258

I

ICHスコア ·························· 163
ID Migraine ························ 49
idiopathic interstitial
　pneumonia (IIPs) ··········· 258
idiopathic intracranial
　hypertension (IIH) ·········· 55
idiopathic pulmonary fibrosis
　(IPF) ···························· 258
IgA血管炎 ···················· 291, 332
IgA腎症 ···························· 290
inflammatory bowel disease
　(IBD) ····························· 91
interstitial lung disease (ILD)
　·································· 256
irritable bowel syndrome (IBS)
　·································· 271
isolated vascular vertigo ····· 63

K

Kemp test ························· 116
Kussmaul徴候 ···················· 266

L

Lewy小体型認知症 ·············· 309
Löfgren症候群 ···················· 259
LOH症候群 ························· 301

M

maturity-onset diabetes of
　the young (MODY) ········· 208
McMurrayテスト ················ 126
medically unexplained
　symptoms (MUS) ··········· 345

英語索引

medication-overuse headache (MOH) ················· 56
Mentzer index (MI) ············ 109
microscopic pulyangiitis (MPA) ················· 332
Miller-Fisher症候群 ············· 319
mineralcorticoid receptor antagonist (MRA) ············ 181
minocycline (MINO) ············· 27
modified Wells criteria ······ 189
mononeuritis multiplex ················· 295, 312
Murphy徴候 ························· 81

N

Neer test ··························· 124
Nikolskyサイン ····················· 136
nonalcoholic fatty liver disease (NAFLD) ············· 277
non-conclusive status epliepticus (NCSE) ············ 45
non-ST-elevation myocardial infarction (NSTEMI) ········ 182
NSAIDs不耐症 ····················· 338

O

osmotic demyelination syndrome (ODS) ············· 238

P

peripheral artery disease (PAD) ···························· 268
painful arc ························· 124
parathyroid hormone (PTH) ················· 244
platypnea-orthodeoxia ········ 72

pneumonia severity index (PSI) ·························· 194
polyarteritis nodosa (PN) ·· 331
polymyalgia rheumatica (PMR) ··························· 331
polyneuropathy ·················· 312
POUND ····························· 49
PPIの副作用 ························· 274
precordial catch症候群 ········ 70
primary angiitis of the central nervous system (PACNS) ··· 331
pulmonary embolism (PE) ··· 188
pulmonary embolism rule-out criteria (PERC)スコア ······ 190
P波 ·································· 17

Q

QRS幅 ····························· 15
quick Sepsis-related Organ Failure Assessment (qSOFA) ································· 12
Q波 ································· 15

R

RBC distribution width (RDW) ································· 112
rebound tenderness ············ 81
red flag sign ········· 3, 47, 96, 132, 273, 274
──，GERDの ················· 273
──，頭痛の ···················· 4
──，ディスペプシアの ··· 274
──，二次性頭痛の ··········· 47
──，皮疹の ··················· 132
──，便秘の ··················· 96
renal tubular acidosis (RTA) ································· 225

425

索　引

reticulocytes production index (RPI) ·············· 105
reversible cerebral vasoconstriction syndrome (RCVS) ·············· 53
rheumatoid arthritis (RA) ··· 329
Rivero-Carvallo徴候 ············· 267
RUSH exam ·········· 38

S

seborrheic dermatitis ········ 134
SGLT2阻害薬 ············· 181, 211
shifting dullness ·················· 81
short bowel syndrome ········ 93
slipping rib pain症候群 ········· 70
slow edema ······················· 129
small intestine bacterial overgrowth (SIBO) ············ 93
somogyi effect ··················· 214
speed test ························· 124
spontaneous episodic vestibular syndrome (s-EVS) ·············· 58
Spurlingテスト ··················· 313
ST-elevation myocardial infarction (STEMI) ········· 182
Stevens-Johnson 症候群 (SJS) ·············· 135
Still病 ····························· 146
straight leg raising (SLR) test ·············· 114, 314
ST上昇 ····························· 16
──型急性心筋梗塞 ·········· 182
ST低下 ····························· 17
subarachnoid hemorrhage (SAH) ················· 52, 163
subsolid nodule ················· 263

sulfamethoxazole-trimethoprim (ST) ············ 28
supine roll test ·················· 60
Sweet症候群 ······················ 143
syndrome of inappropriate secretion of antidiuretic hormone (SIADH) ··········· 238

T

toxic epidermal necrolysis (TEN) ·················· 135
Test of Skew ······················ 59
The National Early Warning Score 2 (NEWS2スコア) ··· 10
thrombotic microangiopathy (TMA) ···················· 220
thunderclap headache ········ 48
toxidrome ························· 246
transient ischemic attack (TIA) ·············· 52, 158
trigeminal autonomic cephalgias (TACs) ············ 50
triggered episodic vestibular syndrome (t-EVS) ············ 58
Trousseau徴候 ··················· 243
Tスコア ··························· 297
T波 ····························· 17

U

UA ································· 182

V

V/Qミスマッチ ······················ 73
von Willebrand disease (vWD) ·············· 99

426

W

Wallenberg症候群 ··············· 310
Wellsスコア ······················ 189

Y

Yergason test ····················· 124

日本語索引

あ行

赤血球分布幅 ······················ 112
悪性黒色腫 ·························· 141
足関節上腕血流比 ················ 268
アジスロマイシン ·················· 26
亜充実結節 ·························· 263
アスピリン増悪型呼吸器疾患
·· 200
アテローム血栓性脳梗塞 ········ 159
アトピー性皮膚炎 ················· 133
アナフィラキシー ··········· 36, 335
—— ，食物依存性運動誘発
·· 337
—— の診断基準 ················ 336
アニサキスアレルギー ··········· 337
アモキシシリン ······················ 25
アモキシシリン／クラブラン酸
··· 25
アルコール性ケトアシドーシス
·· 224
アルコールで起こる障害 ········ 277
アルコール離脱症状 ·············· 277
アルツハイマー型認知症 ········ 308
アレルギー性気管支肺アスペルギ
ルス症 ······························· 200
アレルギー性喘息 ················· 199
アレルギー性鼻炎 ················· 333

アンジオテンシンⅡ受容体拮抗薬
·· 180
アンジオテンシン受容体ネプリラ
イシン阻害薬 ····················· 180
アンジオテンシン変換酵素阻害薬
·· 180
安定冠動脈疾患 ··················· 184
意識障害 ······························ 45
萎縮性腟炎 ·························· 342
異常出血 ······························ 98
胃食道逆流症 ······················ 272
痛みのOPQRST ·········· 3, 77, 114
一次性頭痛 ·························· 48
一過性脳虚血発作 ········· 52, 158
胃不全麻痺 ·························· 295
インスリン ··························· 211
陰性T波 ······························ 17
インピンジメント症候群 ········ 340
Wernicke脳症 ····················· 307
右心不全 ····························· 177
うつ病 ······························· 346
運動誘発性気管支収縮 ·········· 199
エコーの活用法 ····················· 19
炎症性腸疾患 ················· 91, 94
オキシコドン ························ 151
オタワSAHルール ·················· 53
オピオイドスイッチング ········ 153
オピオイド製剤 ···················· 150

か行

疥癬 ……………………… 139
咳嗽 ……………………… 254
　──，慢性 …………… 255
外側上顆炎 ……………… 344
下位ニューロン徴候 …… 320
潰瘍性大腸炎 …………… 95
踵落とし試験 …………… 81
可逆性脳血管攣縮症候群 … 53
下肢伸展挙上テスト …… 114, 314
拡散障害 ………………… 73
下肢の浮腫 ……………… 128
下垂体卒中 ……………… 55
家族性高コレステロール血症
　………………………… 175
家族性若年糖尿病 ……… 208
家族性低Ca尿症高Ca血症 … 243
肩関節周囲炎 …………… 340
肩関節の解剖 …………… 122
過敏性血管炎 …………… 332
過敏性腸症候群 ………… 271
過敏性肺炎 ……………… 258
かゆみを起こす薬剤 …… 341
川崎病 …………………… 331
簡易版PESIスコア ……… 191
間欠性・移動性関節炎 … 119
間擦疹 …………………… 135
間質性腎炎
　──，急性 …………… 219
間質性肺炎 ……………… 256
　──，急性 …………… 259
　──，膠原病関連 …… 256
　──，特発性 ………… 258
　──の分類 …………… 257
緩徐進行1型糖尿病 …… 208
肝腎症候群 ……………… 221
がん性疼痛 ……………… 148
関節エコー ……………… 22

関節唇裂傷 ……………… 341
関節痛 …………………… 118
関節リウマチ …………… 327
乾癬 ……………………… 140
関連痛 …………………… 84
奇異性分裂 ……………… 267
キーワードからの展開 … 4
起炎菌の推定 …………… 193
気管支喘息 ……………… 199
菊池病 …………………… 281
危険な飲酒 ……………… 276
偽痛風 …………………… 326
喫煙に関連するびまん性肺疾患
　………………………… 258
基底細胞がん …………… 141
機能性ディスペプシア … 275
奇脈 ……………………… 8
急性間質性腎炎 ………… 219
急性間質性肺炎 ………… 259
急性冠症候群 …………… 182
急性胸痛 ………………… 65
急性下痢 ………………… 88
急性糸球体腎炎 ………… 220
急性腎障害 ……………… 216
　──，腎後性 ………… 221
　──，腎性 …………… 218
　──，腎前性 ………… 218
急性尿細管壊死 ………… 219
急性汎発性発疹性膿疱症 … 137
急性貧血 ………………… 103
急性腹症 ………………… 76
急速に進行する認知症 … 308
胸郭出口症候群 ………… 314
凝固カスケード ………… 100
胸痛 ……………………… 64
　──のOPQRST ……… 186
胸部多発神経根症 ……… 296
胸部レントゲン所見 …… 178
巨細胞性動脈炎 ………… 55, 331

日本語索引

巨赤芽球性貧血 …………… 109
起立性低血圧 ………… 44, 295
筋萎縮性側索硬化症 ………… 320
緊張型頭痛 ………………… 50
クッシング反射 …………… 12
クモ膜下出血 ………… 52, 163
グラム染色 ………………… 23
クリオグロブリン血症性血管炎
　………………………… 332
クリンダマイシン ………… 27
クローン病 ………………… 95
群発頭痛 …………………… 51
頸静脈圧 …………………… 264
頸静脈波 …………………… 265
頸椎環軸関節偽痛風 ………… 327
頸椎症性狭心症 …………… 71
頸椎神経根症 ……………… 313
頸部および脳血管の動脈解離　160
血圧 ………………………… 7
　──　値の分類 …………… 166
　──　の測定方法 ………… 264
血管炎 ……………………… 330
血管浮腫 …………………… 334
月経周期と腹痛 …………… 80
血漿浸透圧 ………………… 224
血小板低下 ………………… 98
結節性紅斑 ……… 142, 146, 343
　──　の原因 …………… 344
結節性多発動脈炎 ………… 331
血栓性微小血管症 ………… 220
血糖コントロール ………… 210
血友病 A …………………… 99
血友病 B …………………… 99
下痢 ………………………… 88
　──，急性 ……………… 88
　──，腸管以外の原因で起こる
　………………………… 88
　──，慢性 ……………… 91
原因不明の塞栓性脳卒中 ……… 160

原因不明の発熱 …………… 42
肩章サイン ………………… 123
肩痛 ………………………… 121
原発性副甲状腺機能亢進症 … 242
原発不明がん ……………… 283
腱板断裂 …………………… 340
顕微鏡的大腸炎 …………… 92
顕微鏡的多発血管炎 ………… 332
高 Ca 血症 ………………… 241
高 K 血症 ………………… 234
　──　の治療 …………… 235
高 Na 血症 ………………… 239
降圧目標 …………………… 167
抗菌薬の使い方 …………… 24
口腔アレルギー症候群 ……… 337
高血圧 ……………………… 165
　──，二次性 …………… 169
　──　緊急症 …………… 169
膠原病関連間質性肺炎 ……… 256
交互脈 ……………………… 8
好酸球性血管性浮腫 ………… 131
好酸球性多発血管炎性肉芽腫症
　………………………… 332
好酸球増加 ………………… 281
好酸球増多症候群 …………… 282
高浸透圧高血糖症候群 ……… 293
光線角化症 ………………… 141
更年期障害 ………………… 300
　──，男性 ……………… 301
紅斑 ………………………… 144
　──，結節性 … 142, 146, 343
　──，多形 ……………… 142
紅皮症 ……………………… 142
抗利尿ホルモン不適合分泌症候群
　………………………… 238
高齢者てんかん …………… 46
呼気 CO_2 濃度 …………… 33
呼吸数 ……………………… 9
呼吸性アシドーシス ………… 226

429

索引

呼吸性アルカローシス ………… 226
五十肩 ………………………… 340
骨エコー ………………………… 22
骨髄穿刺 ………………………… 107
骨粗鬆症 ………………………… 296
骨軟化症 ………………………… 299
骨密度検査 ……………………… 297
コデイン ………………………… 151
こむら返り ……………………… 339
孤立性亜充実肺結節影 ………… 263
孤立性肺結節影 ………………… 263
コリン作動性クリーゼ ………… 250
コレステロール塞栓症 ………… 220

■ さ行

さじ状爪 ………………………… 108
左心不全 ………………………… 177
サラセミア ……………………… 109
サルコイドーシス ……………… 259
酸–塩基異常 …………………… 222
三叉神経・自律神経性頭痛 …… 50
脂質異常症 ……………………… 170
── 診断基準 ………………… 170
脂質管理目標値 ………………… 173
シスチン結石 …………………… 289
市中肺炎 ………………………… 192
膝蓋跳動 ………………………… 126
膝関節の解剖 …………………… 125
失神 ……………………………… 44
──，神経調節性 …………… 44
──，心血管性 ……………… 44
しびれ …………………………… 310
吃逆 ……………………………… 279
シャント ………………………… 73
重症市中肺炎の判定基準 ……… 196
重症薬疹 ………………………… 334
手根管症候群 …………………… 312
昇圧薬 ……………………… 36, 37

上位ニューロン徴候 …………… 320
消化不良 ………………………… 274
小球性貧血の鑑別診断 ………… 106
小腸内細菌異常増殖症 ………… 93
静脈不全 ………………………… 129
── の病態生理 ……………… 129
職業性喘息 ……………………… 199
食物依存性運動誘発
　アナフィラキシー …………… 337
ショック ………………………… 34
── 指数 ……………………… 10
── の分類 …………………… 38
自律神経障害 …………………… 295
脂漏性角化症 …………………… 140
脂漏性皮膚炎 …………………… 134
腎盂腎炎 …………………… 228, 230
心エコー ………………………… 20
心筋梗塞 ………………………… 68
──，非ST上昇型急性 …… 182
心筋トロポニン ………………… 183
神経障害性疼痛 ………………… 150
神経調節性失神 ………………… 44
心血管性失神 …………………… 44
心原性脳塞栓症 ………………… 159
腎後性急性腎障害 ……………… 221
尋常性天疱瘡 …………………… 137
心腎症候群 ……………………… 221
腎性急性腎障害 ………………… 218
振戦 ……………………………… 316
──，本態性 ………………… 316
心臓の診察法 …………………… 266
心電図 …………………………… 14
浸透圧性脱髄症候群 …………… 238
心肺停止 ………………………… 31
心拍数 …………………………… 14
深部静脈血栓症 ………………… 188
心不全 …………………………… 176
── の身体所見 ……………… 178
── のステージ分類 ………… 176

430

日本語索引

—— の薬物療法 …………… 180
心房細動 ……………………… 269
腎前性急性腎障害 …………… 218
蕁麻疹 ………………………… 334
髄液糖減少 …………………… 306
水疱性類天疱瘡 ……………… 137
髄膜炎 ………………………… 305
—— ，リンパ球優位の …… 306
スタチン ……………………… 174
頭痛 …………………………… 47
—— ，一次性 ……………… 48
—— ，緊張型 ……………… 50
—— ，群発 ………………… 51
—— ，三叉神経・自律神経性
 ……………………………… 50
—— ，二次性 ……………… 47
—— ，薬物乱用 …………… 56
—— ，雷鳴 ………………… 48
ストルバイト結石 …………… 288
スパイロメトリー …………… 205
スルファメトキサゾール・
 トリメトプリム …………… 28
正球性貧血の鑑別診断 ……… 107
正常圧水頭症 ………………… 310
青色強膜 ……………………… 109
精巣上体炎 …………… 228, 231
性別適合手術 ………………… 303
脊髄症 ………………………… 314
咳喘息 ………………… 199, 255
脊柱管狭窄症 ………………… 269
石灰性腱炎 …………………… 122
石灰沈着性腱板炎 …………… 341
赤血球の大きさ ……………… 105
接触皮膚炎 …………………… 133
節度ある適度な飲酒 ………… 276
セファレキシン ……………… 26
セフトリアキソン …………… 26
攻める問診 ……………… 2, 183
セリアック病 ………………… 93

セロトニン症候群 ……… 250, 321
穿刺関節液 …………………… 127
全身痛 ………………………… 339
喘息 …………………………… 199
—— 増悪時の治療 ………… 201
—— ，アレルギー性 ……… 199
—— ，気管支 ……………… 199
—— ，咳 ………………… 199, 255
前庭神経炎 …………………… 61
前庭性片頭痛 ………………… 63
前頭側頭型認知症 …………… 309
前方・後方引き出しテスト …… 126
せん妄 ………………………… 310
前立腺炎 ………………… 228, 231
造影剤関連腎症 ……………… 221
総腓骨神経麻痺 ……………… 315
足根管症候群 ………………… 315

た行

体温 …………………………… 9
大球性貧血の鑑別診断 ……… 107
代謝性アルカローシス ……… 226
帯状疱疹 ………………… 138, 146
体性痛 …………… 78, 84, 150
大腿外側皮神経痛 …………… 314
大腿神経伸展テスト ………… 315
大動脈解離 …………………… 68
タイトレーション …………… 154
高安動脈炎 …………………… 331
多形紅斑 ……………………… 142
タップテスト ………………… 310
多尿 …………………………… 285
多発血管炎性肉芽腫症（GPA）
 ……………………………… 332
多発神経炎 …………………… 312
多発性神経障害 ……………… 295
多発性単神経炎 ………… 295, 312
タペンタドール ……………… 151

431

索　引

単神経炎 …………………………… 295
男性更年期障害 …………………… 301
短腸症候群 ………………………… 93
タンパク細胞解離 ………………… 319
遅脈 ………………………………… 267
中心静脈圧 ………………………… 265
中枢神経原発血管炎 ……………… 331
中毒 ………………………………… 246
　　── 性表皮壊死症 ………… 135
　　── 物質と拮抗薬 ………… 248
肘部管症候群 ……………………… 312
腸管以外の原因で起こる下痢 … 88
直腸診 ……………………………… 82
治療可能な認知症 ………………… 308
椎間板ヘルニア …………………… 314
椎骨動脈解離 ……………………… 53
痛風 ………………………………… 324
低Ca血症 ………………………… 243
低K血症 …………………………… 232
低Na血症 ………………………… 237
低換気 ……………………………… 73
低血糖 ……………………………… 292
ディスペプシア …………………… 274
　　──，機能性 ……………… 275
手口感覚症候群 …………………… 310
鉄欠乏性貧血 ……………………… 108
デノスマブ ………………………… 299
手の皮膚炎 ………………………… 134
伝染性単核球症 …………………… 281
橈骨神経麻痺 ……………………… 312
疼痛の評価 ………………………… 148
糖尿病 ……………………………… 207
　　──，1型 ………………… 208
　　──，2型 ………………… 208
　　──，家族性若年 ………… 208
　　──，緩徐進行1型 ……… 208
　　── 性足潰瘍 ……………… 215
　　── 性筋萎縮症 …………… 295

　　── 性ケトアシドーシス
　　………………………… 224, 292
　　── 性神経障害 ……… 215, 295
　　── 性腎症 ………………… 214
　　── 性網膜症 ……………… 214
　　── 性腰仙部神経根叢障害
　　………………………………… 295
　　── 治療誘発性神経障害 … 296
　　── の診断 ………………… 207
ドキシサイクリン ………………… 27
トキシドローム …………………… 246
特発性間質性肺炎 ………………… 258
特発性器質化肺炎 ………………… 258
特発性頭蓋内圧亢進 ……………… 55
特発性肺線維症 …………………… 258
トコジラミ ………………………… 140
トラマドール ……………………… 151
トランスジェンダー ……………… 302

な行

内頸動脈解離 ……………………… 53
内臓痛 ………………………… 78, 84, 150
内側上顆炎 ………………………… 345
内反・外反ストレステスト …… 126
納豆アレルギー …………………… 338
軟部組織エコー …………………… 22
二次性高血圧 ……………………… 169
二次性頭痛 ………………………… 47
二次性便秘 ………………………… 96
二峰性脈 …………………………… 9
乳糖不耐症 ………………………… 94
尿細管性アシドーシス …………… 225
尿酸結石 …………………………… 288
尿失禁 ……………………………… 286
尿道炎 ……………………………… 228
尿路感染症 ………………………… 227
　　──，複雑性 ……………… 227
　　── の起炎菌 ……………… 229

日本語索引

尿路結石 ……………………… 287
妊娠糖尿病 …………………… 208
認知症 ………………………… 308
　　——，Lewy小体型 ……… 309
　　——，アルツハイマー型 … 308
　　——，急速に進行する …… 308
　　——，前頭側頭型 ……… 309
　　——，治療可能な ……… 308
　　——，脳血管性 ………… 309
脳血管性認知症 ……………… 309
脳梗塞 ……………………… 52, 159
脳静脈血栓症 ……………… 53, 54
脳脊髄液減少症 ……………… 55
脳卒中の予防 ………………… 164
脳内出血 ……………………… 163

は行

パーキンソン病 ……………… 316
肺エコー ……………………… 21
肺炎球菌ワクチン …………… 197
肺換気血流 …………………… 73
肺結節 ………………………… 262
肺血栓塞栓症 ……………… 70, 188
肺高血圧症 …………………… 260
バイタルサイン ……………… 6
　　—— の異常 ……………… 6
　　—— の正常値 …………… 7
バイタルの逆転 ……………… 10
白癬 …………………………… 138
破砕赤血球 …………………… 111
パッケージで繰り出す質問 …… 5
馬尾症候群 …………………… 116
パンケーキ症候群 …………… 337
反跳痛 ………………………… 81
非ST上昇型急性心筋梗塞 …… 182
非アルコール性脂肪性肝疾患
　　 …………………………… 277
比較的徐脈 …………………… 10

膝痛 …………………………… 125
皮疹 …………………………… 132
　　—— を伴うショック …… 143
ヒスタミン中毒 ……………… 338
ビスホスホネート …………… 298
ビタミンB$_{12}$欠乏症 ………… 109
ビタミン欠乏と症状 …… 338, 339
ヒドロモルフォン …………… 151
皮膚の構造 …………………… 132
貧血 …………………………… 102
　　——，急性 ……………… 103
　　——，巨赤芽球性 ……… 109
　　—— の鑑別診断 …… 106, 111
　　——，慢性 ……………… 103
不安障害 ……………………… 347
不安定狭心症 ………………… 182
フェンタニル ………………… 151
複雑性尿路感染症 …………… 227
副腎偶発腫 …………………… 299
腹痛 …………………………… 75
　　——，月経周期と ……… 80
腹部エコー …………………… 21
腹部頸静脈逆流 ……………… 266
粉砕赤血球 …………………… 101
蚊刺過敏症 …………………… 337
閉鎖孔ヘルニア ……………… 311
ベーチェット病 ……………… 332
片頭痛 ……………………… 47, 48
　　——，前庭性 …………… 63
　　—— のスクリーニング法 … 49
　　—— の問診 …………… 49
便秘 …………………………… 95
　　——，二次性 …………… 96
扁平上皮がん ………………… 141
蜂窩織炎 ……………………… 146
膀胱炎 ……………………… 228, 230
洞性頻脈 ……………………… 8
ホルモン療法 ………………… 303
本態性振戦 …………………… 316

433

索　引

ま行

末梢動脈疾患 ································ 268
慢性CPP関節症 ······················· 327
慢性咳嗽 ·························· 254, 255
慢性下痢 ·································· 91
── の種類 ··························· 92
慢性喘息の管理 ······················· 201
慢性瘙痒 ······························· 341
慢性貧血 ······························· 103
慢性閉塞性肺疾患 ····················· 202
ミオクローヌス ······················· 322
ミネラルコルチコイド受容体
　拮抗薬 ······························ 181
ミノサイクリン ························ 27
脈圧 ···································· 8
脈拍欠損 ································· 8
脈拍数 ··································· 8
無症候性細菌尿 ······················· 231
メサドン ······························· 151
メトホルミン ·························· 210
メトロニダゾール ····················· 29
メニエール病 ·························· 62
めまい ································· 57
網状赤血球産生指数 ··················· 105

モルヒネ ······························· 151

や行

夜間頻尿 ······························· 285
薬剤性過敏症症候群 ··················· 136
薬剤性浮腫 ···························· 131
薬疹 ··································· 135
薬物乱用頭痛 ··························· 56
腰痛 ··································· 113

ら行

雷鳴頭痛 ································ 48
ラクナ梗塞 ···························· 160
リウマチ性多発筋痛症 ················· 331
リンパ球優位の髄膜炎 ················· 306
リンパ節腫脹 ·························· 280
レスキュー ···························· 152
レボフロキサシン ······················ 30
肋骨すべり症候群 ······················ 70

わ行

ワルファリン過量投与 ·············· 101

編者略歴

山中克郎 Yamanaka Katsuo

福島県立医科大学会津医療センター総合内科学講座 特任教授
諏訪中央病院総合診療科 医師
大同病院 内科顧問

1985年　名古屋大学医学部卒業

名古屋掖済会病院，名古屋大学病院免疫内科，バージニア・メイソン研究所，名城病院，名古屋医療センター，カリフォルニア大学サンフランシスコ校（UCSF），藤田保健衛生大学病院（現 藤田医科大学）救急総合内科 教授／救命救急センター副センター長，諏訪中央病院総合診療科 院長補佐，福島県立医科大学会津医療センター総合内科学講座 教授を経て現職．

外来診療マニュアル 20/20

2025年 4月20日　1版1刷　　　　　　　　　　　　　　Ⓒ2025

編　者
やまなかかつお
山中克郎

発行者
株式会社 南山堂　代表者 鈴木幹太
〒113-0034　東京都文京区湯島 4-1-11
TEL 代表 03-5689-7850　　www.nanzando.com

ISBN 978-4-525-21421-0

|JCOPY|〈出版者著作権管理機構 委託出版物〉

複製を行う場合はそのつど事前に（一社）出版者著作権管理機構（電話03-5244-5088，FAX 03-5244-5089, e-mail: info@jcopy.or.jp）の許諾を得るようお願いいたします．

本書の内容を無断で複製することは，著作権法上での例外を除き禁じられています．また，代行業者等の第三者に依頼してスキャニング，デジタルデータ化を行うことは認められておりません．

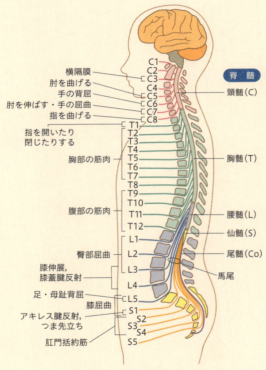

脊髄レベルと運動機能